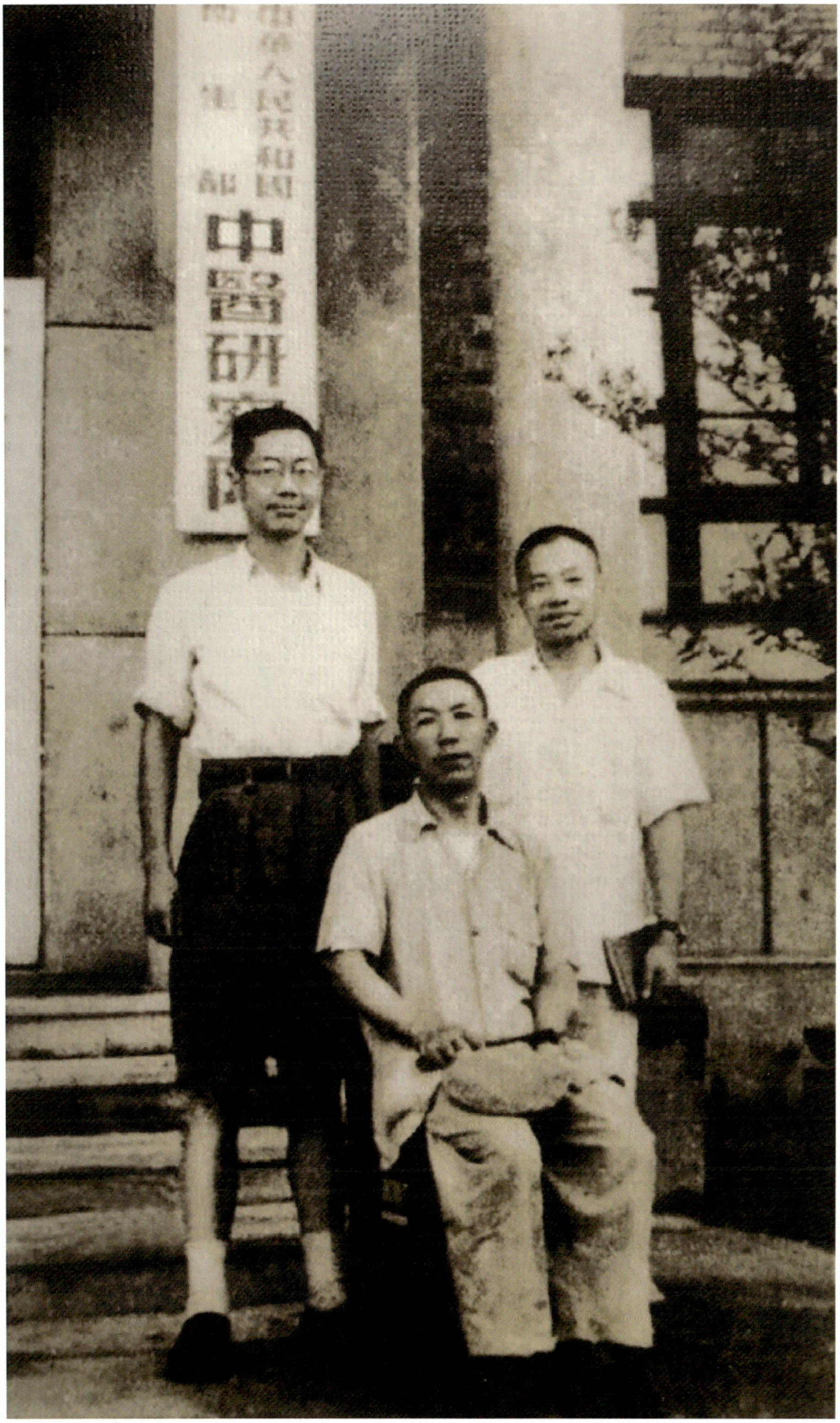

1956 年 7 月敬侍章次公老师　摄于中国中医研究院（右立者为同学萧熙，左为朱良春）

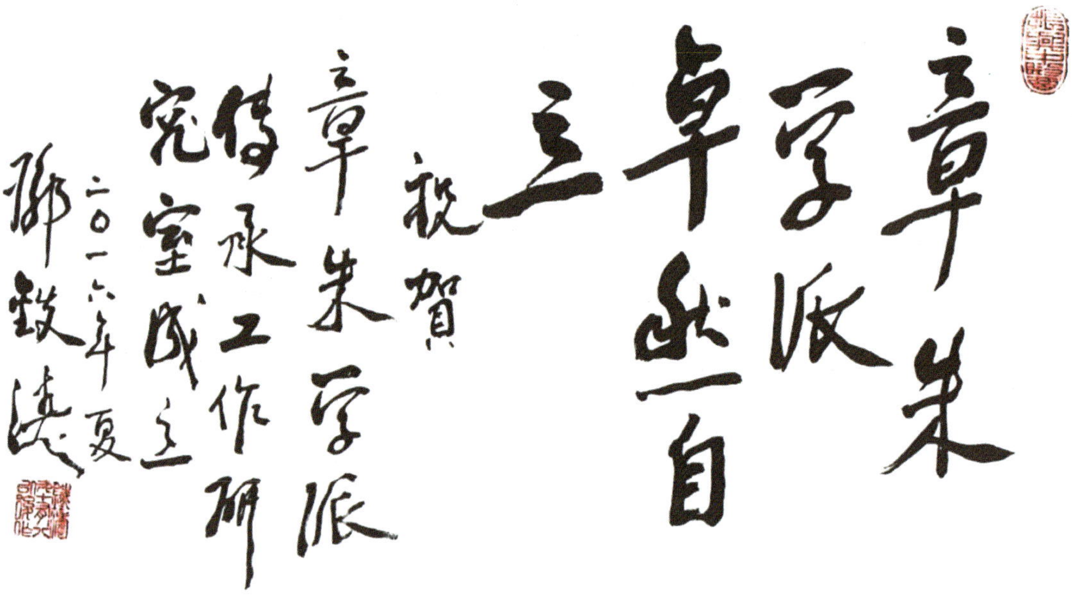

国医大师邓铁涛题词（2016 年）

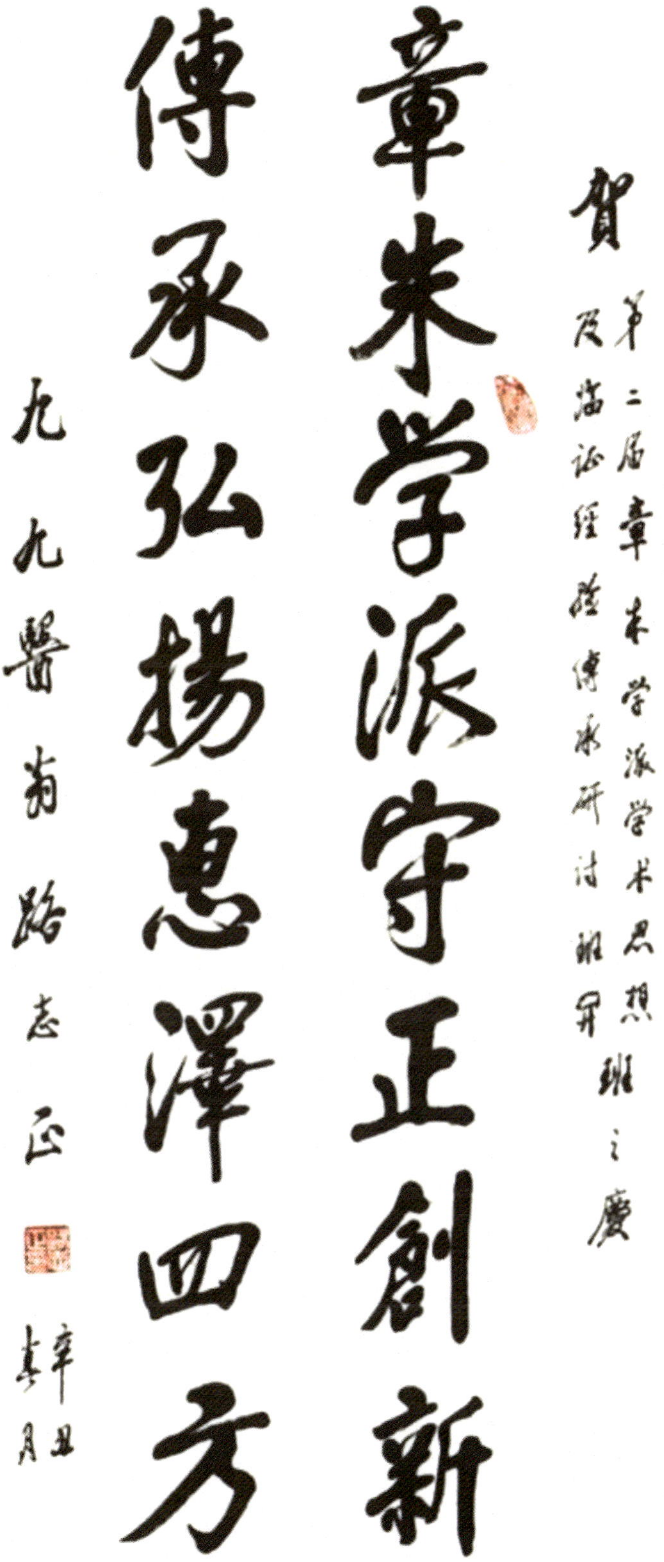

国医大师路志正题词（2021 年）

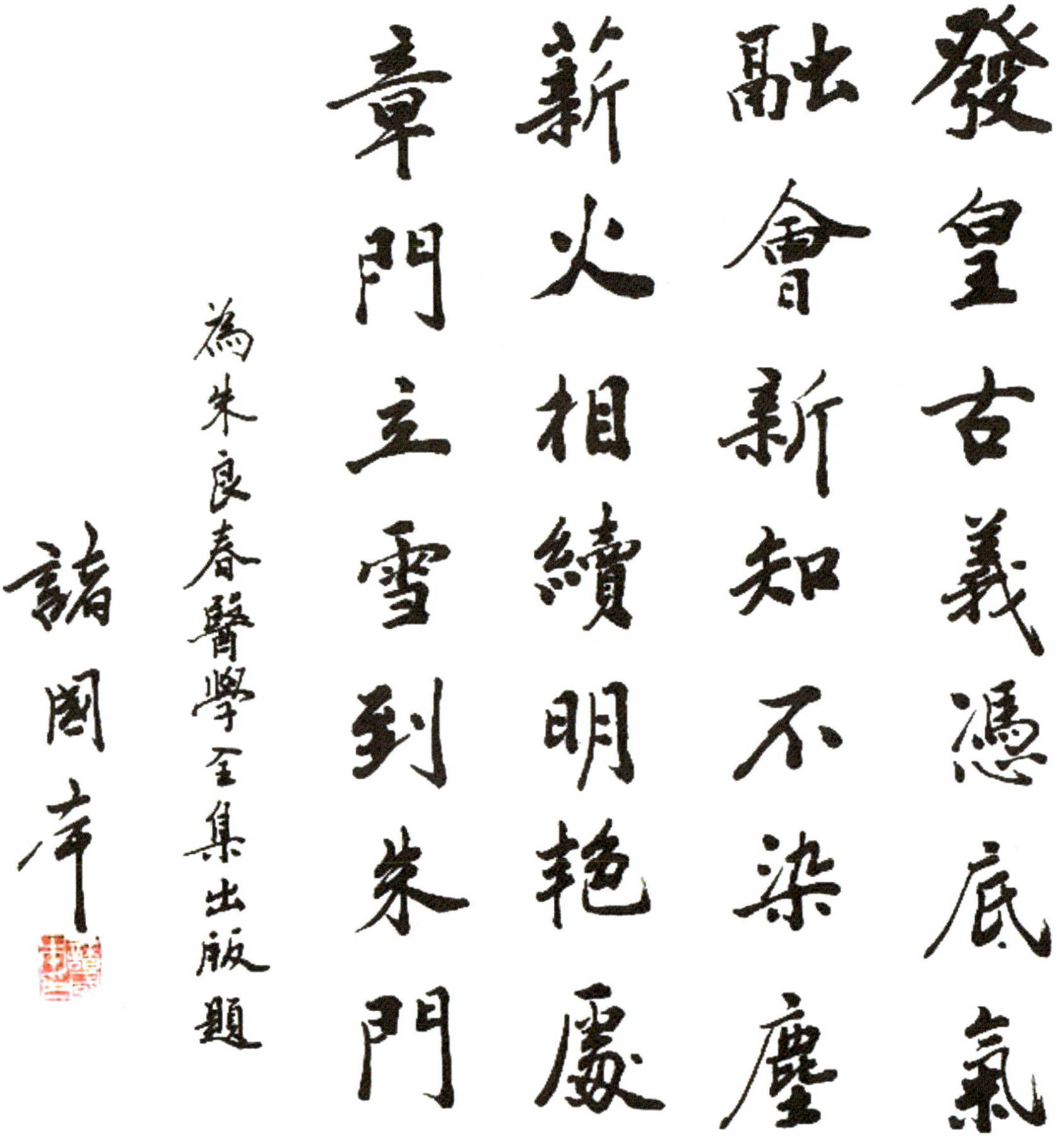

国家中医药管理局原副局长诸国本题词（2015 年）

章朱学派传承经验集

主编 陈达灿 郭建文

發皇古義
融會新知

科学出版社
北京

内 容 简 介

本书系统整理了章朱学派的学术思想与临床经验，展现了一代名医章次公、国医大师朱良春及其学派守正创新的进取精神。全书分为上下两篇：上篇“章朱学派 卓然自立”深入探讨学派的源流、精神内核及特色，包括朱老“求诚、求真、求精、求明”的治学理念、“辨证辨病结合”的诊疗思维，以及虫类药、毒药等独特用药经验；下篇“皇古融新 赓续传承”聚焦临床实践，涵盖免疫代谢疾病、肿瘤、消化、呼吸系统疾病、心脑血管病等疑难杂病的诊疗经验，如益肾蠲痹法治疗类风湿关节炎、奇经八脉理论治疗强直性脊柱炎、泄浊化瘀调益脾肾防治痛风等，并附临床验案与药对应用心得。

本书既是对章朱学派百年探索的总结，亦为中医临床工作者提供了宝贵的理论与实践指南，彰显了中医“发皇古义，融会新知”的学术生命力。

图书在版编目（CIP）数据

章朱学派传承经验集 / 陈达灿，郭建文主编．北京：科学出版社，2025. 6. -- ISBN 978-7-03-082473-8

Ⅰ. R249.7

中国国家版本馆 CIP 数据核字第 2025RF9233 号

责任编辑：刘 亚 / 责任校对：刘 芳
责任印制：徐晓晨 / 封面设计：陈 敬

科学出版社 出版
北京东黄城根北街 16 号
邮政编码：100717
http://www.sciencep.com

北京中科印刷有限公司印刷
科学出版社发行 各地新华书店经销

*

2025 年 7 月第 一 版 开本：787×1092 1/16
2025 年 7 月第一次印刷 印张：12 1/4 插页：2
字数：290 000

定价：88.00 元

（如有印装质量问题，我社负责调换）

编 委 会

序　一

章朱学派是著名中医学家章次公、首届国医大师朱良春及其门人创建和传承的一个现代中医流派。

朱良春先生一生深研经典、治学严谨、勤于实践，锐意创新，学术上颇多建树；从医 80 载，有过人的才智，渊博的学识，开阔的胸襟，独特的视野，“发皇古义，融会新知”的革新精神，“勤求古训，博采众方”的治学主张，“明晰精微、病证结合”的辨证思路，机动灵活、善用虫药的临证特色，启迪、激励后人传承和发扬中医学术。

我和朱良春先生相识多年，一南一北，心灵相通。他与恩师章次公先生受过最传统的中医教育，但又最早提出中西医结合、双重诊断、一重治疗，主张借助当时最先进的科学技术来发展中医药。朱老早年创办中医学校、中医继承班，是全国老中医药专家学术经验继承工作指导老师和多家大学、科研机构的客座教授，耄耋之年仍与著名中医学家一道发起名师带高徒的学术传承活动，著书立说，将毕生所学毫无保留地传授给后人。通过几代传承，已然培养了遍及海内外的大批高徒，《章朱学派传承经验集》是由陈达灿教授领衔章朱学派海内外高徒门人的又一部经验总结，也是门人在传承道路上对恩师的最好纪念。

陈可冀

2025 年 1 月

序　二

中医药学是中华民族的伟大创造，凝聚了中国人民的博大智慧，是中国古代科学的瑰宝，也是打开中华文明宝库的钥匙。《中共中央国务院关于促进中医药传承创新发展的意见》指出，传承创新发展中医药是新时代中国特色社会主义事业的重要内容，是中华民族伟大复兴的大事。中医药的历史是一部吸收融合各个时期的先进文化和科学技术、总结传承各位医学大家的学术思想和临床经验的发展史。

章次公和朱良春两位大师是中医界公认的继承发展中医的泰斗和楷模，章次公和朱良春所弘扬和倡导的"发皇古义，融会新知""经验不保守，知识不带走"是章朱学派的精髓和灵魂。章次公和朱良春两位先生德艺双馨，医术超群，活人无数，蜚声海内外。他们为人治学严谨，博才善思，情怀赤诚、胸襟博大，在医德医风、学术学识等方面都独树一帜，桃李满天下，弟子遍布海内外，他们为中医药事业的传承创新发展作出了重要贡献。

章朱学派是其门下弟子，传承弘扬章次公先生、朱良春先生的医学理论，继承他们为医谨慎的理念法度、治病救人的高尚情怀，而创建的一个独特中医流派，其门下弟子传承了宗师钻坚研微、深思明辨的学术观点，不遗余力地弘扬和践行中医文化，促进了中医药学术的繁荣与发展，可以说章朱学派的门风一向具有直接劲气的特点、大医精诚的精神。

2007年，我转任国家卫生部副部长、国家中医药管理局局长之后，和朱良春先生曾多次见面，要么共同参加会议，聆听他对中医药工作的真知灼见，要么是我登门拜访，当面听取他对当前中医药工作的意见和建议。他总是耐心地听汇报，认真地谈看法，真诚地提建议，给予我鼓励和支持。十多年来，我们之间结下了深厚的友情，成了忘年交。朱良春先生对中医药事业的情怀和执着，对推动中医药发展作出的重大贡献，令我敬佩和仰慕。2021 年 5 月，我还专程去江苏南通，出席了第二届章朱学派学术思想及临证经验传承研讨会，交流学习章朱学派学术思想的体会，缅怀章次公先生和朱良春先生的丰功伟绩。

朱良春先生认为，中医之生命在于学术，学术之根源在于临床，临床水平之检测在于疗效，所以临床疗效是迄今为止一切医学的核心问题，也是中医学强大生命力之所在。为此，吾人必须在临床方面多下功夫，成为一名理论密切联系实践的临床家，而无愧于前人。朱良春先生还认为，必须摆正继承与发扬、传统与创新的关系。要搞好继承，不能丢了传统，不能走了样，不能用西医的标准评价、代替中医，中医有自己的体系，有自己的标准。当然，中医事业，也是一个不断创新与发展的事业，只有创新才能与时俱进，也才符合人民群众的需要。但创新不能背弃传统，不能丢了中医的特色，丢了特色，也就没有了优势。特色优势是中医无穷生命力之体现，精髓之所在。先生的这些话语，语重心长，意义深远，至今仍振聋发聩，激励、启迪后人。

《章朱学派传承经验集》是章朱学派门人对恩师的怀念和报答，也是对中医学传承不懈努力的成果。衷心期待《章朱学派传承经验集》的出版，能为推动中医学传承创新发展发挥重要作用，亦可告慰两位宗师，可谓善莫大焉！

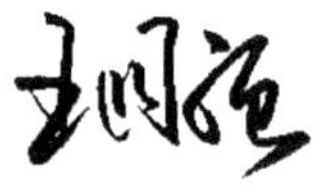

2025 年 1 月

目　录

上　篇　章朱学派　卓然自立

下　篇　皇古融新　赓续传承

上篇

章朱学派　卓然自立

第一章

章朱学派简介

广东省中医院　陈达灿

章朱学派是以近代著名中医药学家章次公先生、朱良春国医大师共为宗师的近现代中医学术流派。

一、章朱学派两大宗师

章次公和朱良春同为江苏丹徒人，都早年离开家乡，一赴上海，一往南通，师徒二人共同书写了中医药学的宏伟篇章。章次公，名成之，号之庵，我国杰出的中医教育家、临床家，生于 1903 年，早年就读于上海中医专门学校，师从名医丁甘仁、曹颖甫及国学大师章太炎。毕业后于上海行医，诊费极低，或免费给穷苦人诊病施药，被誉为“平民医生”。与陆渊雷合办上海中国医学院，培养了大批中医药人才。新中国成立后，章次公应召赴任中央卫生部中医顾问、北京医院中医科主任、中国医学科学院院务委员。他针砭时弊，开创新风，提出“发皇古义，融会新知”的治学理念，学术上打破门户之见，冶寒温于一炉，提倡“双重诊断，一重治疗”的中西医结合诊疗模式。章次公医术高明，技艺精湛，曾用一味独参汤治疗林伯渠术后呃逆不止，名震朝野。毛主席两次与其彻夜长谈，赞誉他为“难得之高士也”。

朱良春大师为朱熹后裔，1917 年出生。幼承家学，老祠高悬“闽婺同源”的匾额以示渊源，后因病立志学医，先拜入孟河御医马培之之孙马惠卿门下，从读经背诵学起，之后诊脉唱方抄方，听老师讲诊时方。一年后报考苏州国医专科学校，次年因抗战全面爆发，经校长介绍转读上海中国医学院，就是在这里，师徒望道相见，一个得人传，一个敏求师，相互砥砺，开创了以“发皇古义，融会新知”为核心宗旨的章朱学派。1938 年在上海中国医学院毕业后，朱良春携恩师所赠“儿女性情，英雄肝胆，神仙手眼，菩萨心肠”的印章回到南通，在此地开诊所、济贫困、办教育、捐医院，开启了他波澜壮阔的一生。

二、章朱学派学术贡献和荣誉

朱老在 80 年的医学生涯中，凭借过人的智慧、博大的胸襟和执着的追求在医德医风、学术造诣等方面独树一帜，其学术水平和个人影响在国内外享有盛誉，形成了独特的“朱良春现象”。

朱良春气量恢宏，思想开阔，博采众长，努力发掘民间中医治疗疾病的偏方、秘方和独门秘籍，将季德胜蛇药、成云龙金荞麦、陈照瘰疬拔核膏民间医药引入临床，合称南通市中医院“三枝花”，均开发为国家级新药。他最早提出“辨证与辨病相结合”理论，强调中医辨证须参考西医病理诊断的中西医结合思路，还系统整理虫类药的十四大功效和临床应用，出版了国内第一部虫类药专著《朱良春虫类药的应用》，是著名的虫类药专家。朱老致力于痹证研究，提出“益肾壮督治其本，蠲痹通络治其标”的治疗总则，与焦树德教授并称“南朱北焦”；创立的以多种虫类药组成的“益肾蠲痹丸”，是迄今为止唯一可以修复类风湿关节炎骨质破坏的中成药，获国家中医药管理局科技进步奖。他善于治疗恶性肿瘤，创立了“扶正消癥”的理论，帮助诸多肿瘤患者获得新生。

2009 年，朱良春教授被人力资源和社会保障部、卫生部、国家中医药管理局评为首届国医大师，实至名归。

作为章朱学派的开山宗师，章次公和朱良春双星璀璨、卓然自立。师徒二人遵之超之，良春敬次公如父，次公写信称良春为“世兄”“贤弟”，一个对老师推服至极，一个视弟子为得人乃传的知己。两位大师都是义举赡富的高士，两人在民国年间行医时就以侠义闻名，他们对穷苦患者不但免收诊费，还赠药赠金，章次公被称为“贫孟尝”，朱良春有“侠医”之美誉。

三、皇古融新，赓续传承

朱良春对章次公先生学术思想的继承可谓“至著者像也”。师徒二人都遵家法师法、尚医德；均办学校、创刊物、带高徒。遵循“知识不保守、经验不带走”之训，诲人不倦；共同倡导“经典是基础，师承是关键，临床是根本”之旨；学术上同擎“发皇古义，融会新知”之帜。临证时都病证结合，既博采众方，又创制新方。其用药精微犹如杜甫“诗律细”之境，尤以辨证论治最后环节用药上“专精细”见功，皆是虫类药运用的高手。章次公先生以宗师启其端，朱良春大师广其行成，收集医案，并编撰为专著。学派代表作有《章次公医案》《章次公学术经验集》《朱良春虫类药的应用》《国医大师朱良春全集》等。在参与传承的过程中，朱良春中年以“学到知羞”为座右铭，而到白发丹心照汗青之际，更立“自强不息，止于至善”之志。此“至善”者，实乃二位宗师担杏林大道、传岐黄薪火之煌煌学派也。

朱老高度重视中医学术传承，20 世纪初，在时任广东省中医院院长吕玉波的支持下，与邓铁涛、路志正、颜德馨、周仲瑛等十五位全国著名中医药学家开启“全国名老中医师承项目”，开创了“集体带、带集体”的传承模式，将毕生所学毫无保留地传授给后人。

章朱学派至今已经传承五代，其学术继承人、遥从弟子逾千人。第三代亲炙弟子包括朱步先、史载祥、何绍奇、吕爱平、陈达灿、徐凯、方邦江、高想、徐凤芹、朱胜华、朱建华、朱婉华、朱剑萍、朱又春、蒋熙、曹东义等，第四、五代传人已成长为保障人民健康的中坚力量，弟子门人遍布全国，在日本、美国、欧洲各国、东南亚地区等也具有广泛的影响力。

毛主席说："中国医药学是一个伟大的宝库，应当努力发掘，加以提高。"习近平总书记指出："传承精华，守正创新"，促进中医药传承创新发展。中医药发展迎来了天时、地利、人和的大好时机。章朱学派的发展、传承与弘扬恰逢其时，邓铁涛国医大师誉之"章朱学派、卓然自立"；路志正国医大师赞曰"道圆孟河千秋业，术精章朱万代春"。迄今为止，章朱学派已在北京、河北、广东、江苏、上海等地设立了名医工作站32处，培养基层医生2000余人。章朱学派的传承梯队日益壮大，学术思想广泽四方，济世活人，无愧于这个时代。

第二章

学习朱老“求诚，求真，求精，求明”的精神

第二届国医大师　孙光荣

章朱学派的学术传承，为新时代传承中医学术流派、培养造就中医优秀人才、提高临床疗效，提供了优质资源和坚实平台。国医大师朱良春先生德业双馨、医术精湛。借此机会，向各位讲述一个小故事，朱老与我的缘分始于 20 世纪 80 年代初，在厦门召开的《实用中医内科学》审稿会上相知、相识、相交。他比家师李聪甫年轻，李老与朱老是上一代的忘年交；承蒙朱老垂青，我与他则结成了新一辈的忘年交。

一、一个小故事

我们的交往可谓至深、至珍、至贵。记得第一批全国中医临床优秀人才理论集中培训班开始时，国家中医药管理局委派我担任班主任一职，负责具体培训工作。朱老应邀到北京授课，得知接站的专车快到宾馆了，我即刻起身前往迎接，刚一见面便问候：“朱老好，辛苦您了！”可是朱老并没有回答“孙老好，谢谢盛情邀请”之类的话，而是双眼直视着我直率地说：“班主任？你何必要揽这份苦差？以您的临床经验和文化功底，看看病、写写书就是贡献了，自身也安逸，多好？这班主任其他人也可以干嘛！”我只能说：“您说得对，但我已经领命，只得尽力而为。”朱老未再言语，直接返回房间，观其神色，似乎对我的回答并不满意。第二天上午，我主持，他讲课，朱老全程神采奕奕。结束时有学员提问：“请问朱老，您讲了一上午，还精气神十足，可否谈谈您是如何养生保健的？”朱老分享他每天晚上看新闻联播时，边看电视边做健身运动，说着说着，他竟起身演示，我唯恐这位老兄长不慎跌倒，立即阻止说：“您口述即可！”他又一次直视我说：“那怎么行？医道传承必须言传身教！”当晚，朱老打电话邀请我去他的房间，他深深感慨：“光荣，通过这次讲课我明白了，这是培养新一代真正中医的大事，是振兴中医的千秋大业。您奉命负责此事的筹办算是做对了，这贡献比看看病、写写书要大多了！但干这事要有担当、精通经典、投身临床，要为人师表，需呕心沥血，还真不容易。”这个简单的小故事到此就讲完了，听了这个简单的小故事，您是否思考到什么？您是否觉得要向朱老学习点什么？

二、朱老“求诚，求真，求精，求明”的精神

我的体会是，我们至少要向朱老学习“四求”精神。一是求诚。朱老和同道交往，始终真心实意、以诚待人，一切为对方考虑，没有任何利益纠葛。所以才会有初次见面就直率说出的那句：“这班主任其他人也可以干嘛！”无论做人、做事、做学问，朱老求诚的精神正是我们要学习的。二是求真。朱老毕生忠于中医药事业，为中医药学术传承和事业发展殚精竭虑，作出了杰出贡献，只要是关系到中医药事业发展的事情，他都尽心尽力，若非如此，他怎会郑重说出“这是培养新一代真正中医的大事，是振兴中医的千秋大业”，也不会在近 90 岁高龄坚持讲学一个上午后，面对学员的提问，仍严格要求自己，言传身教。三是求精。朱老对中医典籍的研究和临床经验的总结始终精益求精。犹记他彻夜思考后为我提炼出“五要”准则：“要有担当，要为人师表，要精经典，要上临床，要呕心沥血。”正是他这个“五要”的提醒，支撑我坚持担任班主任长达 20 年。四是求明。朱老在知识积累、经验提炼、教学传授等方面从不固执己见，尤其善于反思。他总是反复深入思考，严格要求自己，一心只为探究明白。一旦有所通晓，他一定会择其善者而从之，正如他琢磨整晚后说出的“这贡献比看看病、写写书要大多了”这种否定自身而肯定对方见解的话。这就是我从这个简单的小故事里向朱老学习到的四点，我深受启发。

今天谈及这个故事，也是期望朱老的传人能践行求诚、求真、求精、求明的“四求”精神。衷心祝愿章朱学派源远流长，朱老的学术继承人以朱老为楷模，在新时代中医药“传承精华，守正创新”的征途上，逢山开路，遇水架桥，勇往直前！愿大家携手共进，通力合作，创造出新的辉煌！

第三章

“取势·明道·优术”——朱良春国医大师治学精神光耀千秋

第四届国医大师　施　杞

朱良春教授是我国著名中医学家，国医大师，他医术精湛，治学严谨，在内科、妇科、皮肤科等中医各科疾病的治疗上积累了丰富的临床经验，尤其在风湿病治疗领域，成果斐然，领先全国。朱良春教授是我十分尊重的导师，我亦有幸见证了章朱学派多年的发展。作为中医现代发展历程中承前启后的一代大家，朱良春老师的一生，堪称取势、明道、优术的典范。

一、取势：立于危难，承上启下

朱良春国医大师青年时期接受私塾、师承、院校三种不同形式的教育。先是跟随孟河名医马惠卿侍诊，由此打下坚实的中医药实践基础；之后就读于苏州国医专门学校和上海中国医学院，并拜章次公先生为师。在三年侍诊期间，章先生倾囊相授，朱良春勤奋钻研、博览群书。独立坐诊 8 个月后，他圆满出师，从此开启了遵循章次公先生“发皇古义，融会新知”理念的奋斗历程。章朱学派正是由章次公先生、朱良春老师两代宗师共创，又经过几代传承，如今已发展得根深叶茂，繁荣昌盛，恰如“半亩方塘一鉴开，天光云影共徘徊。问渠那得清如许，为有源头活水来”所描述的生机勃勃之态。在学派发展艰苦的历程中，朱良春老师一次次审时度势的选择尤为关键。朱良春老师成长之时，正值中华民族内忧外患之际，祖国医学更是屡屡面临废存之争，但他不为所动，毅然坚持求学。战乱之际，他只身入沪，终得名师亲传。中医界在生死存亡的境地中激发出奋发图强的斗志，章朱学派也应运而生。20 世纪 40 年代，朱良春老师创立南通中医专科学校，致力于培养更多的中医人才。

中国共产党在奋斗的历程中，与人民甘苦与共，深知广大民众缺医少药的困苦，也深知中医药的特色与优势，因而始终持之以恒地重视和支持中医药的发展与弘扬。新中国成立后，朱良春教授深受鼓舞，于 1952 年创办南通市首个中西医联合诊所，后发展为联合中医院。1956 年，他无偿将私立医院全部资产捐献给国家，成立了南通市中医院并任首任院长，带领学派进入新的发展阶段。

二、明道：发皇古义，融会新知

学术的发展是学派繁盛的根基，“明道”方能“致用”。朱良春先生博采众家之长，常年手不释卷，坚持“每日必有一得”。早在 1962 年，就在全国率先明确提出“辨证与辨病相结合”的主张，这既是对次公先生“双重诊断，一重治疗”思想的一脉相承，更是对中医现代临床实践的高度总结，这一理论创新成为公认的中医学理论体系的基本内容，并载入教材。深厚的积累孕育了创新的土壤，朱老不拘泥于古说，又善于总结提出新说。如痹证，历来普遍认为初期急于祛邪，中期扶正与祛邪兼顾，后期应当扶正固本，但朱良春教授倡导“益肾壮督治其本，蠲痹通络治其标”的标本同治大法，自拟温经蠲痹汤和益肾蠲痹丸，开创风湿病治疗新路径，因此被誉为“风湿病泰斗”。此外，其研发的益气化瘀补肾汤（用于治疗慢性肾炎）、健脑散（用于治疗脑震荡后遗症、老年痴呆症）等方剂，均是“发皇古义，融会新知”学术思想指导下的智慧结晶。后世盛赞：“偏于一隅而名闻天下者，朱良春大师也。”“朱良春现象”在中医界广为称道传颂。其师章次公赠予“神仙手眼，菩萨心肠”印章，正是他以德誉人、以术服人的生动写照。他凭借反复钻研、实践验证的经方，治疗糖尿病、乳腺癌、淋巴瘤等疾病，留下了一个个妙手回春的真实医案。他还免费为贫穷患者施诊给药，有时还为患者垫付药费，用仁心仁术为无数患者带来生的希望。

三、优术：扎根群众，胆大心细

在国难当头，民不聊生的时代，朱春良着手救治登革热、霍乱等烈性传染病，凭借扎实的中医学术积累，练就了超乎常人的胆识。在中医药抗击非典、防控人禽流感等公共卫生事件中，提出了被政府采纳的重要意见和建议。秉持“儿女性情，英雄肝胆”的朱良春教授在实践中积极探索，大胆起用虫类药，因善用有毒的虫类药而被传为“五毒医生”，由此可见其深厚的中医功底。他深入研读《神农本草经》、《伤寒杂病论》及历代医家著作，广泛搜集相关资料并加以验证，并结合现代药理学研究成果进行系统整理，最终出版了《虫类药的应用》。该书明确提及用水蛭治胸痹心痛，开创了虫类药治疗冠心病、心绞痛之先河。创制的“复肝丸”，开中医药抗肝纤维化之先河。朱良春教授广结善缘，积极挖掘培养民间医生，他曾将大字不识的养蛇人季德胜培养成医学专家，并推荐其成为中国医学科学院的特约研究员，而他在背后的默默奉献，为中医学发展留下了珍贵的财富。

2005 年，朱良春教授在邓铁涛、路志正等名家的支持下，发起并主办了首届著名中医药学家学术传承高层论坛，致力于传承、研究、发展中医药事业。他的名言“经验不保守，知识不带走”，成为我国老一代中医学家最真实的写照。

从私人诊所到联合诊所，从私立中医院到公立中医院，创办良春中医药临床研究所、良春中医医院，研究新药、出版专著，成为国医大师，朱良春老师有胆有识，有勇有谋，始终引领时代潮流。他站在时代前沿，告诉后来人“术无道不远，道无术不行”。朱良春老师器质之深厚，治学之高远，交游之豪健，堪称我辈楷模，更是章朱医学传世之名片！他豁达舒朗，恒为中医界后辈积蓄力量。忆其人其事，敬仰之情油然而生。今日之盛会，正是我们传承和弘扬其精神，再次踏上传承弘扬中医之道新征程的象征！

第四章

朱良春与杏林贤达

国家中医药管理局原副局长　诸国本

《杏林贤达卷》是朱良春纪念杏林人物的一组学术性著作，收录了良春先生写的 17 篇文章，纪念了 21 位乡贤、师长和朋友，全书约 30 万字。其中包括陈实功、马惠卿、张锡纯、章次公、吕炳奎、姜春华、任应秋、裘沛然、胡熙明、邓铁涛等中医界熟知的人物。

良春先生对每个医林人物的记述，绝非泛泛之谈的应景之作，而是以“知人论世”的治学态度，重点阐述其学术成就和社会功业，字里行间既饱含了对前贤师长的怀念与敬爱，亦流露出对医林同道的友谊与爱慕，更彰显对中医事业的传承与关爱之心。

一个人对友情的态度是一面镜子，既呈现了这个人对友人的追怀和品评，又映照着自身的品性、见解、胸怀。良春先生在文章中不仅表达了对师长友人庄敬至诚、倾心相待的真挚感情，更通过这份情谊映照其学术智慧和人格魅力。

20 世纪 30 年代，少年朱良春为结核病所苦，立志学医。1935 年 2 月，经亲友介绍，投常州孟河御医世家，拜马惠卿为师。

他回忆起这段学医经历时说：“每日黎明即起，晨读，早餐。七点钟携带笔记本至大厅，侍诊，观察老师诊病全过程。下午复习医案，晚上温课，就寝。虽仅一年，但为我医学生涯打下了坚实的基础，使我终身受益。”

朱良春与章次公的学术继承和师生情谊，堪称近代中医史上的典范。诸多医史文献中均有记载，且大多源自良春先生的《发皇古义，融会新知》一文。该文章最早发表于《新医药学杂志》1978 年第 11 期，后经 2015 年 6 月增补、2015 年 8 月 5 日修订方成终稿，前后跨度 37 年，足以看出他对老师的怀念是如此的绵绵不绝。

朱良春与章次公的关系非同一般，简而言之，可以用“一图一见一书”来表述，用“一字一章一语”来注解。

“一图”即本书开头那张“1956 年 7 月敬侍章次公老师摄于中国中医研究院”的照片。在中国中医研究院旧楼的大门前，章次公坐在一张临时搬来的凳子上，朱良春身穿短裤，白衬衫卷起袖子，憨厚地站在老师右后侧，左后侧则是同学萧熙。这张照片，不像是学者与学生的留影纪念，更像是一个农民家庭父子三人久别重逢后的亲切合影。

“一见”发生在 1956 年秋，章次公遭受不公正批判后，要求其公开检讨，并停止工作去中央党校改造世界观。1957 年初，朱良春到北京探望老师时，传达室老人告诉他：“章大夫来了以后，您是第一个来看他的人！”朱良春心中一惊，循着老人的指引来到一间陈设简陋的房间——整个房间空空荡荡，只有一床、一桌、一凳、一叠书、一火盆，而先生正在火盆旁凝神看书。当朱良春高喊一声“老师”时，章次公惊然起身。这见面前后的一惊一呼之间，师生间的关切悬念之心与惶然惊恐之情尽在不言中。

“一书”是朱良春主编并三次修订增补的《章次公医术经验集》，是朱良春对老师最好的纪念。

“一字”指章次公以端庄的颜体书写的“发皇古义，融会新知”书法作品，成为朱良春毕生践行的座右铭。

“一章”是 1938 年朱良春从上海中国医学院毕业时，章次公先生所赠送的印章，篆书阳文“儿女性情，英雄肝胆，神仙手眼，菩萨心肠”。这十六字以文学语言提出了对医者人品医品的全面要求。

“一语”即章次公临床时常说的那句话“双重诊断，一重治疗”，朱良春于 1962 年将其发展为“辨证与辨病相结合”的学术理念。

由此可见，章次公与朱良春的人生理念、学术思想、风格特色构成了章朱学派的基本元素，而其后通过培养人才、融会创新形成团队建设的核心，既为医林添新叶，也为整个中医事业的传承发展提供了重要借鉴。

良春先生晚年最佩服的人是邓铁涛。

邓铁涛是广东开平人，1932～1937 年就读于广东中医药专科学校。当时正值余云岫高举“医学革命”大旗，“废止中医”之论甚嚣尘上。民国政府强令中医学校改为“中医学社”，邓铁涛从此走上了为中医争气、为中医争权、为中医争光的奋斗之路。

邓铁涛从事中医教育、临床、科研工作 70 余年，在重症肌无力、冠心病、高血压、慢性胃炎、慢性肝炎、糖尿病、红斑狼疮等疾病的治疗领域积累了丰富经验。2002 年年底至 2003 年，他带领团队运用中医方法治疗非典取得显著成效。

邓老中医基础理论功底深厚，既有主见，又有创见。特别是他多次上书中央领导，主张按照中医自身发展规律管理中医，改变用西医管理体制模式管理中医的现状，扭转中医的从属地位，成为中医界的代言人。

朱良春与邓铁涛是同时代人，境遇相似、观点相投、学问相通，在同一战壕中结下了深厚友谊。

良春先生说：“邓老是一名捍卫中医学尊严的旗手！”

良春先生说：“邓老诚为中医旗帜，中华一柱，一代大师也！令愚钦佩之至！”

良春先生说：“邓老被吾侪称为龙头，马首是瞻，众望所归。”

良春先生的话，代表了全国中医界的心声！

良春先生于 2015 年 12 月 13 日仙逝。《杏林贤达卷》17 篇纪念文章，在 2015 年 3～9 月，或新作，或全部修订，或增订，或补充，或较多补充，或整理补充，或重新补充整理。如《纪念段凤舞先生》一文于 2015 年 3 月重新补充整理；《纪念胡熙明》一文作于 2015 年 7 月 28 日；《纪念章次公》一文最初发表于 1978 年，2015 年 6 月增补，2015 年 8 月 5 日修订。这 17 篇文章在他离世的那一年全部斟酌修订一遍，最后一篇修订的时间离他逝世的日子只有 4 个月的时间，这是多么感人、多么可敬的一件事情！

读完《杏林贤达卷》，抚卷沉思，百感交集。良春先生享年九十八岁，接近百岁。在这风云变幻的一百年里，每一程跋涉都有他的风雨，每一段泥泞都有他的脚印。毕生诊务繁忙、著作不辍、交友广泛，同时承受着巨大的学习压力和繁重的家庭负担。他以一己之力跨越过多少个庸碌人生，经历过多少个生死关头，攀登过多少座学术高峰！但他铭记师恩、不忘友情，将同道贤达的事迹，书为一卷。虽难以望其项背，却愿登其肩膀，观天地苍茫，阴阳消长，杏林春秋，山高水长！

第五章

传承章朱经验，弘扬学派精神

湖南科学技术出版社　张碧金

值朱良春国医大师诞辰 105 周年之际，适逢党的二十大胜利召开，2022 年 11 月 4～5 日我们隆重召开了“朱良春国医大师学术经验传承研修班暨第三届章朱学派学术思想及临证经验研讨班”。此举对章朱学派的传承发展和中医学派建设工作具有重要的推动作用，谨此致以衷心而热烈的祝贺！

一、传承医道报师恩

水有源，树有根。早在 20 世纪 30 年代，章次公先生高瞻远瞩，顺应时代潮流倡导“发皇古义，融会新知”的中医发展方向。1937 年 11 月朱良春先生赴上海拜章次公为师这一历史事件，既是朱良春先生中医之路正式“登堂入室”的标志，也是章朱学派萌芽的端始。在为期一年的师徒相处中，二人配合默契。1938 年年底毕业时，章次公先生依依不舍地嘱咐朱良春牢记“发皇古义，融会新知”校训，并赠送一枚刻有“儿女性情，英雄肝胆，神仙手眼，菩萨心肠”的印章。一日为师，终身为父。80 多年来，朱良春先生始终秉持着坚守、尊师重道、务实创新、奉献感恩的精神，始终传承和发展着章次公先生的学术思想。他不仅用一生回报老师一年给予的谆谆教诲，更是在章次公先生遭遇不公正对待时，千里迢迢从南通赴北京探望，温暖了老师的心。

为纪念章次公先生逝世 20 周年，弘扬其学术经验，朱良春于 20 世纪 70 年代组织弟子门徒共同整理出版了《章次公医案》。参与编撰的朱步先在整理过程中深受震撼，认为章次公的医案水平高超，前无古人，后无来者。朱老的另一位高徒何绍奇也表示从中“学到了终身受益的东西”。该医案的出版为中医学术的发展注入了新的动力（朱步先语），首次将章次公先生的学术思想与临证经验向全国传播，并被《辞海·医药卫生分册》收录，成为一代经典。此后，朱良春先生又在百忙之中多次组织章次公先生亲属及学生门人撰写、修订《章次公医术经验集》，以纪念次公先生逝世 40 周年和百岁诞辰。国家中医药管理局原副局长诸国本评价道：“本书不是一般的纪念文集，它是一部近代的中医史。”《章次公医案》和《章次公医术经验集》也因此成为章朱学派的开山之作。

朱良春先生通过不断地整理、宣传和发扬章次公先生的学术经验，使章次公先生超前的学术理念和高超的临证经验得以流传，成为后学典范。由于章次公先生 1959 年过早离世，除了老一辈医者了解章大师，中青年后辈甚至学界对此知之甚少。正是朱良春先生坚持不懈地传承与弘扬，才使章次公先生学术成就的影响力不断扩大。更重要的是，朱良春在传承过程中始终高举章次公先生“发皇古义，融会新知”革新旗帜，团结广大中医同仁，带领章朱学派从创立走向成熟。业界因此留下了“为徒当如朱良春”的美誉。可以说，没有朱良春的坚守与弘扬，章朱学派无从谈起。因此，章次公和朱良春是章朱学派当之无愧的宗师。

二、承传继荣，卓然自立

在中医药学发展的历史长河中，自古以来的七大医学流派犹如北斗七星，再加上不断兴起的现代新学派，更是群星璀璨。中医药学也在各流派的传承与争鸣中不断繁荣发展。其中，吴中医派、孟河医派、新安医派、海派中医等，都是现当代流派中的佼佼者。早年中国中医界流传一句“吴中名医甲天下，孟河名医冠吴中”，足见孟河医派在国内的声誉。巧合的是，章朱学派的两位宗师——章次公先生和朱良春先生，均出自孟河医派，可谓是源远流长，根深叶茂。后来师徒二人在上海结缘，汲取了海派中医的精华，从此开启了章朱学派近百年的创立、成长、创新与传承之路。国医大师陆广莘在2000年所撰《章次公先生小传》中写道：章次公先生“善用虫类药以治久病入络，奏通络追拔之功，其传人姜春华、朱良春师兄更有发挥”。陆广莘既是朱良春的挚友，也是章次公的门人。诸国本指出：“这个评论掀开了章朱学派帘幕的一角。”2014 年，原中国中医研究院基础理论研究所所长孟庆云教授在《中医杂志》发表《皇古融新，卓然自立——从〈章次公医术经验集增补本〉看章朱学派的特点与贡献》一文，审慎地依据学派的三项条件——一是有引领学术方向的宗师，二是有学派观点的传世之作，三是有大批高水平的学术传人而首次提出 “章朱学派”的命名及其形成的全过程，并对朱良春在创立、传承和发展章朱学派中的贡献做了全面而深入的阐述。2016 年，原中国中医科学院中国医史文献研究所所长余瀛鳌教授在《远去的背影》一文中深情回忆：“作为古今不断产生的学术流派，朱良春继其老师章次公先生倡导的卓见——发皇古义，融会新知，力求弘扬、发展，实际上已逐步形成现时代的‘章朱学派’。”余瀛鳌教授盛赞道：“这八个大字对中医界而言，它是岐黄医学治未病、已病中属于原创思维的亮点，它一定能为国际整体保健及医疗不断地做出新的贡献！”孟河医派第四代传人、国医大师、南京中医药大学邹燕勤教授曾经点赞：“章朱学派，源于孟河，传创发展，医之典范。”学界共识印证，章朱学派不是自封的，而是在学术争鸣中自然产生的，也是当今比较成熟且成就突出的新的现代中医流派，孟庆云教授称其为“承传继荣而卓然自立的学派重镇”。

没有传承，就没有流派。章朱学派的根基在于章次公先生提出的“发皇古义，融会新知”的中医革新方向。朱良春教授的高徒朱步先对此有着更深的理解，他精准阐释道：“这一学派从理论到实践建立起前无古人的体系，推动中医由传统向现代演进，为患者增福祉，为后学示门径，影响了医坛和一代代学人。”这八个大字也指导了朱良春毕生的治学和诊疗。在传承中，朱良春提出的“辨证与辨病相结合”的诊疗模式，与章次公倡导的“双重诊断，一重治疗”思想一脉相承，是中医辨证论治规范的一大发展。朱步先明确指出“‘辨证与辨病相结合’为‘发皇古义，融会新知’提供了可以力行的法则，为传统中医诊疗模式注入了新的内容，为疗效的判断提出了客观的指标，进而发展了中医治疗学。”在临床实践上，章次公擅长使用虫类药，朱良春继承并有所发挥。他系统整理总结的专著深受欢迎，其创制的“益肾蠲痹丸”治疗顽痹疗效明显，其弟子全国名医史载祥教授实证：早年治疗心痹常用水蛭、全蝎、蚕蜕、地鳖虫等虫类药疗效十分明显，10 年后，以此五味虫类药为主组成的通心络胶囊治疗冠心病心绞痛，荣获国家科技进步奖二等奖。这是对朱老研究虫类药的充分肯定，亦为后学者树立了典范。联想章次公先生医治林伯渠术后呃逆不止的神奇医案、以全真一气汤医治肠伤寒并发出血、以大青龙汤重用麻黄医治大叶性肺炎致心力衰竭等；朱良春先生救治支气管扩张大出血、诊治重症肉芽肿伴皮肤溃疡、挽救恶性淋巴瘤晚期危重症、治疗子宫内膜异位症（异位于肺部）等案例，都是临床大家的风范展现，也是传承和创新的榜样。

尚有不少传奇的传承经验，无法在此一一表述，希望翻开《朱良春全集》，您可以看到更多的精彩！80 多年艰辛的传承之路充分说明朱良春先生不仅坚守全面继承，而且坚持不断创新，才使章朱学派源远流长地向前奔涌！

三、擎“皇古融新”大旗，续写传承新篇

我已老骥伏枥，但时有隐忧：如此优秀的领头人，如此卓越的学派成就，如何继续发展？当下硬件配套基本完善，工作站已建多处，近年来我们在精神传承上开展了大量繁复的工作，然经验传承任重道远，愚以为下一步需悉心地梳理朱良春精神传承与创新的历史脉络；提炼出二位宗师的经验特色，挖掘其独特的学术精华，通过坚持创造性转化和创新性发展的实践，将思想和经验总结成文，毕竟“书比人长寿”。我认为，七年来各位老师积累的学派经验的成果中，可精选部分高质量内容以充实全集“薪火传承卷之二”，这是我们在传承道路上对恩师最好的纪念。

江山代有才人出，朱老门下已聚集 108 位弟子门人，其中既有何绍奇、朱步先、史载祥等老一辈享誉海内外的临床大家，也有岐黄学者、长江学者、全国优秀中医临床人才、首都名中医、省级名中医、优秀中青年科技领军人才等，可谓人才济济。我们衷心希望弟子门人像朱老那样，坚定不移地接过“皇古融新”大旗，在传承中不断成长，像朱老那样始终以传承为纪念，以创新为动力，以发展告慰大师！

第六章

论章朱学派的源与流

中国中医科学院首席研究员　孟庆云

学派对一门学术的发展起着重要的推动作用。现就章朱学派的源流考述如下。

一、敬仰良春大师

初识朱良春老师之名，始于1970年参加西医学习中医班期间研读其《汤头歌诀详解》。其后攻读研究生时，经同学何绍奇介绍，知其为临床大家，尤擅虫类药运用，堪称一绝。后在阅读文献资料时，得知先生推出南通市中医院“三枝花”的卓越事迹，心向往之。20世纪90年代，余任职中国中医研究院中医基础理论研究所期间，朱良春先生与我所合作开展“益肾蠲痹丸”研究，始得拜会朱良春先生及其家人。该药由我所药理研究室开展药理试验，其创新性有二：一是从肾论治痹证，契合《黄帝内经》病机十九条“诸寒收引，皆属于肾”之旨；二是开痹证实验研究及新药开发之先河。我与朱良春先生过从甚密，常与在中医杂志社工作的朱步先教授进行学术交流，对朱良春先生愈发敬仰。

二、“章朱学派”称谓的提出

“章朱学派”称谓的提出颇具偶然性。2013年11月，朱良春先生将其所撰的《章次公医术经验集增补本》寄赠予我，并邀我为其撰写书评。余此前即闻章次公先生盛名：一则曾经听我们所的陆广莘研究员讲述章次公先生有两大经典医案，一个是用辛温药治疗小儿肺炎高热，一个是治疗林伯渠术后呃逆不止；二则仰慕章朱的师徒衣钵相传之典范。朱良春先生门下弟子何绍奇、朱步先、史载祥等皆成大家，更有众多家族传承子女及弟子，于是在构思文章时想到：章次公—朱良春—何绍奇、朱步先、史载祥等，这不就是中医的一个学派吗？遂于书评中首次提出“章朱学派”之说，题为《皇古融新 卓然自立——从〈章次公医术经验集增补本〉看章朱学派的特点与贡献》，并将原文寄朱良春先生修改。朱良春先生初闻此称谓，觉得不甚托底，遂征询邓铁涛、路志正、王琦等大家意见，获得一致肯定后方同意发表（载于《中医杂志》2014年第20期）。后《朱良春全集》出版时，湖南科学技术出版社的张碧金先生建议沿用此说为序，经朱老首肯，序言更名为《皇古融新 卓然自立——从章朱学派看〈朱良春全集〉》。自此“章朱学派”正式确立，既得到学界公认，亦获政府部门支持。今观学派发展欣欣向荣，朱建华、朱婉华、曹东义、吕爱平等皆卓然自立，颇有成就。期待同仁共襄盛举，继续发扬“皇古融新，卓然自立”的学派精神！

按学术规范，学派确立应具备三项条件，一是有开派宗师；二是有奠基传承的名著；三是有一批传承者，继承发扬。在我国，从春秋战国的儒家、道家、墨家、法家等就开始了。按布罗代尔关于学派的理论，西方从希腊毕达哥拉斯学派开始也是这样，东西方关于学派的认识大体一致。“章朱学派”有宗师，有开山名著，有诸多弟子传人，有辉煌的旗帜。“发皇古义，融会新知”是 1938 年响亮地提出来的。不仅传承走向现代，而且代有创新突破，是有作为、有生命力的学派。

三、“章朱学派”的源

中医学派具有开放性与流动性的特征。“章朱学派”的学术源头，我个人认为有以下几方面。

一是章次公先生的老师为国学大师章太炎，他以博学、古代训诂学的殿军、现代训诂学的开山而声名卓著，对《伤寒论》的研究贡献卓著，章次公先生以印度“因明”之理探讨《伤寒论》条文的逻辑关系，正是受其学术思想的深刻影响。

二是海派医学的滋养。章次公先生曾就读于上海国医学院，师从丁甘仁、曹颖甫等海派大家；朱良春先生则求学于上海中国医学院，师从章次公、徐衡之等名家。其医案可见丁甘仁“轻清灵验”之风，呈现海派“精灵会新”的特点。

三是孟河医学的传承。孟河医派以费、马、丁、巢四大家为代表，具有纯正和缓的特点。章次公之师丁甘仁出自孟河丁氏，原以温病见长，到上海后师从汪莲石，攻伤寒之学，主张寒温融合。朱良春早年师从马惠卿（名医马培之之孙），故章朱之学既具有孟河学术的根基，又实现了从传统向现代的转型。

四、“章朱学派”的特点与贡献

余以为，学派的特点可概括为以下几方面：第一是“发皇古义，融会新知”的学派主旨，前文已作阐述。第二是重传承，与时俱进。孙中山先生曾对丁济万（丁甘仁的长孙）言：“不知徐衡之就不是上海人；不知章次公就不知道前进中的中医。”第三，“章朱学派”几代人都注重中医药发展趋势。特别是章次公先生，曾多次就中医药发展前途与毛主席彻夜长谈，就如何学习现代医学之长处，继承发扬传统医学的精华提出了许多宝贵建议。其间毛主席见其学贯经史、书法绝佳，称赞其为“难得之高士也”。第四，结束了自南宋开始的伤寒温病之争。通过临证实践中积累的关于伤寒经方和温病时方论治传染病的经验，章次公先生认为，“叶天士等总结前人的理论与经验，阐发温病学正是对《伤寒论》的发展”，将伤寒六经辨证、温病卫气营血辨证和三焦辨证三种不同的辨证方法有机结合，结束了历代以来的门户之争，冶寒温于一炉。他在总结三种辨证纲领的共性时，尤其重视病期（各阶段发病时间及病程）和维护心力。章次公先生的这一炯鉴，已成为当代外感热病辨证论治之准则，也载入现代医学的传染病学。第五，建立了临床实用中药学，倡导从中药的临床实用性出发来解释和应用中药。第六，朱良春先生继承了章次公先生这一学术思想，尤重虫类药的研究与应用，并从历代资料中系统总结出虫类药总计446种，归纳为16类，收集整理了228项临床应用，形成独特的虫类药应用体系，注重发挥其“奇”效而非“毒”性。第七，章次公先生对文化传承方面的贡献也不可忽视。他博采众家，广搜史料，如收集陈实功史料、系统研究张锡纯学术思想等，近年来中医药博物馆的建设亦体现了学派重视文化传承的特质。第八，医案最有时代性，医理深邃，与古人寥寥几语的医案不同，章朱学派的医案记录翔实，病名准确，更符合现代医家的研读思维。第九，见识深远，登高一呼。朱良春先生早在20世纪50年代即提倡“辨证与辨病相结合”，60年代提出“微观辨证”，90年代又提出“学经典，做临床”，这些学术主张对当代中医发展具有重要的指导意义。第十，擅长治疗自身免疫病等。现在一些中医、西医医家认为，随着现代医学的发展，许多病都是可以治愈的，但还有一些疾病目前是较为棘手的，一类是肿瘤，一类是自身免疫病，如红斑狼疮等，中医在这些方面还是很有优势的。第十一，系统研究痰瘀相关理论，从临床到理论都有系统的论述，是当代中医理论创新的重要成果。第十二，注重研发新药。

以上十二条，可将学派的特点概括为博采自立，精准奇蹫。

第七章

试论章朱学派遣方用药的特色

英国牛津　朱步先

学派是学术繁荣的标志，迥异流俗、独树一帜、自成体系、蔚然成风，“章朱学派”世人瞩目。笔者追随朱良春老师问业数十载，特撰此文略述章朱学派遣方用药特色，借以缅怀朱师的盛德丰业，虽系一鳞半爪，或可作后学之借鉴。

一、太炎先生的睿智

章太炎先生博学鸿儒，对中医学亦有过人的识见，次公先生年轻时执挚门下，采获良多，次公先生所作《章太炎先生的医学》一文（见《苏州国医杂志》第 11 期，1936 年出版），用精练的语言介绍了太炎先生所示的治学门径与方法，概括其对中医学的卓越见解，抒发“启新复古”之己志，是次公先生倡导“发皇古义，融会新知”之滥觞。文中说太炎先生“尝谓学术无大小，所贵在成条贯，制割大理，不过二途：一曰求是，再曰致用”。学术品类不一，治学门径则同，治医亦不例外，必须有条理、成系统，裁量应有理有据。求是，不为个人好恶所左右，亦不为书本所羁绊，独立思考，不避毁誉，追求真谛，即“为学问而学问”；致用，不尚空谈，直面实际，可资应用，即“为实用而学问”。惟“求是”方切实用，欲“致用”必须求是，所以次公先生说，“求是、致用更互相为矣”，可谓一言中的。

关于遣方用药，太炎先生强调“贯习群方，用资证验”。他首先重视的是仲景方，然后取《备急千金要方》《外台秘要》方，因为二书“所存六朝人方甚众”，古义犹存。但二书“疏方甚众，议病太少，非先知《伤寒》《金匮》，亦不能用也”（《致钱玄同论医书》）。这和清代医家张璐所云“不读《金匮》方，无以知《千金》之法源，不读《千金》方，何以广《金匮》之变法”（《千金方衍义》），其旨正同。再则取宋代朱肱《活人书》，因其能“守古”；还有《苏沈良方》、许叔微《普济本事方》《圣济总录》《太平惠民和剂局方》，悉可备览。至于金元四大家，则认为“皆好傅会五行，虽处方不无一得，而览之易入迷惘之途”。而“明、清之景岳、天士诸师，虽才有高下，学有疏密，然不免弃六朝、唐宋切实之术，而不忘五行玄虚之说以为本”。在历史长河中，中医学术不断发展，但泥沙俱下、鱼龙混杂在所难免。太炎先生看重的是“切实之术”，而非“玄虚之说”，是其取舍古方之标准。并主张通过临床实践加以验证，这是求实的科学态度。

太炎先生认为，“药性至微，非更迭校验不能知”（《医术平议》）。又说，“虽古之增益本草者，岂医师孟浪而言之与强以理定之哉？其大半亦出于铃医也”（《中国医学大辞典·序》）。注重民间的实践经验，影响深远。他阐发药性融会新知，给予古老的命题全新的诠释。如说“柴胡、大黄《本经》皆谓其推陈致新，大黄推陈致新在破积攻坚，而柴胡则疏泄淋巴之瘀阻也；黄连、石斛皆厚肠胃，黄连之厚肠胃，有收敛止泻之功，石斛之厚肠胃，有润燥护腐之力，用于肠窒扶斯（肠伤寒），更能补充营养之效，而肠出血自免，其理与东人论肠窒扶斯当注意维他命C之缺乏同也”。中西学理融合无间，前人从未有此妙解！联想到次公先生云，“考经不正常，恒能引起胃证候”“古人用平胃散通经，即是此理”。“凡宣肺药多是祛痰剂，肃肺药多是镇咳剂”。还曾谓“凡一切辛燥发挥之药皆能通便，排泄瓦斯一也，增进肠蠕动二也”等。与太炎先生所论相较，命意何其相似，此间的传承关系不言自明。

二、次公先生的博采

章次公先生治学有门户，如他所说“疏通滞义，不违家法”。家法，即太炎先生所示的治学门径。但又没有门户之见，而是博采诸家，兼收并蓄。譬如治湿温（肠伤寒）突破旧说的藩篱，将强心、营养（育阴）、扑灭肠菌及护肠，立为药物治疗的三原则，他赞许李东垣“清暑益气汤”以表药与黄芪、党参同用之法，认为与小柴胡汤中参、柴相伍，退热强心之法同，均可供此证早期出现弛张热时选用。又说刘河间治疗热病“最了不得”，还说“温病学说体用兼赅，叶氏实其大师也”。他的这些见解并非否定了太炎先生的某些论点，而是加以修正、补充，持论平正，不失偏颇。次公先生曾谓：“近世之宗仲景，而不善运用者，流为猖狂，宗天士貌似者，流为浅浮，虽名医辈出，而大医不一遘矣。”这些话何等沉痛！要之，他没有经方、时方的界限，其治学贯通古今，融会中外，穷极幽微，一探古人未至之境。

试以次公先生一则医案为例，略加评按，借见其遣方用药风格之一斑。

孙先生　据其热之经过，乃温邪而非外感，前此数服方剂皆合病机，所以热不退者，诚以此证难，难易以速效此候，候后日趋严重，必须慎食节劳（三黄苦参汤加味主之）。

香青蒿三钱　黄芩五钱　白槿花（包）三钱　嫩白薇三钱　苦参片五钱　秦皮三钱　黄柏八分　银花炭四钱　飞滑石（包）四钱　大地龙三钱　黄连三分

按　次公先生痛感“国医之名病，多以证候为标准，因无明确之诊断，遂无明确之界说”（《湿温证治》），当予改进。他非常重视得病的“时间”与病程之“经过”，“因为临床上症状虽或相同，而出现的时间不同，其用药施治也不能同一处理，这是热性病在鉴别诊断上必须注意的”（《张仲景在医学上的成就》）。此证发热数日，所用方剂皆合病机，倘是普通外感，其热当解，所以乏效者，皆因此证乃温邪之故。从药测证，当是湿温（肠伤寒）。这就从时间上将外感与温邪作了鉴别诊断。湿温通常在四候后脉静身凉，一候时难以速效。此案一候后日趋严重，即是此故。因对病证的发展与转归了然于胸，治疗自然胸有成竹。

三黄苦参汤待考，其主药为黄芩、黄柏、黄连、苦参殆无疑义。次公先生认为，湿温病灶在肠，扑灭肠中细菌毒素，“清贤所谓苦以燥湿，如苦参、黄柏、芩、连是也”。这是此时选用此类药的着眼点。青蒿芳化清透；白薇清温解热，《小品方》“葳蕤汤”即用之；地龙治“温病大热狂言，饮汁皆瘥”（陈藏器语），足可增强此方的解热作用。三黄、苦参，苦能坚肠，而秦皮、白槿花、滑石、银花炭均有“护肠”之功。秦皮味苦且涩，善治热痢，涩可固脱，正可被护肠壁；白槿花乃民间草药，长于治赤痢，既能清肠热，又可防止肠出血；滑石为清热渗湿之品，湿温常用之，它能保护胃黏膜而治吐血，还能止泻，收湿疮脂水，“为一种矿物性吸着剂”“湿温病下痢，滑石最佳，盖预防肠出血也”；至于银花炭，乃属植物性吸着剂，其能吸着毒素自不待言（详情参阅《吸附剂原理与应用》）。上述药物为大多人所熟知，但赋予新意，老药新用非先生莫属。

方中黄芩量为五钱（15g），黄连仅用三分（1g），轻重悬殊有何考量？次公先生认为，“湿温用黄芩，解热特效”“湿温多心下痞，而其病又在小肠之局部，用黄芩以治痞，而消局部之炎，药病为切合矣”，是以用量独重。黄连苦寒，习俗多谓其能败胃，“考之《别录》，谓其‘调胃厚肠’，征之新说，则列入健胃剂，则败胃之说不足凭。然少用则健胃，多用则败胃，则是事实”。“湿温一证，迁延辄数十日，如每方皆用黄连，病人之食欲因之不能恢复”，岂能不顾及之。当然，黄连与芳香淡渗药同用，则免其弊。方中黄连用小量，足见审慎。总之，此方集古人之精华，采民间之效药，以苦泄为主，佐以芳化、淡渗，清温解热，理法兼备。但寓有扑灭肠中细菌、排泄毒素、保护肠壁、防止肠出血等诸多新意，构思宏大，缜密细腻，逾越前人。

三、朱师的胆识

朱良春老师深得次公先生遣方用药的心法，且在实践中引申发挥，其面广、用意深，建树良多。譬如虫类药，次公先生用露蜂房、蕲蛇治风痹，用蟋蟀、蝼蛄、地鳖虫治积聚、肿胀，用蜈蚣、全蝎治头风痛等，成效卓著。朱师以虫类药伍入他药所制的著名方剂，如益肾蠲痹丸治类风湿关节炎，复肝丸治早期肝硬化，蜘蜂丸治阳痿，健脑散治脑震荡后遗症、老年痴呆症等，疗效确切，享誉医林。他不仅用干品，还用鲜药制剂，使用丸、散、胶囊等多种剂型，对恶性肿瘤等疑难重症的治疗作了有益的探索，荡邪用之，扶正亦用之。屡起沉疴，前景喜人。

朱师重视民间验方，发掘愈疾的特效药作为辨证用药的补充。对葎草、虎杖、蒲公英、一枝黄花、接骨木、豨莶草、仙鹤草、穿山龙等，随手拈来，应用自如，体验独到。在20世纪50年代，他发掘南通市中医院“三枝花”（季德胜蛇药、成云龙金荞麦、陈照瘰疬拔核膏），在医林传为佳话，与章太炎先生注重“铃医”的思想相呼应，辉映后先。

犹记20世纪80年代初，我在南通市中医院随师实习期间，有一天先生要我查找“方不对证，非方也；剂不蠲疾，非剂也”一语的出处，我曾在《本草纲目·十剂》读过此语，出自刘河间，为李时珍所引用。原文见《素问病机气宜保命集·本草论》，惟“方不对证”，原书作“方不对病”，一字之差，略异而已。朱师对这句话非常欣赏，不啻为朱师自身风格之写照。因为朱师有过人的胆识，用的正是对证的方，蠲疾的剂，而非敷衍塞责，草率从事。

兹录朱师的一则医案，附以学习心得，以见其与次公先生一脉相承，并略窥其个人的风格。

张某 男 54岁 工人

患伤寒兼旬，热势缠绵，朝轻暮重，神志时明时昧，入暮则谵语呢喃，有时撮空，汗多肢冷，大便溏酱臭秽。苔厚腻，脉濡数、重按无力。此邪仍亢盛，而正已虚馁，心气尤感疲惫，时虞脱变。法当清温化湿、扶正强心并进。

处方：太子参20g，苍术10g，苦参片15g，生地榆20g，石菖蒲8g，生黄芩12g，甘露消毒丹20g（包入煎），六神丸30粒（分3次吞服）。

朱师原注：药后病情显见稳定，神志转慧，脉也较振，守原方损益，调治旬余而瘥。此为曩年之病案，引用之以觇六神丸强心之功。

按 此证系肠伤寒，已达20日，“热势缠绵，朝轻暮重”，正是热型之特征，吴鞠通说湿温“午后发热，状若阴虚”是也。厚腻之苔，濡数之脉，大便溏酱臭秽，提示胃肠湿热积滞蕴结，而脉重按无力，显示正虚。湿热邪实，可见谵语；正气不支，遂见撮空。允合“邪仍亢盛，而正已虚馁”之病机。加之汗多肢冷，虚脱之变，恐在目前。症情之险重，不待言矣。

肠伤寒邪热鸱张耗伤正气，心力不健极易邪陷致变，故当注重强心，此次公先生独到之经验。此证之用药，祛邪与强心并进，互相为用。方用生黄芩、苦参片，其义见前，伍入生地榆是一妙着，生地榆泻火解毒、凉血止血，尤长于治疗肠风下血、血痢诸疾，还能愈疡止痛，今知有很强的抗菌作用，可以直接针对病灶，抗菌消炎，顾护肠壁，防止肠出血，盖彰次公先生抑菌、护肠之义。湿热交蒸，还当视湿与热孰轻孰重，苦寒伍入芳开、淡渗之品。苍术祛湿化浊，人所熟知，但深一层思考，如次公先生所云，芳香化浊，辛烈燥湿，“若苍术、厚朴、附子、炮姜诸品，莫不有强心功效”。朱师选用此品，实有将“强心脏涵于化浊之中”之深意。笔者粗浅体会，苍术用之得当，对心动偏快或偏缓均有一定的效果，似有双向调节作用，有待进一步验证。石菖蒲芳香化浊，涤痰启闭，开窍醒神。甘露消毒丹为叶天士所定，王孟英誉为“治湿温时疫之主方”。朱师善集诸家之长，引用此丹以清化气分之湿热邪毒。益气强心取太子参伍六神丸，太子参匡扶正气，可以营养心脏；六神丸解毒消炎，开窍回苏，强心有殊功。根据次公先生的经验，蟾酥、冰片、麝香能兴奋心脏，但有刺激胃部之弊，倘与生地黄、石斛滋养药并用，“有缓和作用，足以补其偏也”。此方用六神丸伍入益气养胃之太子参，其旨正同。总之，朱师此方扶正以逐邪，逐邪以存正，且在祛邪中寓扶正之意，简洁有力，精义迭出，非胆识兼优者不能为之。

遣方用药，太炎先生主张“守古”，守古不是墨守成规，抱残守缺，而是溯源寻本，去伪存真，还其本来面目，保持传统文化的纯洁性。必先自立自强，而后求新求变。次公先生谓，“需懂古术语本意，而后以现代科学理解之”。假使古义未明，就失去了“今义”的基础。朱师注重经典著作的学习与研究，想亦有见于此。吾兄史载祥教授提出“经典思维”的概念，对正确运用经方很有启发，其意亦同。

不上溯太炎先生不能知次公先生，不知次公先生亦不能知朱师。太炎先生倡导的治学门径，以及他们“语必征实，说必尽理”的治学实践，示来者以轨则，备受尊崇。

次公先生及朱师开创的“章朱学派”，独领风骚，如一泓清流滔滔不尽，这让我想起清人赵翼的一首诗：

李杜诗篇万口传，至今已觉不新鲜。
江山代有才人出，各领风骚数百年。

下篇

皇古融新　赓续传承

第八章

章朱学派学术思想

第一节　寻求中医“卓然自立”，章朱学派探索百年

河北省中医药科学院　曹东义

中国中医科学院孟庆云先生在研读《章次公医术经验集增补本》之后，提出了“章朱学派”的学术概念，2014 年发表在《中医杂志》第 20 期，说朱良春先生是“最享师承之福的大师”，他由于培养了何绍奇、朱步先、史载祥等，既是“名师之徒”，又是“名师之师”。

笔者深受启发，曾经撰文发表在《中国中医药报》，认为可以用“朱良春现象”“朱家军”“章朱学派”三个关键词，纪念朱良春大师。2019 年 10 月 12 日笔者在上海参会期间，向诸国本先生、孟庆云先生、朱建华教授求教，深切感受到章朱学派在近代百年中医传承中的困惑与重要作用，突出表现为章太炎先生的废中医还是兴中医？章次公先生的中医如何“卓然自立”？国医大师朱良春先生如何复兴中医？他们三人对于中医发展道路的作用不容小觑。

一、章太炎的历史困惑：废中医，还是兴中医？

章太炎（1869～1936 年），原名学乘，字枚叔，后改名炳麟，因为仰慕顾炎武（名绛）而改名绛，号太炎，浙江余杭仓前镇人。其祖父章鉴、父亲章濬、兄章篯皆善医，曾经有人问章太炎：“先生的学问是经学第一，还是史学第一？”他朗笑三声，答道：“我是医学第一。”他一生开方治病不是很多，而是致力于医国、医医，他担任过三所中医学院的院长，他对中医学的态度影响了很多人。值得提出的是，他的医学立场离不开特定的历史环境，与他的老师、学生紧密相关。

章太炎先生的老师俞樾（1821～1907 年），字荫甫，号曲园居士，浙江湖州德清县人。曾在杭州“诂经精舍”讲学 30 年，培养了一批人才。他因此被称为经学大师，在近代有很大的影响力。俞先生对中医的“爱恨情仇”，曾经影响了一些人，至今反中医的人还把他当作“废医第一人”。

1910 年，章太炎先生在日本完成了《医术平议》的写作，这篇论文就是为与“先师”

俞樾及郑文焯《医诂》（也作《医故》）的观点相争而写作的。

俞樾先生晚年作《医药说》，改变了《废医论》中关于“药虚”的立场，但是他曾经的观点，还是有相当大的不良影响。章太炎先生比老师小 48 岁，他跟师学习经学 7 年，并因为不听劝阻，执意主张推翻清朝统治，而被俞樾大骂“不孝不忠”“非人类也！”不得已而写下了《谢本师》一文，与老师“道不同不相与谋”了。

章太炎在看待中医的问题上，与俞樾先生的观点很不相同，他早在 1899 年就著有《菌说》，对于西方医学有比较深入的了解。在日本期间，对于中西医的特点有了比较深刻的认识，他和王清任、余云岫、鲁迅一样，都是以解剖为标准来看待中医的经典《黄帝内经》《难经》的，因此在 1910 年把《医术平议》发表于《学林》杂志前后，他的观点必然会影响到身边的学生和徒弟们。这篇论文开头便说“余宿尚方技，颇窥众家”，他谈论医学如数家珍，“数见伤寒、温病求治于外人（西医）者，十死八九。既不晓六经传变，又以寒物却热内聚，多成结胸，视昔人所谓误汗、误下，及今世粗工以辛凉小剂治剧病者，又失之远矣”。这是一个中医“道术衰微”与“西来奇法”交织在一起的时代，西医“审辨脏腑，形法较然，谓必有以愈于旧术”，是一个基本的判断。因此，论文虽以批评先师俞樾《废医论》为由头，希望维护中医学术的实效，但是面临的现实却在新旧医学对比十分明确的背景下，章太炎先生的心情是十分苦闷的。

他批评先师俞樾《脉虚》论述三部九候失当，“名曰‘废医’，乃使医术增进”。

他在《六气篇》说：“夫知六气为实，五行为辞，《洪范》之言虽谬，医书顾自可通也。必以五脏属之五行，事事相比，此与白眚、青祥诸说、妄托休咎者何异？！”这些观点此后逐渐演变为否定五行的“五脏附五行无定说”。余云岫于 1917 年出版《灵素商兑》正面进攻中医的阴阳五行、脏腑经络理论，也因为与章太炎先生的这些主张有某些意蕴相合，因此就采取了听之任之的态度。

恽铁樵先生于 1922 年出版《群经见智录》，与余云岫《灵素商兑》展开论战，提出“五行为四时之代名词，《内经》言五行配以五脏，其来源本于天之四时”“《内经》之五脏非血肉的五脏，乃四时的五脏。不明此理，则触处荆棘，《内经》无一语可通矣”。有学者把署名噱叟的《余岩旧医学校系统案驳议》、《驳余岩氏中医不能列入医科系统议》及杜亚泉撰《论中国医学》等几篇文章编成《中医剥复案》一书，成为广为流传的历史文献。

章太炎先生对于这一事态，于 1926 年在《论中医剥复案与吴检斋书》中说：“得某君《中医剥复案》明中医不可废，是也。然谓中医为哲学医，又以五行为可信，前者则近于辞遁，后者直令人笑耳。”他认为五行“此乃汉代纬候之谈，可以为愚，不可以为哲也。”他在多篇医论中反复阐述中医与西医的区别：“中医之胜于西医者，大抵伤寒为独甚。脏腑痼病，则西医愈于中医，以其察识明白，非若中医之悬揣也。”他说自己与余云岫“往来频数，观其意，似以《伤寒》《金匮》《千金》《外台》为有用，而上不取《灵》《素》《难经》，以其言脏腑血脉之多违也；下不取四大家，以其言五行之为辞遁也。剽剥太过，亦信有之”。他这一观点，又刊发于 1927 年的《医界春秋》上，向学术界表明了自己的态度和立场。

章太炎先生被余云岫“谦逊”的《灵素商兑》所迷惑，也对其批判灵素理论采取放任态度，他没想到 1929 年余云岫竟然会采用政府提案的方式废止中医，这应该是他所始料未及的。

章太炎先生多次与恽铁樵先生通信，也给其新著写序言，但是并不完全赞同其学术主张。恽铁樵先生曾经赠送 20 册有关图书，章太炎先生 1927 年 7 月回信致谢，并直接说："鄙人少时略读医经，闻时师'夏至一阴生'之说，以为比附卦象，非必实事。"又说："窃观脏腑瘤病，以中医不习解剖生理，自让西医独步。唯彼中伤寒治疗，至今浅陋无胜人处，而吾土独《伤寒论》辨析最详，即入手桂枝、麻黄、大青龙、小柴胡诸方，变化错综，已非彼土所能梦到。"

1927 年仲冬，章太炎先生在为王一仁《中国医药问题》作序时说"余以为今之中医，务求自立，不在斤斤持论与西医抗辩也。何谓自立？凡西医所不能治，而此能治之者"，逐渐积累经验，在众多疾病都有效验，"始可以言自立矣"。

章太炎先生再次强调："中医之忽略解剖，不精生理，或不免绌于西医也。独伤寒热病之属，其邪浮而无根，非脏腑症结比。自仲景以来，论其脉证独备，而治法亦详，中医能按法治之者，率视西医为胜。"他批评西医"冰囊却热，犯水潠之戒；炀火逼汗，有火逆之禁"。恽铁樵于 1928 年秋又写出研究《伤寒论》的著作，索序于章太炎先生。章太炎先生借此机会说："是时中西医师，方以其术相倾，而铁樵固欲为中医立极者也。乃序之曰：自《素问》《灵枢》说脏腑经脉之状，于今多不验，讦者遂谓中土无医。余闻之庄生，荃者所以在鱼，得鱼而忘荃。蹄者所以在兔，得兔而忘蹄。夫医者以愈病为职，不贵其明于理，而贵其施于事也。不贵其言有物，而贵其治有效也。"这种重术轻道，放弃理论指导，或者用解剖衡量脏腑"本质"，与西医"求同存异"的"实证方法"，逐渐导致中医自己信心大失，这是《医林改错》以来难以扭转的"路线错误"。

假如，王清任看到了细胞、细菌，张锡纯手里有了抗生素、头孢菌素类抗生素，他们会改变自己的观点和做法吗？历史不允许假设，这些时代的难题，章次公先生、朱良春先生都遇到了。

二、章次公的难题：中医如何"卓然自立"？

章太炎先生 1924 年脱离孙中山改组的国民党，此后还受到通缉，生活上也一度陷入窘境，这时他在上海收了两个中医徒弟——陈存仁、章次公，由此改变了人生奋斗方向，由治国转入医医。

当年章太炎先生在上海曾以"卖字"为生，也就是他对蒋介石说的"靠一支笔骗饭吃"[1]。其实他只"喻于义"，而不关心"利"，为人卓尔不群，给人写字的时候从不奉承。陈存仁目睹了他的种种窘境，也为他夫人汤国梨女士多次跑菜市场，置办生活用品，甚至为应付催缴 20 个月的房租而代她去找人要钱票。陈存仁为了缓解在章家学习兼"打杂"的辛苦，介绍同学章次公前来拜师。此后老师家的很多杂事，都是由章次公来打点的。章次公原名成之，因慕章太炎，所以取字为"次公"，就是要做章太炎那样的事，那样的人。章太炎先生也非常喜爱章次公，称他看病"胆识过人"[2]，又说他的脉案"笔短如其人"。

章太炎先生重视师承，他曾带陈存仁、章次公去俞樾的故居寻旧，尽管他20年前作过《谢本师》。

章太炎先生在杭州昭庆寺讲学三天，收徒多人，返回上海之后，汤国梨与陈存仁、章次公商量应付学生的方式，他俩建议成立章氏讲学会，公开招生，考试录取。汤国梨不愧当世才女，一纸招生广告，引得海内广泛响应，政界名流纷纷解囊襄助。因此，章太炎才有了在苏州置屋办国学讲习所的资本。1927年王一仁、章次公、秦伯未等七人筹建上海中国医学院，章太炎鼎力相助，出任院长。因为学术主张不同，1929年由徐衡之、章次公、陆渊雷等另行成立上海国医学院，仍然由章太炎先生任院长。

爱国主义是章太炎先生一生最鲜明的特点，1908年，旅居巴黎的吴稚晖等《新世纪》派，提出中国文字是“野蛮”的、“落后”的，要用“万国新语（世界语）”取代汉语。章太炎为此写了《规〈新世纪〉》《驳中国用万国新语说》等文章，反对废除汉字。

章太炎先生对于中医的关注，也应当是出于对中华文化的热爱，和他对于国计民生的关怀。1924年章太炎撰写的有关中医的论著，就达11篇；1925年有6篇中医论著；此后，一直到1935年，几乎每一年都有多少不等的关于中医的论著问世。

1923年章太炎先生在学校作了《伤寒论》的讲演，记录稿发表于1926年的《中国医学院院刊》第1期，由于“记录不达其意，因嘱章君次公二次抄正，复经先生手自删定，已非原稿之旧。读者幸勿以抄袭见讥焉”。这个师徒一起完成的重订本刊登于1936年夏季的《苏州国医杂志》第10期，它比较全面而准确地表达了章太炎先生重视《伤寒论》及其对于中医学术的看法。很巧的是，这个时候朱良春先生已经转学到这个学校半年了，他从太医后人马惠卿家学医一年，慕名来到这里接受现代院校教育，有幸见到这样的学术刊物，也有幸听到章太炎先生的训话、讲演。

70多年之后，朱良春先生已经忘记了章太炎先生所讲的内容，他的浙江话也不是那么容易听懂。只记得一位年近古稀的老人，瘦瘦的，留一点胡子，坐在讲台上，他的旁边站着一位书童，桌子上摆着一杯茶，还有一个烟盒，桌下放着一个痰盂。章太炎先生烟不离手，抽完一支，就接上一支；讲一句话，就喝一口茶水、吐一口痰。朱良春先生猜测，这位老人一定患有慢性支气管炎。他一生几次入狱，为中华民族的崛起奋斗终身，艰苦的生活经历，一定摧残了他的身体，然而他竟然走到了古稀之年，这应当是上苍对于中华民族的眷顾，也是中医学不可多得的良师、巨擘。

1936年6月14日，章太炎走完了他辉煌的人生旅程，他所爱护的苏州国医学校、苏州国医研究院，也在一年后因为日本侵略者的飞机轰炸毁坏而关闭了。

章次公先生由于在中医学术领域的突出成就，1955年被选调到卫生部担任副部级的中医顾问。毛泽东主席那时正关心中医事业的复兴问题，他让人找到了章次公来彻夜长谈。短期之内，先后两个晚上与毛主席的谈话，让章次公先生感觉到自己有责任肩负起复兴中医的大任，经过深思熟虑写了一篇《从太炎先生论五行谈起》的学术论文，发表于《新中医药》1956年第7卷第10期。不承想，一石激起千层浪，引发了一场关于如何看待中医理论的激烈论争，章次公先生也因此被强制请到中央党校，“学习马克思主义”3个月，这也是“文化大革命”时期办学习班的“初级阶段”。

章次公先生在文章的开头说："余杭章太炎先生，以经学大师，兼综医术，故其论医文字，有很多精湛之论，远不是我们一般执业的中医所能望其项背。即如关于中医方面的五行理论，他是抱持坚决否定的态度。"

章次公大段引用了章太炎给吴承仁（检斋）的信，得出结论说："太炎先生的论点，除了以仲景书中的《平脉》《辨脉》诸言五行者，误信为仲景之文外，其他都很质实，很合乎科学的。"也就是说，章次公在这里借用章太炎的学术主张，就是为了推行"质实"的中医科学化。

紧接着，章次公先生引用了刘师培《先秦史》的文章，说："《易经》一书，始于伏羲，成于文王孔子。伏羲之时，未有五行之说，文王孔子不奉五行。故《易经》一书，无一语涉及五行。西汉焦京之流，以《易经》说灾异，杂糅五行学说，已与经文相违，而郑君之注《周易》也，则以金木水火释四象；马融作注，复以四时生五行说《系辞》，宋儒作先天后天图，至谓河图洛书，皆以五行为主，可谓岐中之岐矣。"

《易经》成书之后，的确经历过不少补充与演变，是一个逐渐丰富的发展过程，以阴阳说《易经》，和以五行说《易经》，都是阴阳五行学说的进一步运用，也是"易学"的深入发展，反映了中国古代思想史的演变。

章次公先生评论说："五行生克，本来与医学实践毫无牵涉，羼杂到医学里去的桥梁人物，大概是邹衍吧。"他接着引用杨宽《战国史》，进行印证。杨宽先生说：邹衍"的五德终始说是从原始的唯物论出发的，结果仍然陷入神秘的宗教迷信中去"。

五行学说在中医学的运用，始终是与医学知识相联系的，章次公先生还引用华北名医富雪厂的著作《华北国医学院四诊要决讲义》[3]，他接着又援引了南方已故名医叶古红的观点，进行论述。

章次公先生评论说："这是正确的。医学是科学，为什么我们要把它装点门面，擦上许多唯心的脂粉呢？"

章次公先生不能脱离时代的影响，在解剖实证的世界观支配下，必然会得出废除五行学说的主张。虽然，他所引皆是名家论述，尽管梁启超、严复、陈独秀等都反对五行，述说也不无道理，但是，在新中国成立前取消中医思潮泛滥的时候，废止五行走"科学化"道路，是中医界求生存的被迫之举，是被逼无奈的权宜之计，而新中国成立后，尤其是在对中医提倡"系统学习，全面继承，总结提高"的时刻，再提出废止五行的主张，自然会引起人们痛苦的联想，以及各种不同观点的激烈争鸣。

争鸣之中，章先生处于少数派，有人辩不过他，就提出发动南京、上海的中医界一起来批他，甚至提出来撤销他的中医顾问职务。

与陈邦贤一起合编《中国医学人名志》的医史学家严菱舟，在《中医杂志》1957 年第 4 期发表了《关于中医五行学说的讨论》，文章不点名地与章次公先生的文章进行争鸣。此后在《中医杂志》第 6 期发表的署名丁光廸的文章《试谈"五行"》，则直接点出了针对的目标就是章次公先生的文章，文章从"百家争鸣"政策出发，对于中医界的不同观点展开争鸣。"从最近接触到的，五行学说的存废问题已经成了一个争论的焦点。大部分中医同仁认为阴阳五行是中医学术的理论体系，是不可或缺的；一部分同仁认为五行是空洞唯心的，在临床上没有用处；个别的还提出‘五行说在中国医学上应早予扬弃的’（见新中医药 56，10，章次公文），究竟五行学说与中医的关系是怎样？要不要扬弃？这是值得慎重研究的。”

丁先生的文章直指章次公，学术争鸣也是响应党的号召，他们谈论的五行学说也的确是学术问题。言之有理，持之有故。但是，从这两篇文章刊登的时间看，也许已经是“事后诸葛亮了”。此前的具体斗争，也许是很激烈的；相互之间的辩论，也许是很不平静的。章次公给上海一位同道写信说：“志鸿弟：谢谢你各种建议，上海同道对我的看法毫不足怪，写阳湖赵翼一首诗给你留念：‘双眼全凭自主张，纷纷艺苑说雌黄。矮人看戏何曾见？都是随人道短长！’论诗五首之一。南行恐无望。小兄，次公。”

在章次公先生的信里，我们不难看出他当时的不满情绪，也不难看出他不愿“随人道短长”的决心。因此，他进了中央党校，尽管他不是党员。而且，他这一去就是三个月，每周一去报到，每周六回家，每天面前摆着马列的著作、毛泽东的书。既没有人过问他的学习结果，也没有人到他的房间去看看，好像人们都躲着他。他从来都没有这样清闲过，从来都没有这样寂寞过，他陷入了一种空前的苦闷里。

有一天，他意外地看到他的爱徒朱良春提着一兜水果进来了。外面的世界又通过朱良春的叙述，来到了章次公的心里，他知道了这个世界上他所关心的许多问题的近况，笑容又重新出现在他的脸上。

三个月之后，他获得了工作的机会，获得了为人民解除病痛的权利，他被安排到北京医院中医科，在那里救治好了许多疑难病症患者，也为他赢回了一个“中医临床大家”的声誉。

然而，章次公出来之后不久，就开始了反右斗争，一时之间中医界也投入了战斗，人们忘了章次公废止五行的主张，把斗争的矛头指向“右派分子”，批判章伯钧、李健生，批判龙伯坚、金宝善，批判一切“可能的敌人”。

《健康报》发表了《粉碎右派分子的阴谋》的社论，时任卫生部部长李德全发表了《永远跟随着共产党走》的文章。在这样的形势下，章次公先生也于 1957 年 11 月发表了《彻底打垮右派分子龙伯坚向党的进攻》的文章，他拿了“卫生部中医顾问章次公”这么大的“官腔”批判他人，不知道是否出于本心，还是为了紧跟形势，他这个中医专家不知被人们动员了多少回。

章次公先生不止一次地对到北京看望他的徒弟朱良春说：“良春老弟啊，要注意啊，你要注意三缄其口！”他应该是有感而发吧！？

曾经的挫折，曾经的苦闷，或许已经埋下了疾病的根苗[4]，豁达、诙谐、博学、善谈的章次公，被毛泽东誉为“难得之高士也”的章次公先生，因肺癌骨转移，于 1959 年 11 月 6 日在北京去世。在离开这个世界之前，他曾深情地对陆广莘先生说：“欲求融合，当先求我卓然自立。”这也是他留给所有中医人的深切嘱托。

对于章次公先生的离世，《人民日报》《健康报》都发了讣告，在陶然亭进行公祭，周总理等送了花圈，骨灰安葬于八宝山烈士公墓。党和政府一直关心着他的九个子女，在周总理的过问下，卫生部每月按副部级家属待遇给 100 元生活费，1964 年章次公的夫人戴福珍主动提出申请停止这项补助，卫生部干部司致信感谢这种高尚之举。

三、国医大师朱良春先生：道术并重复兴中医

章次公由于忙于诊务，生前除了有少数文章发表之外，没有专门的学术著作出版。朱良春先生在章次公逝世 20 周年、40 周年、100 周年诞辰的时候，都积极筹划，举办纪念活动，征集有关文字，搜集章次公先生的医案、讲稿、文章、书信、书籍眉批、按语，结集出版，终于有了《章次公医案》的出版，有了《章次公医术经验集》的问世，有了《中医学家章次公先生百年诞辰纪念》吉光片羽的汇集。

朱良春先生在年已耄耋的时候，在工作非常繁忙，自己的经验、著作都需要整理的时候，念念不忘对章次公先生学术成就的整理与研究，为中医学，为当代中医史保留下弥足珍贵的历史资料，是值得称颂的，也是每一个中医学徒学习的好榜样。

当代许多著名中医药学家如邓铁涛、朱良春、路志正、焦树德、任继学、周仲瑛等，都是在中医处境日趋艰难的时候，学习了中医，传承了中医学术。2006 年这些老先生们发表《告全国青年中医书》说："我们青少年时期，是在旧中国度过的。我们在亲身经历了旧社会的灾难之外，还饱受排斥中医、取消中医给我们带来精神和事业上的创伤。但我们仍在这样的环境下，学习中医，传承了中医。我们深切体会到今天的中医事业来之不易，也深切感受到中医事业所面临的困难和所要做的事情还有很多。"

老中医们谆谆告诫说，中医药学源远流长，她与中华民族一起走过几千年的风雨历程，是中华文化的瑰宝。中医药学以她独特的学术体系，5000 年来安全有效地解决了中华民族防病治病的问题，为中华民族的繁衍昌盛作出了无可替代的贡献。今天她依然与西医一起，构成我国卫生体制的"一体两翼"，是我国人民防病治病不可或缺的重要的卫生力量。中医药学优秀的学术体系，历经非典之战洗礼，不仅得到世界卫生组织和国际社会的广泛认同，也使世人重新正确认识了中医。中医药学借助于针灸技术的推广，已经走向世界 100 多个国家，成了向世界传递中华优秀文化的先行者。

老中医们[5]说："我们希望你们：读经典及历代名著，勤临床，跟名师，创新论，成名家。我们要说的话还有很多，我们希望传授给你们的亲身感受也很多。虽然已经出版了不少著作与文集，但是，我们对于你们的殷切期望，祖国和世界人民对于你们的期待，是难于用语言表达的。历史正在关注着你们。道路就在脚下，努力吧，青年同志们，未来的苍生大医们！相信你们一定不会辜负 13 亿人民对你们的期待！"

这是 2006 年 12 月 20 日在广州出席"第二届著名中医药学家学术传承高层论坛"会议的"全体老中医"的谆谆告诫。沿着他们走过的道路，看看他们成长的坎坷过程，对于今天的中医们仍然具有借鉴意义。

1938 年，朱良春先生离开上海，回南通开业之前，章次公先生送给他一枚图章，上面刻有 16 个字："儿女性情，英雄肝胆，神仙手眼，菩萨心肠。"

这不像一个 35 岁中年人与一个 21 岁青年的道别，而是一个承载着中医使命的嘱托。一个医生如果要达到图章所说的这个境界，那就是当世的仲景，再世的扁鹊。这是当时取

消中医思潮之下，“大医精诚”思想的时代阐释，也是今天每一个中医难以达到的境界和追求。

创业时期的朱良春先生，舍诊赠药，以表里双解的方法救治大量登革热患者。在鞠神殿开办中医学校，自编教材，历经 4 年培养出 20 多名毕业生，交给新中国。挖掘民间经验，培养三枝花，誉满杏林。著作《虫类药用药经验》，创制益肾蠲痹丸，建立研究所，南通良春中医医院，带出一支朱家军，成就“朱良春现象”，靠的就是过人的胆识与胸怀，敢于担当，勇为天下先。

纪念和学习朱良春先生，有三个关键词：朱良春现象、朱家军、章朱学派，这是一个由“现象”而逐渐形成的体系，体现了中医学术流派自然产生的过程。章朱学派从中医最为困苦、坎坷的时代走来，不断探索中医学术自立、自强的方式方法，既深接着历史，也面向着未来。

朱良春先生尊师重道，善于“发皇古义，融会新知”，他主张“道术并重”发展中医，倡导“经典是基础，师传是关键”，辨证论治是中医的“元神”，继承和发展了章次公先生开创的“融古创新”思想。

中医辉煌几千年，关键在于有传承，学派最大的特点也是传承。

滚滚江河向东流，奔流到海不复回。

学派的形成，有源头，有流派。只有源出高原，不断汇集江河，才能走过千山万壑，奔流到大海。也就是说，在学派形成的过程中，自觉地站立在历史的制高点上，直面时代困惑，聚集能量，解决当代发展的难题，作出不同寻常的贡献，才能成为走得久远的学术流派。没有传承的著作，偶有一得的文章，尽管经过奋斗而难能可贵，但绝对不是学术流派。

章太炎先生关心祖国命运，办学校，讲学术，培育了大量优秀中医人才。章次公先生在早年学医、行医、讲学的人生历程里，勤求古训，博采众方，善于学习，从不满足于浅尝辄止。他受章太炎先生影响，注重印度因明学，把中西医知识融合起来，力图革故鼎新，做了很多融古创新的尝试，限于时代的局限性，有成功，也有失误，都是出于对中医事业的热爱。

章次公先生早年号称“小孟尝”，他爱惜人才、解衣衣人、推食食人的故事有很多，都非常动人。

朱良春先生早年求学，从跟随太医传人马惠卿先生抄方一年，然后进入苏州国医专科学校学习，再到从上海中国医学院毕业，由传统奔向现代。他青年时期要求自己必须“日有一得”，直到耄耋之年还追求“止于至善”。他既虚心向经典学习，也真情向民间中医请教，因此才能成其大。他讲学各地，“知识不保守，经验不带走”，传承学术，鼓励后人，有求必应，不遗余力，彰显出坦荡胸怀。

有胸怀，才能海纳百川。有传承，才能发展壮大。

毫无疑问，章太炎先生有很多弟子，章次公先生也有很多学生和传人，而能发扬光大其学术特色的中医，不是很多；能够开宗立派，传承到未来的人物，更是凤毛麟角。

开放的章朱学派，鼓励勤求古训，博采众方，主张开放包容，传承发展。认同章朱学派皇古创新的学术理念，传承与发展章朱学派的学术特色，就可以加入这个学术流派，并且可在此基础上创立“章朱王”“章朱李”“章朱赵”等学术流派，继续传承与创新，不断发展壮大。

当年，董奉为人看病不取报酬，只让患者广植杏林，为的就是做大做强中医药事业；中医学术流派的不断发展壮大，也必将会使中医药事业的影响力不断扩大，健康中国，走向世界，影响全球，保佑苍生，造福大众。

参 考 文 献

[1] 陈存仁. 百年国士[M]. 北京：中国文联出版公司，1999：145.
[2] 朱良春. 章次公医术经验集[M]. 长沙：湖南科学技术出版社，2004：428.
[3] 朱良春. 章次公医术经验集[M]. 长沙：湖南科学技术出版社，2002：28.
[4] 朱良春. 章次公医术经验集[M]. 长沙：湖南科学技术出版社，2002：441.
[5] 邓铁涛. 名师与高徒：第二届著名中医药学家学术传承高层论坛选粹[M]. 北京：中国中医药出版社，2007：1-2.

第二节 朱良春先生“辨证与辨病相结合，重在辨证”的思维与临证运用

上海市中医文献馆 杨悦娅

作为一名真正的中医医师，应该是中医理论系统而扎实，辨证思路宽广而敏捷，临床经验丰富而独到。同时，敢于向疑难杂病挑战。要做到这一点，就要如朱老所教诲“博极医源，精勤不倦”。就要在辨证上下功夫，要与时俱进地发挥与拓展。国医大师朱良春先生率先垂范，为我们树立了榜样。

一、辨证论治是中医核心的思想和方法论

早在《黄帝内经》中就有丰富的辨证思想贯穿在对复杂多变的疾病认识和治疗中。如《素问·至真要大论》中的病机十九条，把疾病某些类同或共性的证候，归纳于某一病因或某一脏的范围内，作为辨证求因依据，其中属于辨五脏病证的有5条，辨六淫致病的有12条，辨病位上下的各1条（“诸风掉眩，皆属于肝；诸寒收引，皆属于肾；诸气膹郁，皆属于肺；诸湿肿满，皆属于脾；诸热瞀瘛，皆属于火（心）；诸痛痒疮，皆属于心（火）；诸厥固泄，皆属于下；诸痿喘呕，皆属于上；诸禁鼓栗，如丧神守，皆属于火；诸痉项强，皆属于湿；诸逆冲上，皆属于火；诸胀腹大，皆属于热；诸躁狂越，皆属于火；诸暴强直，皆属于风；诸病有声，鼓之如鼓，皆属于热；诸病胕肿，疼酸惊骇，皆属于火；诸转反戾，水液浑浊，皆属于热；诸病水液，澄彻清冷，皆属于寒；诸呕吐酸，暴注下迫，皆属于热”）。掌握这些病机，对一些比较复杂的症状起到执简驭繁的作用，虽然它只是一种粗略的辨析分类归纳，但是辨证思想已是由此昭然。并且明确提出要想疗效桴鼓相应，就必须“审查

病机，无失气宜”“谨守病机，各司其属”，阐明了审查病机对疗效的重要性。审查病机就要有辨证的思维方法，对疾病所表现出的症状作多元的辨析，进而对发生疾病的病因病机病位作出判断，从而确立相应的治法。

而“辨证”作为一个词组在中医文献中最早出现的，大概就是张仲景在《伤寒杂病论·序》中说的：“撰用《素问》《九卷》《八十一难》《阴阳大论》《胎胪药录》并平脉辨证，为《伤寒杂病论》合十六卷。”同时张仲景《伤寒论》中论病施治都以“辨××病脉证并治”为标题（如“辨太阳病脉证并治”）。以“××病”涵括一组特定症状，并在对症状的具体辨析、甄别中提出相应的方药“某某方主之”（如桂枝汤主之、桂枝加葛根汤主之），这也就是后人所说的某方证（桂枝汤证、麻黄汤证等）。虽然在每个病症条文下，仲景没有关于辨证论治的文字表述，没有明确表示“某某证型”，而是用主方来表示这组症状特性（如太阳证：脉浮，头项强痛而恶寒）。

在《伤寒论》第 16 条：太阳病误治坏病，治疗桂枝不中时，仲景提出“观其脉证，知犯何逆，随证治之”的诊疗原则，可以说这是最能够体现辨证论治精神的表述。同时我们也可以看到，在张仲景年代对疾病的治疗是通过剖析症状获得论治用方的依据。而且在议论某种病的时候还要考虑根据病情的发展变化来进行辨析，确立方药相应的变化用方，进而演绎出许多类证方药。

仲景在内伤杂病的治疗中，更是直接以病冠名（如《百合狐惑阴阳毒病脉证并治》《痰饮咳嗽病脉证并治》《黄疸病脉证并治》）。有对“痉病”“湿病”“百合病”“血痹病”等 40 多种疾病进行辨识的记载，既对疾病的变化所出现的症状进行病机辨析，同时也有对于每种病进行不同“证”的辨别，确立相应的治法方药。如对痰饮（狭义）、悬饮、溢饮、支饮所对应的症状，以及因痰饮（广义）而给机体带来的病理反应所出现的症状等进行辨析（如痰饮有“其人素盛今瘦，水走肠间沥沥有声”、悬饮有“饮后水流在胁下，咳唾引痛”、溢饮有“饮水流行，归于四肢，当汗出而不汗出，身体疼重”、支饮有“咳逆倚息，短气不得卧，其形如肿”等主要症状），再给出治疗总则（“病痰饮者当以温药和之”）和具体方药。

所以历来医家认为是张仲景建立了“辨证论治”体系，他是临床实践之医圣、方书之鼻祖。

为了说明这种辨证思维方法的重要性，张仲景强调他的辨证方法“虽未能尽愈诸病，庶可以见病知源，若能寻余所集，思过半矣”。由此可见，早在张仲景时代，就已经是辨病与辨证相结合，对于“病”的辨别诊断就很重视。

“观其脉证，知犯何逆，随证治之”应该说既是仲景辨证的精髓，也是辨病的法则，是诊治疾病的思维方法，一直指导着历代医家的临床实践。

但是，不可否认，在西学未及之前，中医记载的“病”，多是指代某些症状特征来确定归位的，是以综合患者的诸多外在症状而作出的判断归于某类病，对解剖或生化意义上的病理演变是盲目无知的。如见有四肢肿胀，是谓“饮水流行，归于四肢，当汗出而不汗出，身体疼重”的溢饮，但是无法判断这个水肿是现代医学基于生化病理基础上的解剖指代的心脏病变引发还是源于肾脏病变，抑或内分泌紊乱、水液代谢异常所致。虽然我们根据其伴随症状进行辨证，或用发汗，或用前后分消法，或以运脾利水，或以温肾气化水湿等治法，治好了水肿溢饮，但是却无法拿出实据说是治好了以现代技术所诊断的某种病，无法阐述我们用中医理论指导下的辨证论治使得哪种病理得到了纠正，使其回归到了正常生理机制中。

当时代进入现代科技高度发展的今天，现代医学先进技术的诊断，已经能够明确发现诸多症状发生的病理机制，能够用现代的科技手段明确对疾病给予诊断，那么汲取现代医学知识，对现代疾病的了解、辨识也是当代中医所应该具备的能力和意识。

二、“辨证与辨病相结合，重在辨证”

国医大师朱良春教授早在 20 世纪 60 年代就提出辨识西医诊断的病与中医辨证相结合的主张，他将中医的“辨证论治”之精髓再次升华，倡导“辨证与辨病相结合”，这是时代的步伐，也是观察疗效的需要。使证与病二者有机结合，更有效地探索临床证治规律，使之相得益彰。朱老认为，在中医辨证施治指导下获得的疗效，不仅要看症状是否消失，还要看各种检查数据是否得到纠正，这就要具备对现代病的辨识能力。所以朱老提倡汲取现代医学知识，充分运用现代医学诊断手段将“辨病、识病”与“辨证”有机结合，了解疾病的中、西医诊断。从医学发展过程来看，这是时代的要求，也是患者的诉求。然而朱老又进一步强调，“辨证是绝对的，辨病是相对的”，我们在诊治疾病时，若是单从辨病着眼来论治，就背离和丢弃了中医的思维特色与优势，更谈不上中医的疗效。医圣张仲景说：“观其脉证，知犯何逆，随证治之。”这是对中医“辨证”的意义和重要性的最精辟、简明的提炼，是对中医治病的科学性的高度概括，也是当前人类攻克疑难病证的最高智慧，成为中医千古不易之法门。所以，在提倡“辨病”的同时，不能忘了“辨证”这个法宝。

早年章次公先生临证主张“双重诊断，一重治疗”，也就是对疾病采纳中西医分别诊断，明确疾病诊断之后，同样也必须按照辨证论治的规律，抓住其主要脉症，辨识其证候的性质，然后立法施治，才能获得良好疗效。对于中医所认识的传统的“病”是如此，对于现代医学诊断的一些疾病，如肝炎、肾炎、支气管炎、哮喘、冠心病、再生障碍性贫血等，也是如此。

章朱学派在传承中“发皇古义，择善而从，融会新知，不离其宗”。朱老不存学术偏见，兼收并蓄，倡导的“辨证与辨病相结合，重在辨证”的临证思想正是章朱学派“发皇古义，融会新知”的精神传承与体现，是践行“发皇古义，融会新知”的又一写照。

三、把握中医思辨精髓，同病异治收获良效

在朱老临证接诊中，“辨证”“辨病”相结合，重在辨证，以其深厚的临证功底，牢牢把握中医思辨精髓，在识病、辨病中，通过辨证，同病异治收获良效；在识病、辨病中，通过辨证，异病同治见证奇功。

20世纪60年代，有一位王姓年轻工人，无锡人，患周期发作性剧烈腹痛，发时腹部剧痛难忍，在地上打滚号叫，必须注射哌替啶始缓，连续2～3天始解，中西医叠治未已，每隔3个月必发作一次，后来周期缩短为2个月、1个月，乃至半个月即发作一次，甚以为苦。后经友人介绍来南通求诊。病历、检验单一大沓，西医诊断为“血紫质病”，朱老当时对此病也不甚了解，只有从辨证入手：其面色㿠白少华，神疲乏力，腰腿酸软，纳谷欠馨，便溏，怯冷倍于常人，苔薄质淡，脉细缓。辨其证属脾肾阳虚，阴寒凝阻，治宜温补脾肾，散寒解凝，徐图效机。出具方药如下。

制附片9g，干姜6g，炒白术15g，党参9g，补骨脂9g，高良姜9g，制香附9g，巴戟天9g，砂仁3g，甘草3g，生姜3片，红枣5枚。

7剂，服后如有小效，可以继服。

就诊时，适为前次发作后第10天，嘱即煎服，以观其效。患者心存疑惧，虑其届时发作，结果服后甚为舒适，届期腹痛并未发作，信心倍增，乃继服之。半个月后复诊，面色略有红润，精神奕奕，甚感愉悦。前方既已奏效，毋庸更章，嘱间日服一剂，以期巩固疗效，随访1年，未再发作。

观朱老用药，以附子理中汤加减，附子味辛性热，温中暖下回阳，善走上下，行十二经络，使阳气内生外达；高良姜、干姜温中补土，生发阳气，附姜相伍，胜阴复阳。补骨脂、巴戟天助肾鼓动真阳；党参、白术、砂仁、生姜、红枣益气运脾健脾；香附入肝经行气活血，通经止痛。甘草调和诸药，如此阳气振奋，阴霾驱散，气血温煦，则一诊知效，二诊得瘥，其病愈也，半年后随访，未见复发。足见辨证论治之功也。

2010年又遇一南京陈姓女患者，周期性腹痛，痛时每致晕厥，三五日即发作一次，多方检查，迄无结论。已历年余，痛苦万分。来朱老处求诊时，观其面色萎黄，胸闷，脘腹作胀，时欲叹息，口干，夜寐不实，经行量少，便难，数日一行。苔薄腻，质暗红，脉细弦。因其周期性腹痛，朱老联想与早年那例无锡血紫质病患者之症状相似，这时朱老对这种血液系统代谢障碍性疾病已有进一步的认识，嘱其进一步检查小便，以排除血紫质病。结果发现尿紫质呈阳性，确诊为血紫质病。而辨其脉证，显然与早年那位不同，彼为脾肾阳虚，此为肝肾两亏，气机郁结，升降失常，治宜养肝肾，调气机，散郁结。朱老没有墨守成规用老方药，而是根据辨证立法开具相应方药。

生地黄15g，生白芍20g，甘杞子15g，女贞子15g，制首乌20g，川石斛15g，甘松10g，广郁金20g，油当归10g，全瓜蒌30g，炒枳实8g，徐长卿15g，青陈皮各8g，甘草8g。

5剂，药后如无不适，可以继服。

两周后复诊：药后腹痛大有减轻，发作次数减少，间隔时间较长，已不晕厥，大便已畅，夜寐亦安，去全瓜蒌、炒枳实，继服之。症情逐步趋缓，改予六味地黄丸、逍遥丸巩固之。

（《朱良春全集·医理感悟卷》）

按 血紫质病也称血卟啉病，乃临床上较为少见的血液系统代谢障碍性疾病，大多是因遗传缺陷造成血红蛋白合成过程中有关的酶缺乏或者是某种酶活性降低，导致卟啉代谢障碍从而引起的一种疾病。临床表现主要有光感性皮肤损害、腹痛及神经精神症状和血压增高。本病诊断依据为临床症候群（皮肤症候群、腹部症候群及神经精神症候群），实验室检查大小便中出现大量尿卟啉及粪卟啉阳性。

朱老曾在谈及这两例病案时很有感触地说，我原不识此病，从辨证得来一例为脾肾阳虚，一例为肝肾阴虚，证型不同，但凭着辨证施治，均获痊愈。说明辨证是首要的、绝对的。由于个体体质不同，同种疾病在不同机体内的演变过程反映在外的表现有所不同，故同种疾病可表现出不同证型，而不同的疾病也可有同样的证候表现，而出现相同的证型。“证”的辨别直接关系到中医对治法的确立及疗效的保证，所以在对前后两例同种“病”的辨别诊断之后，根据四诊合参所收集的资料、症状和体征，通过辨证分析甄别，将其概括判断为两种不同性质的“证型”，针对患者的个体差异确立了不同的治则、治法，获得了相同的疗效。

但是如果当时不识其病，不辨病，即不知道看好了什么病，也就不会有第二例的疾病诊断，更不会有理有据理直气壮地说，中医可以通过辨证来治疗这种西医也棘手的血紫质病。反之，如果只知其病，不辨其证，第二例患者照用第一例的方药，恐怕难收预期疗效。所以，朱老一再强调“辨证与辨病相结合，重在辨证”，证病紧密结合，才能有效探索临床诊治规律，提高治疗效果。

四、结　语

辨证是中医辨析疾病的病因、病机、病位的思维方法，是寻求论治处方的依据，是中医的灵魂，是中医疗效所依、生命活力所在；辨识古今之病是时代的要求，是传承发展创新的必然，是融会新知的体现。所以朱老提出的“辨证与辨病相结合，重在辨证”的临证观，是“发皇古义，择善而从，融会新知，不离其宗”的体现与践行，也是中医事业守正传承、创新发展的根基所在。

第三节　皇古融新，赓续传承
——学习朱良春大师求实创新的临床实践

中日友好医院　国家中西医结合医学中心　首届全国名中医　史载祥

在现代中医学术史上，章次公、朱良春大师倡导的“皇古融新”“病证结合”是最具理论、实践意义，最行之有效，也最令人铭记，流传最广的一座丰碑。是划时代的革新，“守正创新”的先驱。

一、医乃仁术，医德至上

章次公德医双馨，医界享有盛名，曾曰："医虽小道，乃仁术也，要以身尽之，方能竟其业。"朱良春大师从师毕业时，章次公专为他请人篆刻"儿女性情，英雄肝胆，神仙手眼，菩萨心肠"方章。2011年，恩师曾又专请人将此方章翻刻一枚，传我收藏。

朱师一生为人、为医、为师，遵循发扬，且在历尽艰辛，鲐背之年，为同门写下："岁月易逝，人生倥偬，修身养性，克己奉公。勤研岐黄，力求上工，尽心竭力，服务民众。顺应自然，切忌骄纵，恪尽职守，善始善终。知足常乐，其乐无穷，和谐相处，心胸宽松。与人为善，互尊意融，善待他人，不求有功。恬淡虚无，真气必从，颐养天年，咸臻寿翁。"

我们有幸身处中医学术发展的最好时代，更应赓续先师的为医、为人之道，谨记"医以德为本，验从善中来"，发扬章朱学派。

二、经典为本，重在传承

早年跟随恩师，常嘱我们要打好经典基础，尤其是《黄帝内经》《伤寒杂病论》，并对近现代大师的经典应用发挥更为重视，因其更贴近现代临床，如曹颖甫《经方实验录》、恽铁樵《伤寒论讲义》等。

章次公师从曹颖甫，尽得真传。曹颖甫大师曾说："众多门人中，得我心传者，唯次公一人而已。"他用药泼辣，简、便、廉、验。而跟随朱老，每见恩师应用经方斩关夺隘，出奇制胜，且多有发挥，使我受益终身。

如《金匮要略·水气病脉证并治第十四》"气分"证，桂枝去芍药加麻黄附子细辛汤，一般认为此方证为寒邪凝聚，气津不畅之候。但朱老强调实质为心阳式微，气化失司，难以"阴阳相得，其气乃行"。老师临床应用于心血管病心力衰竭、呼吸系统疾病，每获卓效。实践中领悟，可以验证，疗效得以重复，应用面可扩大。

案例：心悸、咳嗽案——桂枝去芍药加麻黄附子细辛汤加味

王某，女，52岁，初诊日期：2022年1月24日。

主诉：心悸，咳嗽1个月。

现病史：患者2021年12月11日献血，12月13日全身酸痛，体温37.1℃，当地诊所以"感冒"处治，2天好转。12月21日傍晚路过汽车修理厂，闻刺激性气味后，突发持续心悸、气短，咳嗽，入住某医院，查Holter：室性期前收缩20 187次（18.4%），三联律1609阵。超声心动图：左室舒张功能Ⅰ度减退。1月18日起，服用美西律、比索洛尔抗心律失常治疗5天，心悸、咳嗽加重，期前收缩依然，遂按指南行射频消融术，又告失败，心悸、咳嗽有增无减。转来北京求治。

刻下：心悸，不能平卧，高枕倚息，气短喘息。干咳，无痰，咳声频频，昼夜不停，活动后加重。咳甚遗溺，伴畏寒，汗出，头痛，流涕。胆小易惊，惊则周身汗出。口干喜饮，不能多饮，饮后感觉水停在胃脘中。纳差，纳后胃脘胀满，欲吐。舌质暗胖大苔白腻，脉结代弦滑，参伍不调。

中医辨证：心阳式微，气化失司。

治则：温阳化气，散寒化饮。

处方：桂枝去芍药加麻黄附子细辛汤，小青龙加石膏汤合小柴胡汤。

桂枝 15g，生麻黄 6g，附子 15g，细辛 6g，生姜 15g，干姜 10g，白芍 15g，法半夏 15g，五味子 8g，生石膏 60g，柴胡 15g，党参 10g，炙甘草 10g。3 剂，水煎服，一日一剂。

二诊：2022 年 1 月 27 日。

患者服上药后，咳嗽渐止，心悸明显缓解，继以原方巩固。

随访：2022 年 2 月 20 日。

现患者咳嗽、心悸皆愈，体力恢复。复查 Holter，24 小时仅发现室性期前收缩 1 次，三联律消失。

按 心悸、咳嗽同时出现，两个症状皆较严重，就诊时咳嗽频频，几乎仅间隔几秒钟后又复咳，昼夜不停，影响睡眠。高枕倚息，喘息气短。

辨证要点乃因于心阳式微，气化失司，故而饮停心下。水饮变动不居，凌心为悸，射肺为咳，温阳化气，使“阴阳相得，其气乃行，大气一转，其气乃散”。

三、病证结合，谨守病机

章次公先生给朱老学成后题词“发皇古义，融会新知”。章次公当时任上海世界红卍字会医院中医部主任，与西医部主任留德博士李帮政先生和谐相处，会诊切磋，相互学习，并不排斥，并提出“双重诊断，一重治疗”。

朱良春大师，传承创新，60 多年前在国内首先倡导“中医辨证与西医辨病相结合”（《江苏中医》1961 年 1 月）。相继又对“辨证与辨病相结合的重要性及其关系的探讨”（《中医杂志》1962 年 3 月）作了全面论述。这一医者耳熟能详，甚至家喻户晓的鲜明学术主张，具有高度理论、实践价值，且可操作性强，成为当下最为高效的诊疗模式。

朱老提出：整体观念，辨证论治，是中医精华，不能仅辨病不辨证，或淡化辨证，对号入座。“辨证是绝对的，辨病是相对的”。遥想 44 年前恩师举荐，报考北京中医药大学首届中西医结合研究生的苦心孤诣，以及供职当下国家中西医结合医学中心，真是感慨万千。

辨证与辨病相结合是“中西汇通”“中西结合”“中西整合”最具体、最精辟、最实用的体现，也是“宏观与微观”“整体与局部”“病态与靶标”“证候辨证与精准医学”的理论内核及起源。为此，朱老常提出要跟上时代，学贯中西。

用“辨证与辨病相结合，作为一种具有战略意义的法则，被提到人们面前，起到推动中医学术发展的意义，也是先师章次公先生‘发皇古义，融会新知’和‘双重诊断，一重治疗’学术思想的进一步发展”（《朱良春全集》）指导临床，可使疗效突显。

案例：中风（风痹）——《古今录验》续命汤

张某，男，75岁，初诊日期：2022年9月21日。

主诉：全身疼痛、无力、瘫痪1月余。

现病史：患者1个多月前出现腰腿部疼痛，胸闷，逐渐进展为全身疼痛，疼痛剧烈，持续存在，因疼痛夜间无法入眠，伴全身无力，无法站立，不能下床。就诊于当地医院，行颈椎及腰椎检查示椎体退行性变，行局部封闭治疗，未改善；查冠脉CTA，未见明显狭窄，转北京朝阳医院治疗，未见改观。为求进一步诊疗来诊。

糖尿病病史20余年，血糖控制欠佳，糖化血红蛋白8%；发现糖尿病周围神经病变1个月；高血压病史20余年，最高160/90mmHg，口服降压药物，血压控制在120～130/80～90mmHg；高脂血症病史20余年；脑梗死病史20年；甲状腺侧叶切除术后10余年。

详细追问患者发病史，1个月前曾于田间劳作，过度劳累，整个夏季起早贪黑，耕种田地近百亩，其后逐渐发病，首以腰腿部疼痛，胸闷为主，逐渐进展为全身疼痛，疼痛剧烈、持续，因疼痛夜间无法入眠，伴肢体痿弱无力，无法站立，不能下床；手脚麻木，晨僵，后背麻木、痛、痒，无面部麻木，口干，眼干，纳差，无明显汗出，大便1～2日一行，大便失禁，小便可。

诊查：舌质光红少苔，脉弦虚大，重按无力。血压118/74mmHg，心率77次/分。上肢肌力3级，下肢肌力2级-，四肢肌张力高，四肢针刺觉基本对称，双下肢音叉振动觉减退，四肢腱反射未引出，双侧巴宾斯基征阴性。

颅脑MRA：脑内血管改变符合脑动脉硬化表现。

颅脑MRI：左侧丘脑，双侧基底节区，放射冠区，半卵圆中心区，额、顶叶皮质下多发缺血灶、梗死灶；老年性脑改变。

肌电图：双侧胫神经、右侧正中神经感觉传导速度未测出、运动潜伏期延长、传导速度减慢、波幅减低；右侧尺神经感觉传导速度未测出、运动潜伏期延长、传导速度减慢。右侧胫前肌MUP时限延长，可见自发电位，左侧胫前肌MUP在正常范围，可见自发电位；右侧拇短展肌MUP在正常范围，可疑自发电位；右侧肱二头肌MUP在正常范围，双侧胫神经H反射测定未测出，双侧胫神经F波未测出，皮肤交感反应双下肢未测出，双上肢潜伏期延长，波幅正常低限。

西医诊断：①多发性周围神经病变，糖尿病周围神经病变可能性大；②糖尿病；③高血压；④低钾血症；⑤低钠血症；⑥高脂血症；⑦陈旧性脑梗死。

中医诊断：①中风（风痹）；②消渴。

分析：患者全身疼痛、痿弱无力的原因，既有正气不足，又有外风侵袭。首先，患者已75岁高龄，年老体弱，有多种基础病变，糖尿病、陈旧性脑梗死、脑白质病变、脑萎缩等。其次，本次起病，因于田间劳作，过度劳累，气血俱虚，劳汗当风，风寒内袭，故发为中风。治疗上，当内外兼顾，益气养阴，祛风走表，安内攘外。处方以《古今录验》续命汤合补阳还五汤、愈消方、芍药甘草汤加减。

处方：生麻黄15g，桂枝15g，生石膏60g，炒苦杏仁12g，川芎15g，当归20g，细辛

10g，干姜 15g，红参片 30g，黄芪 120g，醋莪术 15g，鸡内金 15g，炒蒺藜 15g，赤芍 30g，白芍 30g，炙甘草 10g。3 剂，水煎服。

外治：予草乌甲素片 5 盒、通心络胶囊 5 盒，胶囊去外皮，用高度白酒 250ml 浸泡，外用涂擦止痛。

二诊：2022 年 9 月 26 日。

患者服上方 3 剂后，周身疼痛明显好转，下肢、后背疼痛皆除，唯上肢疼痛，后背痒，夜间可安睡，痿弱无力感较前改善，汗出不显，血压 112/65mmHg，心率 75 次/分。

效不更方，前方继服，生麻黄加至 30g，黄芪加至 150g，细辛加至 12g。3 剂，水煎服。

三诊：2022 年 9 月 28 日。

患者服上方又 3 剂后，现周身关节疼痛明显缓解，原无法站立，现已经可以行走约 50 步，血压、心率平稳，大致同前。前方加减继服。

四诊：2022 年 10 月 8 日。

患者现可行走 1000m，乏力改善，周身关节疼痛改善，腰腿疼消失，手麻自觉好转一半，僵硬好转，疼胀仍有，口干多饮，腹胀，夜尿 5 次，大便干结，睡眠 4～5 小时。血压 110/70mmHg，心率 84 次/分。

上方生麻黄加至 40g，黄芪加至 180g，细辛加至 15g，炙甘草加至 15g，生石膏加至 80g，加附子 30g（先煎 2 小时），山萸肉 30g，生白术 90g，肉苁蓉 30g，生地黄 40g，熟地黄 30g，麦冬 30g。3 剂，水煎服。另服大黄䗪虫丸，1 丸，每日 2 次。

按 西医考虑多发性周围神经病变可能性大，诊断不明。按中医辨证，此为“中风，风痹”，深究其原因，乃因于素体正气虚馁，又过度劳累，外寒侵袭，“邪之所凑，其气必虚”，故而发病。

风为六淫之首、百病之长，若正虚邪盛则内传脏腑。关于“风”，现多以“内风”“外风”区分，治疗原则为外风宜散，内风宜息。然而，“内风”“外风”之分，实则起于唐宋诸家，唐宋以前，风之外受内生，统称“中风”。如《伤寒论》中的“太阳中风”，指的就是外风。

《金匮要略》所收录的《古今录验》“续命汤”，用治“中风痱”。“风”者感受外风，“痱”者指偏瘫，如地黄饮子所治疗的“喑痱”亦类此，故“中风痱”为外风、外寒内袭，风入闭塞毛窍，阻滞营卫运行。风与寒夹，初中时由皮肤而入，以渐而深入于内，郁久则化热，热则伤阴，阴伤内无以养其脏腑，外不能充于形骸，此即“身体不能自收持，口不能言，冒昧不知痛处”。

《古今录验》续命汤者，取其祛风走表，安内攘外，旋转上下。方中起手即为麻黄、桂枝、杏仁、甘草，取麻黄汤，发肌表之风邪；兼以石膏理内蕴之热；又以人参、干姜、当归、川芎补血调气；内外合调，通经络，调营卫，出肌表之邪；以此从内达外，运转周身，祛邪开痱。

该患者生麻黄用量从 15g 起步，病房中严密监测血压、心率，逐步加量至 30g、40g，而血压、心率一直平稳。可见辨证得当，则无须畏惧。

另患者既往脑梗死病史、血糖控制欠佳，其基础病变需调控，酌取补阳还五汤合愈消方之义，黄芪起手120g，逐渐加量至180g，重补脾胃，以运四旁，脾主肌肉四肢，乃“治痿独取阳明”，以此使痿弱不用的肌肉渐复如常。并取芍药、炙甘草、赤白芍共60g，缓急止痛。

患者现从瘫痪无法站立，到可以行走1000m，仅治疗不到20天，即取得明显疗效。其后气血渐运，再酌加地黄饮子之意，取其滋补肾阴、肾阳，化痰通窍，内外合治，以善其后。

四、虫蚁搜剔，攻克顽疾

章次公先生善用虫类药，尤其师承曹颖甫大师善用虫类经方，如用大黄䗪虫丸治虚劳，用鳖甲煎丸治疟母，用蜘蛛散治狐疝。而朱老传承章次公先生对虫类药的研究，达到一个新的高峰。约60年前发表《虫类药临床研究》，连载于《中医杂志》，45年前正式出版《虫类药的应用》，是国内第一部源于临床的虫类药专著，影响深远。对攻克现代医学难题有重要示范意义。如治疗“不死的癌症”类风湿关节炎的“益肾蠲痹丸”，治疗肝硬化的“复肝丸”，治疗脑外伤、脑血管后遗症的“健脑散”，及至当下治疗发病率、死亡率最高的冠心病的“通心络胶囊”，治疗肿瘤的“金龙胶囊”，均为朱老宝贵经验的延伸。学习朱师虫类药的应用，临床也每得验证。

案例：癫痫——抵当汤

Isk×××（吉尔吉斯斯坦人），男，10岁，初诊日期：2011年12月26日。

家长代诉：双肩常不自主抽动，伴怪异表情4年。

现病史：4年前车祸外伤、脑震荡之后，双肩常不自主抽动，入睡前下肢抽搐持续1～3秒即止，每天发作3～4次。常突然终止原来活动及说话而出现面部无神，怪异表情。偶伴腹痛、呕吐、汗止、剧烈头痛阵发，需每日服止痛片。伴恶心、耳鸣、听力减退、健忘，大便不畅。

脑电图：大脑神经元兴奋性高，可见尖波。多棘波、棘-慢复合波等癫痫波表现，大脑皮质功能减退，颅内压增高。

当地诊断为癫痫，给抗癫痫、镇静、镇痛治疗，效果不理想。辗转来中国求治。患者除癫痫发作表现外，健忘突出、学习成绩下滑。现在头痛、耳鸣、听力减退、自汗出明显。

患者脉细涩，苔薄腻质紫。结合发作于脑外伤之后，故从“蓄血”论治，选抵当汤和复元活血汤合方加味。

处方：水蛭8g，虻虫6g，桃仁8g，酒军8g，柴胡15g，天花粉20g，当归10g，红花8g，炮甲5g，炙甘草10g，白芍15g，钩藤10g，地鳖虫8g，全蝎1g（冲服）。14剂，一日一剂，早晚分服。

二诊：2012年1月10日。

抽动痉挛次数减少、程度减轻。怪异表情出现减少，现头痛明显减轻，恶心、自汗、耳鸣也改善，苔脉大致如前。原方加黄芪 15g，去地鳖虫，炮甲改为 2g，吞服。30 剂，4 周继服。

三诊：2012 年 3 月 19 日。

4 周服药后，癫痫发作明显减轻，双肩、腿抽动原每天发作 3～4 次，现 3 天发作一次，程度减轻。突然无神、怪异表情未再出现。现头痛已控制，止痛片已停服。耳鸣痊愈，听力恢复，出汗也止，便畅。

复查脑电图明显改善，尖波、棘-慢波减少，出现 α 波。苔腻质紫暗，已不显。脉细短滑。改拟：水蛭 10g，虻虫 7g，桃仁 10g，红花 10g，酒军 6g，土茯苓 30g，坤草 30g，生芪 30g，柴胡 12g，知母 10g，升麻 10g，桔梗 10g。

按　此患者癫痫发于脑外伤之后，开始有脑内压增高，表现为剧烈头痛、呕吐，除阵挛性发作抽动外，有健忘、耳鸣、听力减退。

本案患者表现为健忘、失神，与《伤寒论》第 237 条“阳明证，其人喜忘者，必有蓄血，所以然者，本有久瘀血，故令喜忘，屎虽硬，大便反易，其色必黑。宜抵当汤下之”。描述方证颇合。

中医治疗癫痫多从肝风痰凝认识，以息风化痰为主要治则，诸多癫痫的风动表现应从瘀血入手，“治风先治血”。

本患者健忘、失神、听力减退、脑外伤病史，是辨证的关键所在，“其人喜忘者，必有蓄血，所以然者，本有久瘀血”，可见经典所示，足资为鉴。我们也为此提出“血瘀风动”说。

广义的“蓄血”，不只局限于下焦，也可见于消化道、子宫、胆囊、胸腹腔等空腔脏器。脑为闭合空腔脏器，脑外伤出血后不能及时排出体外，形成“离经之血”或者“内结之血”。加之脉涩舌紫，大便不畅，为一派瘀血内阻之象，故以抵当汤逐瘀破血，上病下取。此时必须以虫类通瘀药物搜剔通络。

五、守正创新，突破禁区

章次公先生，取用重剂，挽救沉疴，章太炎先生称他“胆识过人”。如其医案中，以重剂麻黄，治大叶性肺炎，并发心力衰竭等。朱老承章次公风格，用药准狠，每重剂救危，力挽狂澜。跟随朱老学习时常见以大剂承气汤加味治疗流行性乙型脑炎（简称乙脑）、高热、神昏，取效卓捷，以其自创的“利气夺命散”（含牙皂、明矾、芫花等虎狼药）治疗白喉、气管阻塞，以控涎丹治疗胸腔积液等。

又如恩师认为半夏可以生用，疗效优于法半夏，此乃得之章次公先生亲传，而章次公用生半夏又得之曹颖甫。曹氏从《伤寒杂病论》中半夏只注一“洗”字，洗者去其泥沙也，故仲景所用半夏，均为生半夏。朱老亲尝体会到“生半夏久煮，则生者变熟，何害有之”。跟师过程中，见其用治妊娠呕吐、失眠等症，效果不同凡响，循朱老教导，胆识渐增，生半夏临床应用，果然能克坚解难。

案例：顽固失眠、抑郁状态——半夏秫米汤加味

毕某，女，53岁，初诊日期：2016年11月29日。

主诉：失眠30余年。

现病史：患者失眠30余年，近3个月加重，入睡困难，眠浅易醒，每晚睡眠至多1～2小时，时或整夜不眠。近一周彻夜失眠，服阿普唑仑2片无效，痛苦到产生自杀念头。外院诊断为中度抑郁（HAMD 21分）。

刻下：失眠，口干，不喜饮，烦躁，出汗，头昏，胸闷如压，健忘，怕冷，大便3～4天一行，干结。舌质红，苔黄腻，脉细弦，左关旺，右关以上旺，上鱼际，双尺弱。形体干瘦。

此患者长期严重失眠，中度抑郁，且服用安眠药无效。中医认为失眠的基本病机为阴阳失衡。本患者长期失眠多虑会耗阴伤阳，两尺脉均弱。

中医辨证：虚实夹杂，阴阳两虚，痰瘀交阻。

治则：阴阳双补、化痰逐瘀。

处方：予半夏秫米汤合二仙汤加减。

生半夏（先煎1小时）30g，秫米60g，仙茅3g，淫羊藿10g，山萸肉10g，巴戟天10g，当归15g，知母15g，黄柏15g，红花10g，决明子30g。14剂，水煎，每日1剂，分2次服。

服药后睡眠改善，每晚睡眠可达3～4小时，未再彻夜不眠。效不更方，略作调整，继续服用14剂，服后睡眠6～7小时，情绪乐观，未再有自杀倾向。舌质红苔少。仍以原方加减巩固，随访半年效果稳定。

按 严重的失眠，常伴有精神心理障碍，需仔细诊察。半夏秫米汤为“内经十二方”之一。《灵枢》载：“今厥气客于五脏六腑，则卫气独卫其外，行于阳不得入于阴，行于阳则阳气盛，阳气盛则阳跷陷，不得入于阴，阴虚，故目不瞑。”

李时珍言半夏除“目不得瞑”，秫，治阳盛阴虚，夜不得眠，半夏汤（即半夏秫米汤）中用之，取其益阴气而利大肠也，大肠利则阳不盛矣。

还有，药有相反，其说始见于《神农本草经》。五代时韩保升《蜀本草》指出：“相反者十八种。”相传至今，很多反药良方也拒之不用，成为禁区。朱老曾指出“十八反”之说不能成立，“十九畏”更无所畏，对古人的东西应批判地吸取。经典也不是真理的终结，应发展创新。

如《神农本草经》说丹砂（朱砂）可久服，《本草纲目》说马钱子无毒，《金匮要略》说“肺痈，当有脓血吐之则死”“使萌可救，脓成则死”。而跟随朱老开发研究的金荞麦治疗肺脓疡，亲见肺脓疡患者高热40℃，吐大量脓血，以此治疗506例，治愈率达93%，几乎无死亡。其疗效远胜葶苈大枣泻肺汤、桔梗汤、千金苇茎汤等。

五、结　　语

近代医家中，为何让我们记忆最为深刻的是王清任、张锡纯、曹颖甫、章次公、朱良春等历代名医，不是因为他们的著作等身、耀眼光环和崇高官阶，而是他们的求实创新精神，独特的学术体系，发明的方药，鲜明实用，疗效突出，一用就灵。

我们应赓续章次公、朱良春前辈开创的“皇古融新”“病证结合”伟业，认真实践，传承精华，守正创新，以不辜负先师的辛勤栽培、殷切希望，倡明进取，正道力行，不辜负这个伟大的时代。

第四节 发皇古义、融会新知，神仙手眼、菩萨心肠
——追忆侍诊良春先生的美好时光

广州市天河区卫生健康局 陈煜辉

托同济颜老之福，有幸拜于朱良春先生门下，先生亲炙；郭建文、兰智慧与我三人，除在同济大师班亲聆朱老及各位大师授课外，于2009年12月开始，至2010年4月，在南通濠河畔侍诊于朱老，读经、抄方；朱老言传身教、耳提面命，历历在目，终身受益。朱老每周出三个门诊，周一在南通市中医院，周三在南通良春风湿病医院，周六在南通良春临床研究所。每次门诊限号15人，但一般看20～30人；如2010年3月24日朱老一个上午看了36人，吃完饭后又看了5人，才赶去开会，仍有20人没有看完，只好周日上午再增加一个门诊。

朱老对我们关怀备至，生活上嘘寒问暖。我们才到南通的第一天，先生特地与家人准备了欢迎我们的晚宴，欢歌笑语，格外轻松。现在想起，恍如昨日。先生要求我们要做好医生，必须先做好人，要有菩萨心肠，才能做好医生。为此，朱老深情地对我们谈起了跟随章次公先生学习中医的经历。章次公先生是朱老的恩师，是一位学验精深，富有创新精神的著名医家；其在上海行医，活人无数。章次公先生又是一位医学教育家；其主张理论联系实际，一边行医、一边教学，学以致用。2011年，当回忆起1937年随章先生学习的情景时，朱老仍十分激动。章次公先生曾赠言朱老：“发皇古义，融会新知。”指明了继承与发扬之间关系；而章先生曾刻一枚印章赠送朱老：“儿女性情，英雄胆识，神仙手眼，菩萨心肠。”即对患者，应关心、爱护、体贴；对病情，要明察秋毫，明辨病因病机；用药，则应该果断出手，才会取得满意疗效。这也是朱老对我们的要求，也是朱老一生的真实写照！

先生在门诊时边看病边讲解，特别是一些疑难杂症；每周还安排两个下午进行座谈和小讲课，一般在2小时左右。座谈都在朱老家的会议室，朱老特意准备了茶水、点心和水果，对我们的问题有问必答。小讲课的内容涉及学习方法、疑难疾病的辨证论治思维、用药心得等；朱老还讲解了如何在临床中不断创新中医理论等问题。

谈到如何学好中医，朱老认为：首先是继承，《灵枢》云“其未可治者，未得其术也”。中医博大精深，需要我们不断去探索和挖掘，但目前中医的继承还不够，我们必须在继承的基础上，通过实践与体会，才能发扬光大与创新。学习还应“博”，博览群书，广泛

汲取前人经验，扩大知识面，始能集其大成，汲取精华，由博返约，为我所用。朱老告诫我们，学中医应下功夫把基础打好，熟读中医经典，熟谙阴阳五行、四诊八纲、脏腑气血、药性方剂，犹如胸中有雄兵百万，临证遣方用药，才能运用自如，辨证准确，配伍得当，取得良好的疗效。朱老幽默地说，临床上应该对 200 味左右的药物非常熟悉，作为自己的“子弟兵”，每次出征时，成为精锐部队，克难攻坚，临床上才能得心应手，取得佳效。

在继承上，朱老谆谆告诫我们，除了学习中医经典外，还应该从患者身上学习。《黄帝内经》曰“临病人，问所便”。这个“所便”，不是问患者的大小便，而是要详细了解患者的社会生活状况、疾病所苦，了解患者服药后的反应、病情是否好转、服药后有无不适等，以便及时调整治疗方案，修正辨证论治思维，以提高疗效，更好地服务患者。如朱老在用蜈蚣治疗骨结核患者时，患者反映阳痿的症状也同时改善了，因此就发现了蜈蚣壮阳的功效。

在对中医理论的创新方面，朱老谈到自己治疗顽痹（类风湿关节炎、强直性脊柱炎等）的学术思想。痹证属于难治性疾病。其病因病机十分复杂。朱老以中医学“肾主骨”理论为指导，抓住“风、寒、湿、热”，兼夹痰瘀，内外相合，虚实夹杂。朱老认为“久痛入络，久痛多虚，久必及肾”是风湿性疾病的共性。创造性地使用虫类药物，拟定“益肾壮督”的法则，大大提高了疗效。更为难得的是，朱老不耻下问，搜寻到民间用于治疗风湿病的药物——穿山龙，通过大量的临床实践，补充本草学对该药的认识，使其成为朱老治疗痹证的必用品。先生认为该药性平，功能扶正、活血、通络、止嗽，有强壮，调节免疫，类似非甾体抗炎药作用。一般剂量 30～50g，其强壮功效胜过黄芪。朱老除用穿山龙治疗痹证、风湿免疫性疾病外，在治疗肾病、肿瘤、咳喘时也喜用穿山龙。另外，朱老发明的益肾蠲痹丸，是目前能够改善类风湿关节炎、强直性脊柱炎骨质破坏的药物，为广大患者带来了福音！

当问及疑难病的辨治思路时，朱老指出，疑难病之所以疑难，在于辨证之“疑”，论治之“难”。如治疗痹证，四诊合参，谨察病机，抓“痰、瘀、虚”三大病理特点，辨证与辨病相结合，注重燮理阴阳，灵活用药，就能辨“疑”不惑，治“难”不乱。再如治疗血证，在特定情况下，它是一组症候群，不是一个单纯的虚证，也不是一个绝对的实证。它的发生和发展存在着正邪互争，虚实偏盛、虚实夹杂，正虚邪实等证候。在治疗过程中，辨证地处理标、本、虚、实、缓、急、先、后关系，辨证与辨病相结合。朱老治疗贫血、三系减少或仅血小板减少，每以油松节、鸡血藤、牛角鰓、仙鹤草各 30g，补骨脂 15g 为基础方，加减用药、辨证论治，疗效明显。以下是朱老对部分疑难疾病的宝贵辨治经验。

一、对痛风的认识

朱老认为：痛风之名，始于李东垣、朱丹溪，但中医之痛风是广义的历节病；而西医的痛风则是嘌呤代谢紊乱引起的高尿酸血症的痛风性关节炎及其继发症。所以病名虽相同，概念则异。临床观察，有其特征，多以中老年，形体丰腴，或有饮酒史，喜进膏粱肥甘之人为多；关节疼痛以后半夜为甚，且有结节，或溃流脂液。从病因来看，受寒受湿虽是诱因之一，但不是主因。湿浊瘀滞内阻，才是其主要病机，湿浊之邪，不受之于外，而生之于内。因为患者多为形体丰腴之体，并有嗜酒、喜啖肥甘之好，导致脏腑功能失调，升清降浊无权，因之痰湿阻滞于血脉之中，难于泄化，成为浊瘀，痹留于经脉，则骨节疼痛、结节甚则溃破，渗溢膏脂。或郁闭化热，聚而成毒，损及脾肾，初则腰痛、尿血，久则壅塞三焦，而呈“关格”危候。凡此悉皆浊瘀内阻使然，实非风邪作祟，故称之为“浊瘀痹”。

由于痛风的发生，是浊瘀为患，故应坚守“泄化浊瘀”这一原则，审证加减，浊瘀即可逐渐泄化，而血尿酸也将随之下降，从而使分清泌浊之功能恢复，脏腑功能得以协调，而趋于康复。

土茯苓、萆薢、薏苡仁、威灵仙、泽兰、泽泻、秦艽是泄浊解毒的良药，伍以赤芍、地鳖虫、桃仁、地龙等活血化瘀之品，则可以促进湿浊泄化，溶解瘀结，推陈出新，增强疗效，能明显改善症状，降低血尿酸浓度；蕴遏化热者，可加清热通络的葎草、虎杖、三妙丸等；痛甚者伍以全蝎、蜈蚣、延胡索、五灵脂以开瘀定痛；漫肿较甚者，加僵蚕、白芥子、陈胆星等化痰药，可加速消肿缓痛；如关节僵肿，结节坚硬者，加炮甲、蜣螂、露蜂房等可以破结开瘀，既可软坚消肿，又利于降低血尿酸指标。如在急性发作期，宜加重土茯苓、萆薢用量，并根据证候的偏热、偏寒不同而配用生地黄、寒水石、知母、水牛角等以清热通络；或加制川乌、制草乌、川桂枝、细辛、淫羊藿、鹿角霜等以温经散寒，可收消肿定痛、控制发作之效。体虚者又可选用熟地黄、补骨脂、骨碎补、生黄芪等以补肾壮骨。至于腰痛血尿时，可加通淋化石之品，如金钱草、海金沙、芒硝、小蓟、白茅根等。倘已成“关格”危候，则需中西医结合抢救为妥。

此外，对于饮食起居，也应注意。宜戒烟酒，不吃高嘌呤食物，如动物内脏、豆制品、海鱼等；生活要规律，适当控制饮食与体重，坚持适量运动，情志愉悦，均有利于巩固疗效。

二、对肿瘤的调治

中医药在肿瘤的防治中具有独到的作用。

预防作用：高危人群经常服用有关的中医方药，可以扶正祛邪，提高免疫功能，达到预防肿瘤之目的。中医药能补益气血，调和阴阳，达到“阴平阳秘，精神乃治”的目的。

延长生存期，提高生活质量：中药对中、晚期癌症患者可延长生存期，提高生活质量；对放、化疗较为敏感的癌症患者，配合中药治疗可以减毒增效；对体质虚弱，不能放、化疗者，服用中药可延长生存期，提高生活质量，使患者带瘤生存。

中医药治疗癌症的法则和方药：肿瘤的治疗，不外扶正和祛邪两方面。早期以祛邪为主，中期攻补兼施，晚期则以扶正为主，兼以祛邪。由于肿瘤发生时，多为中晚期，必须攻不伤正，时刻注意阴阳气血的调燮，尤应侧重补脾益肾，方可缓解病情、延长生存期。

（一）祛邪

1. 清热泄毒

凡见发热，局部红肿，口干便难，苔黄或燥，舌红，脉弦数之热证者，均宜清热泄毒。常用药为野菊花、蚤休、白花蛇舌草、半枝莲、金银花、地龙、甘中黄、山豆根、山慈菇、生大黄等。如伴见胸脘胀满，泛呕纳呆，乃兼夹湿浊之象，需加藿香、佩兰、厚朴、郁金、姜半夏等芳香化湿之品。如见发热加剧，烦躁不安，或有出血倾向，舌质红绛，脉洪数之血热证者，应加入犀牛角（现以水牛角代替）、生地黄、牡丹皮、赤芍、生地榆、鲜石斛等凉血养阴之品。血热证多见于病情加剧或晚期癌症患者，凡见舌红无苔，脉弦急，都是病情恶化的先兆，大多预后不良。

2. 涤痰散结

朱丹溪曰“凡人身上中下有块者多是痰”。《类证治裁》载：“结核经年，不红不肿，坚而难移，久而肿痛者为痰核，多生于耳、颈、肘、腋等处。”符合恶性淋巴瘤的症状描述。痰是多种肿瘤的致病因素，因此涤痰散结是治疗肿瘤的大法之一，常用药物有生南星、生半夏、守宫、僵蚕、露蜂房、川贝母、海藻、昆布、紫背天葵、白芥子等。

3. 化瘀软坚

肿瘤质坚，高低不平，肿痛，舌质紫暗，脉坚涩，呈“瘀积癥瘕”者，可用此法。常用药物为三棱、莪术、水蛭、虻虫、地鳖虫、桃仁、红花、丹参、赤芍。

（二）扶正

根据患者阴阳气血偏虚的情况，予以调补，提高机体免疫力，改善症状，稳定病情。

1. 滋阴养血

肿瘤患者在中晚期由于阴血耗散，多见头晕、心悸、口渴咽干、烦热不安、舌边尖红，或舌绛无苔，脉细弦而数之阴虚内热证，当滋阴养血，药如生地黄、石斛、天冬、麦冬、女贞子、旱莲草、白芍、阿胶、北沙参、西洋参、枸杞子等。如舌质红绛转淡，渐生薄苔，说明病情好转，预后较好。

2. 温阳益气

由于长期使用清热解毒药，或放化疗后，阳气大虚，而出现疲乏困惫，口淡不渴，二便清利，苔白、质淡胖，边有齿痕、脉细弱无力，一派“阳虚气弱”之象，治宜温阳益气，药如黄芪、党参、附子、肉桂、白术、干姜、山萸肉等，可提高机体免疫力，改善症状，抑制肿瘤的发展。

3. 补脾建中

长期使用清热解毒，或活血化瘀，攻坚消癥之品，脾胃大伤，脾阳不振，形瘦、纳呆，腹胀便溏，脉细软，乃“脾胃虚妥”，治宜补脾建中，药如香砂六君子汤加山药、薏苡仁、鸡内金、红枣等。

附：抗癌单刃剑方

辨证加减，可用于多种癌症的治疗。

仙鹤草 50～90g，白毛藤 30g，龙葵 25g，槟榔 15g，半夏 10g，甘草 5g。

三、朱老治疗顽痹的用药特色

（一）注重益肾壮督，蠲痹通络

肾为水火之脏，督统一身之阳。若督脉亏虚，则卫阳空疏，屏障失固，致风寒湿诸邪乘虚而入。肝肾精亏，肾督阳虚使筋挛骨弱而邪留不去，痰浊瘀血逐渐形成，必然造成痹证迁延不愈，最后关节变形，活动受限，终成顽痹。

朱老通常以自拟温经蠲痹汤：当归、熟地黄、淫羊藿各 15g，川桂枝、乌梢蛇各 10g，鹿衔草 30g，制川乌 10g，甘草 5g。风盛者加钻地风 30g；湿盛者加苍白术各 10g，生熟薏苡仁各 15g；关节肿胀明显者，加白芥子、穿山甲各 10g，泽兰、泽泻各 30g；寒盛者加制草乌、川乌各 10～20g；痛剧者加炙蜈蚣（吞服）3g，或炙蜈蚣 1～2 条；刺痛者加地鳖虫 10g，三七粉 3g，延胡索 30g。体虚者淫羊藿加至 20～30g，加菟丝子 30g；气血两亏者，党参、黄芪可用。若病久失治，阴阳气血亏损，病邪深入经隧骨骱，正气既已不足，诸邪混杂，更难剔除，筋骨损害，疼痛持续。此时，应该考虑益肾壮督。常用黄芪、当归益气补血；淫羊藿、鹿角、地黄、露蜂房、骨碎补、补骨脂补肾壮督；逐邪一般用乌梢蛇、全蝎、蜈蚣、水蛭、地鳖虫等虫蚁搜剔之品，配合川乌、桂枝温经散寒；苍术、薏苡仁、萆薢健脾除湿，桃仁、红花、豨莶草活血通络。

另外，根据疾病不同性质，辨病用药。如类风湿关节炎属自身免疫性疾病，常用淫羊藿、露蜂房调节机体免疫功能；对血沉、免疫球蛋白、类风湿因子、C 反应蛋白等指标升高而呈风寒湿痹表现者，多选用川乌、桂枝；对表现湿热痹者，多选用葎草、寒水石、虎杖。采用活血化瘀药物，在辨证时参用当归、赤芍、丹参、水蛭、地鳖虫、红花等，能够抑制滑膜增生和血管翳形成，阻止类风湿关节炎滑膜炎的进展和骨质侵袭，还能改善软骨细胞功能，促进新骨生成和修补。补肾药熟地黄、骨碎补、淫羊藿、鹿角、桑寄生等，对类风湿关节炎的骨质破坏，不仅有修复作用，还能巩固疗效，防止复发。大剂量土茯苓、萆薢能降低血尿酸指标；骨碎补、补骨脂、鹿衔草、威灵仙能缓解关节软骨退变，抑制新骨增生。颈椎增生用大剂量葛根（一般 40～50g）、腰椎增生用川续断。强直性脊柱炎，由于椎管狭窄，椎间盘外环纤维化，以及椎体周围韧带钙化，使脊柱强直畸形，常用鹿角、露蜂房、穿山甲、蕲蛇活血通督，软坚散结，除痹起废。对长期使用激素的患者，在逐渐减量的同时，给予补肾治疗，并常用大剂量穿山龙、地黄、淫羊藿等，可以尽快撤除激素，又能防止反跳。

（二）通痹与解结

痹者，闭也，其初起经脉易为风寒湿热之邪阻遏，症见关节疼痛、肿胀、重浊、屈伸不利，所以视其证象，寒者热之，热者寒之，是为正治，此间还需要一个“通”字，即流通经络气血之谓，如治热痹常佐制川乌、制草乌和桂枝等。至于解结法，则指中晚期痹证，寒热虚实错杂。在治疗上，根据各种药物的性味功效，密切配合，协同增效。如寒湿甚者用乌梢蛇、晚蚕沙祛风渗湿，配以制川乌、薏苡仁；化热者用地龙泄热通络，并配以葎草、寒水石；夹痰者用僵蚕祛风化痰，配胆南星、白芥子；夹瘀者用水蛭、地鳖虫破瘀开结，配桃仁、红花；四肢关节痛甚者，用全蝎、蜈蚣搜风定痛，并配延胡索或六轴子（剧毒，入煎用 2g）；背部剧痛难受而他处不痛者，用九香虫温阳理气，配葛根、秦艽；关节变形者，合用露蜂房、僵蚕、蜣螂虫透结散肿，配泽兰、白芥子；病变在腰脊者，合用露蜂房、乌梢蛇、地鳖虫行瘀通毒，配川续断、狗脊等。

感恩先生！先生常常说：学习不保守、知识不带走！对我们授业解惑，孜孜不倦、毫不保留，对我们倾囊相授！

在整理相关资料时，有一份朱老于 2011 年 1 月 30 日给我朱批的一份作业。朱老对作业中每一个错别字进行了认真修改，最后还作了认真的点评。一位年过九旬的老人，还为我这么一个小辈，一丝不苟、字斟句酌地修正、点评！

点点滴滴，涌上心头！ 感恩朱老，我辈努力！

第五节　陈达灿教授基于“病证结合，核心病机”治疗疑难性皮肤病的临床应用

广东省中医院　刘俊峰　刘　炽　陈达灿

国医大师朱良春早在 1962 年就提出了辨证与辨病相结合的主张[1]。在临床实践中，特别是在治疗疑难疾病时，朱老强调需要把握疾病的核心病机，可以起到提纲挈领，把握病症实质，提高临床疗效的作用。导师陈达灿教授曾师从朱老学习，对疾病的“核心病机”有着深入的理解和体会，认为其是辨证论治的关键，应用核心病机的思想进行临证治疗，治疗诸多疑难性皮肤病取得良好的疗效。

一、核心病机

“病机”一词，最早记载于《素问·至真要大论》，其曰：“谨守病机，各司其属，有者求之，无者求之，盛者责之，虚者责之，必先五胜，疏其血气，令其调达，而致和平，此之谓也。”张介宾注曰：“机者，要也，变也，病变所由出也。”《神农本草经》云：“欲疗病，先察其源，先候病机。”因病机能反映疾病发生、发展与变化的一般规律，能够反映疾病的本质，提出了以病机为导向的治疗策略。

朱老认为病是证产生的根源，证是疾病反映出来的现象，因此病和证是一种因果关系，二者有着不可分割的联系。辨病是前提，辨证是手段，辨证是基于疾病核心病机的分类和细化[2]。目前，中医学的辨证和辨病相结合是诊治疾病的基本思路，但是由于过分强调辨证论治，往往会削弱了辨病论治在诊治疑难疾病中的地位，从而影响临床疗效。核心病机是联系“证”和“治”的中心环节，并将二者有机结合起来，克服了传统的辨病与辨证的局限性。从哲学角度剖析：事物是在内在的核心矛盾的推动下演变、发展变化的，如果抓住事物的核心矛盾，就抓住了解决问题的根本办法。中医学是在朴素唯物主义论下产生的一门学科，其思想来源于古代的哲学。而中医学的核心病机就是疾病发生、发展与变化的整个过程中内在的核心矛盾，有其固有的病理基础、固有的演变规律，具有时间和空间多维的特点，即便有兼夹症和合并症，也从属于疾病的核心矛盾。核心病机反映了疾病的病因、病位、病性等基本要素，梳理好某个疾病的核心病机，确定了临床基本证候，相应的治则治法也随着确定了，处方用药也变得更加简单化，同时也可提高临床疗效。

二、核心病机理论指导临床应用

（一）辨病专方治疗

找出疾病的核心病机，确定治疗方法和相对固定的处方，可为专病专方的确立奠定基础。陈教授对于一些疑难性皮肤病的诊治，如白癜风、湿疹、特应性皮炎、雄激素性脱发、复发性生殖器疱疹、白癜风、黄褐斑及生殖道沙眼衣原体、支原体感染等疑难性皮肤病，经过多年的研究，均确立了一定的专病专方，下面以主攻病种特应性皮炎为例进行详述。

特应性皮炎（atopic dermatitis，AD）是一种常见的慢性炎症性皮肤病，具有复发、顽固、难治的特点，过去 30 年全球患病率逐年增加，发达国家儿童患病率为 10%～20%，成人为 2%～10%，我国 1～7 岁儿童患病率达 12.94%，成人达 5%～8%，与发达国家患病率相当，中国目前估计有 7000 万～8000 万患者。由于病情长期反复、剧烈瘙痒及睡眠障碍，患者常出现心理问题，严重者伴有焦虑、抑郁甚至自杀倾向，严重影响患者及整个家庭的生活质量。目前国际上认为没有根治的办法，激素仍是当前的一线治疗药物，而应用激素、免疫抑制剂、生物制剂等虽能暂时缓解病情，但长期使用毒副作用明显，并且给患者和家庭造成沉重的经济负担，2015 年美国 AD 患者的年度保守估计费用为 52.97 亿美元。因此，WHO 将 AD 列为非致命性疾病中疾病负担排行第一的皮肤病。

1. 提出“脾虚心火”特应性皮炎核心病机理论，创立“培土清心”理法方药[3]

清晰的疾病病机和证候认识是临床决策和诊疗起效的基础。然而，既往中医对特应性皮炎的普遍认识并未能完整反映其临床特点和发病机制。1994 年颁布的《中医病证诊断疗效标准》中将 AD 分为风湿蕴肤证和血虚风燥证两型，但由于实用性不强，许多教材未将其纳入，没有得到广泛应用。AD 发作期特点通常表现为皮损偏红、渗液，伴瘙痒剧烈、烦躁失眠，舌尖红，脉偏数，此乃心火亢盛，外泄肌肤，内扰神明之征；缓解期患者常常表现为皮疹不鲜，纳呆，舌质偏淡，脉濡，为脾胃虚弱之征；病情反复发作日久，表现为皮损色暗、干燥，部分肥厚、苔藓化，此乃病程日久，脾胃虚弱，化源不足，心脾两虚，肌肤失养而致。事实上心火与脾虚关系密切。一是心和脾两者在生理上属母子关系，心为脾之母，脾为心之子，心藏神、主血脉，赖脾胃运化水谷精微化生，而脾胃运化之气又需心血濡养、心神主宰。二是脾脏与心脏经脉相通。《灵枢·经脉》曰："脾足太阴之脉，……其支者：复从胃，别上膈，注心中。"《灵枢·经别》谓："足阳明之正，……属胃，散之脾，上通于心。"心脾在生理上的密切联系决定其病理上必然互相影响，正如李东垣在《脾胃论·饮食劳倦所伤始为热中论》中指出："既脾胃气衰，元气不足，而心火独盛……火与元气不两立，一胜则一负。"陈教授认为在 AD 病程中，心火偏盛和脾胃虚弱的临床表现相互交织得到了充分的体现，构成其主导病机。在 731 例 AD 患者中医证候分布规律研究中发现，脾虚心火证占比高达 53.1%，进一步证实了这一核心病机。脾虚心火的核心病机理论被中华中医药学会制定的《特应性皮炎中医诊疗方案专家共识（2013 年版）》采纳，并纳入人民卫生出版社出版的《中医外科学》《中医皮肤科学》等 5 部全国高等院校规划教材。

基于多年临床经验，陈教授评析了 821 条古籍条文和 8636 篇现代文献，结合现代医学研究结果，针对"脾虚心火证"，确立"培土清心法"，优选"培土清心方"。培土清心方立方以心脾为要，用药既有四君子汤之中正平和、健脾培土之义，又有导赤散之清心导赤、泄邪从下之功。方以白术、连翘为君药，共奏健脾清心之功；白茅根、太子参、薏苡仁、山药助君药以清心凉血、健脾祛湿，共为臣药；珍珠粉、白鲜皮安神、止痒，同属佐药；甘草调和诸药为使药。全方紧扣病机，轻灵平正，清而不伤正，养而不留邪，理法方药体现了中医先天与后天、生理与病理的辨证统一。培土清心中药组合及其制备方法获得国家发明专利。

2. 验证核心病机理论指导的"培土清心方"临床安全有效，开展首个特应性皮炎中成药制剂新药研发并获国家新药临床试验批件和医疗机构制剂注册批件

国家"十一五"支撑计划课题"培土清心法治疗特应性皮炎的临床研究"对培土清心法的临床疗效进行了验证，采用的是随机对照临床研究，研究结果显示，培土清心法治疗特应性皮炎安全有效，不但可以控制临床症状，而且可以改善患者的生活质量，有着减少或者延缓病情复发的优势。中华中医药学会皮肤科专业委员会专家论证后制订了《2013 特应性皮炎中医诊疗方案专家共识》，为临床医生提供指导性意见。目前采用培土清心法治疗特应性皮炎的疗法已写入全国中医药行业高等教育"十二五"规划教材《中西医结合皮肤性病学》、《中医外科学》、《国际中医临床实践指南-特应性皮炎》（2019 年）、《特应性皮炎中西医结合临床实践指南（草案）》（2024 年），以上研究成果曾在英国、中国香港等地举行的国际会议上进行交流，受到国际社会的广泛关注。

采用现代制药工程技术研制出首个治疗 AD 的中成药制剂——培土清心颗粒，药效学研究证实，该药可升高致痒阈值，效果与抗组胺药氯苯那敏相当，可以延长搔抓潜伏期 1.75～2.1 倍，减少皮肤组织肿胀 53%，降低血管通透性 29.9%，抑制肉芽肿干重率 22.2%，具有良好的抗炎止痒作用。2018 年获广东省药品监督管理局医疗机构制剂注册批件，作为医院制剂广泛应用于临床，填补了 AD 中成药治疗市场的空白。2017 年通过国家临床急需儿童用药申请优先审评审批途径，获国家药品监督管理局药物临床试验批件，目前正在首都医科大学附属北京儿童医院、上海市皮肤病医院、成都市妇女儿童中心医院等国内 6 家单位开展新药临床试验。心脾核心病机理论指导下的辨病专方治疗进一步带动了学科的发展。

（二）辨病分期治疗

陈教授认为心火脾虚是特应性皮炎发病的核心病机，急性发作期心火偏盛，慢性缓解期脾虚主导，发作期和缓解期没有截然的界限，二者具有关联性。急性发作期，皮疹鲜红，烦躁，瘙痒剧烈，舌尖红；在培土清心基础方上可加羚羊角、白茅根等清心之品；慢性缓解期，皮疹颜色暗淡，皮肤干燥肥厚，苔藓化，在培土清心基础方上加山药、莲子、薄盖灵芝等药物加强健脾之功。基于核心病机进行的辨病分期治疗对于特应性皮炎这种辨证复杂的疾病在临床上可起到执简驭繁的作用，可以大大简化临床分型，符合临床实际，可操作性强，也可将核心病机理论的理解提高到全新的高度。

（三）辨病分型治疗，知常达变

对于一些病情多变，证型复杂的皮肤疾病，不适合直接套用专病专方，特别是需要在辨证论治的指导原则下进行治疗者，辨证分型的依据仍然是遵循核心病机理论，因为疾病的病情是不断变化发展的，但不管如何变化，必然有一个核心病机主导着疾病的变化发展，否则不能称为特定的病[4]。以痤疮为例，陈教授继承了禤老的学术经验，认为肾阴不足，天癸相火过旺是痤疮的核心病机，一方面肾阴不足，虚火上灼于肺，可致肺阴不足，肺与大肠相表里，饮食不节，过食膏粱厚味，大肠积热，上蒸于肺胃而致肺胃血热，面生丘疹、脓疱；肾阴不足，肺胃蕴热，日久炼液为痰，阴虚血行不畅为瘀，痰瘀互结而出现结节、囊肿。另一方面，肾阴不足，水不涵木，可致肝阴不足，肝失疏泄，气机不畅，冲任失调，血海不能按时充盈，可致月经紊乱，或月经前阴血下聚于胞宫，阳热虚火浮越于上，而致月经前痤疮加重。针对核心病机常选用二至丸滋补肾阴，对于肺经风热证临床表现为粉刺者，常合并枇杷清肺饮加减；对于痰热瘀结型临床表现为结节、囊肿者常合并桃红四物汤、二陈汤加减；冲任不调者合并二仙汤加减。现代研究表明，在长期紧张、工作压力的影响下，可刺激肾上腺分泌肾上腺素来应对压力，同时也可分泌雄激素，而雄激素会刺激皮脂腺分泌皮脂。痤疮是毛囊皮脂腺的慢性炎症性疾病，其发病与性腺、内分泌功能失调、皮脂腺分泌过多、毛囊内微生物等因素有关。皮脂当属于中医学“精”的范畴，属肾所藏。肾阴不足，虚火上扰，迫“精”外溢肌肤，则皮脂增多，热蕴肌肤皮毛则生痤疮。现代药理学研究表明，女贞子、旱莲草含有雌激素样物质，促进雌激素的分泌，亦具有抑制金黄色葡萄球菌的作用，在核心病机理论的指导下将经典方剂二至丸与现代研究完美结合了起来。

随着时代的不断发展，皮肤疾病不断增加，现在的病种已经达到 2000 多种，有些疑难性皮肤病“易诊难治”，西医治疗困难，发挥中医特色可取得良效。临床实践中，陈达灿教授常教导学生，要做一名好医生，首先要打好扎实的中医理论基础，更应该时时注意培养“知常达变”的哲学思维方法。常是一般，变是变化。知常达变，就是了解与掌握一般规律，举一反三；强调熟悉疾病的中医核心病机和治则是基础，但在中医临床工作中要根据具体患者具体分析，包括以正常人为常，达患者之变；以一般疾病规律之常，达不同季节和地域之变；以一般疾病规律之常，达不同患者个体体质之变等内容[5]。

三、总　结

辨病和辨证相结合是中医临床诊治疾病的基本思路，核心病机是贯穿疾病全程的根本矛盾，也是辨病与辨证的有机结合，抓住核心病机对于认识疾病本质，提高临床疗效有重要意义。对于一些疑难性、复杂性、慢性皮肤病，往往存在病机之间的兼夹、复合和转化，虚实夹杂，临床症状千变万化，取效不捷时，更加需要反复思考，认识复杂病机之间的主次、因果关系及动态变化，因此，辨病论治下找出其中决定证候表现最根本的核心病机，洞悉疾病的全过程规律，从而可指导预后判断及瘥后用药，方能取得令人满意的临床疗效。

参考文献

[1] 朱良春. 辨证与辨病相结合，提高临床疗效[J]. 中医药通报，2011，10（1）：1-3.

[2] 潘峰，郭建文，朱良春，等. 辨治疑难重病应重视核心病机与辨病论治[J]. 中医杂志，2011，52（14）：1173-1176.

[3] 陈达灿，刘炽. 特应性皮炎的禀赋发病因素和心脾病机的理论与实践[J]. 新中医，2009，41（8）：7-8.

[4] 张仁倩，刘宏，蒋东，等. 吴复苍教授谈核心病机及其临床应用[J]. 光明中医，2015，30（8）：1624-1626.

[5] 刘俊峰，莫秀梅. 当代中医皮肤科临床家丛书-第三辑-陈达灿[M]. 北京：中国医药科技出版社，2019.

第九章

章朱学派用药特色

第一节 师从朱良春教授运用虫类药治疗疑难皮肤病体会

广东省中医院 陈达灿

朱良春教授审证精当，有丰富的临床经验，尤其对虫类药理论认识深刻，临床应用颇有心得。笔者有幸师从朱老，认真学习和揣摩朱老应用虫类药的理论和经验，在皮肤病临床中尝试运用，获得独特的疗效，现将之归纳总结如下，和同道们共同探讨。

虫类药有狭义和广义之分，狭义是指昆虫；而广义泛指动物药，血肉有情之品，包括蛛形类、蛙类、蜥蜴类和蛇类等。其药用范围广泛，包括全体、内脏、肌肉、骨骼、皮、鳞、甲、壳、卵、分泌物及生理和病理产物。目前最早记载虫类药的书籍《五十二病方》中即介绍动物药 57 种[1]。李时珍所著《本草纲目》收载动物药 461 种[2]，并将其分为虫、麟、介、禽、兽、人各部，详细记载了各类动物药的用法、性味、主治等；《千金方》《外台秘要》将虫类药广泛应用于内、外、妇、儿科。可见虫类药应用历史悠久，内容丰富。

朱良春先生认为虫类药功效概括起来共十四类，其中以攻坚破积、活血祛瘀、息风定惊、宣风泄热、搜风解毒、清热解毒最为常见，其他诸如行气和血、壮阳益肾、消痈散肿、开窍慧脑、利水通淋、化痰定喘、补益培本、收敛生肌等功效亦可在不同虫类药中体现。综合现代研究认识，虫类药的功效大致可以概括为抗炎、调节免疫、抗肿瘤、抗凝、扩张血管、抗氧化、镇痛、镇静等。

在虫类药的应用中应掌握三个原则。一是坚持辨证结合辨病的应用原则；二是应趋利避害斟酌应用，在提高疗效的同时，避免或减轻其毒副作用；三是医者需要胆大心细，客观地判断个别药物的毒性；严格掌握毒性虫类药的剂量、剂型及疗程。但认识虫类药的毒性应以临床实际为准，需批判地继承前人观点。如露蜂房虽有毒，但朱老认为其有温补肺肾，纳气强体之功；全蝎、蜈蚣和各种蛇类，通过合理炮制之后，其毒性可变为无毒。同时，亦不可抛开剂量谈毒性，如斑蝥和蟾蜍毒性较大，但斑蝥的中毒剂量是常规用量的数倍至数十倍以上，若医者不盲目加量，还是比较安全的，上述观点均在临床得以证实。

虫类药各有偏性，而治病就是在辨证基础上，利用药物之偏性以恢复人体之功能，通过合理配伍，可防偏性为害。临床上需先辨患者的体质和病情，再确定其剂量和疗程。朱老治不同证型的痹证所用虫类药也不尽相同。如寒湿盛者用晚蚕沙、乌梢蛇；郁久化热者用地龙；夹瘀者用地鳖虫、水蛭、穿山甲；夹痰者用僵蚕。虫类药的功效良多，有偏攻或偏补，因其配伍不同而异。善用配伍，既可提高疗效，又能避免毒副反应的发生。活血化瘀的虫类药可配伍黄芪、党参、当归等补益气血之品；窜动搜风的虫类药，可配伍生地黄、石斛、麦冬等滋阴养血；咸寒之攻坚破积的虫类药可配伍桂枝、当归等温经养血；介壳鳞片药可配伍刺猬皮、木蝴蝶以护胃膜。选用优质药材，并严格炮制，亦可减低毒性和缓解燥性。通过峻药缓投，可减轻药物对消化道的刺激，亦可节省药量，消除患者恐惧心理。一些虫类药如全蝎、蜈蚣等，可制成丸、散、胶囊使用，应用时宜严格控制用量，从小剂量开始，逐渐加量，或间歇服药，以效为度。

在使用虫类药时还需谨防过敏反应。人体对动物异体蛋白的过敏反应通常表现为服药后长短不一的一段时间内，通常是数分钟或数天内出现皮肤瘙痒，或头痛、呕吐、腹泻、胸闷、眩晕等症状。临床可加用地肤子、白鲜皮、徐长卿等内服或外洗以减轻和治疗过敏反应。过敏严重时应立即停药，采用中西医治疗进行快速有效的处理。对于首次应用虫类药的患者，一般推荐从小剂量开始，并加徐长卿抗过敏、解虫毒；过敏体质的患者，如曾对某些中药、西药或食物过敏，用虫类药更应谨慎。

在以毒攻毒的思路下运用虫类药时需鉴别排病反应与中毒反应。排病反应是患者体内潜藏蓄积的风、湿、痰饮等诸邪，在服药后被松动转移，通过皮肤、口、鼻、肠道等器官排出体外的表现，其发生后患者的脉象通常趋于平缓，提示正气来复，正胜邪退。若使用不恰当则服用虫类药后也可能会出现中毒反应，其主要表现为口唇麻木、恶心、呕吐、腹痛、腹泻、头痛、头晕、乏力、呼吸短促、大汗淋漓，甚或休克失神等。若继续服药，这些症状会持续加重，病情亦不会好转。如果发生中毒反应，应立即停药，采用中西医治疗进行快速有效的处理。

一、蜈　蚣

蜈蚣又名川足、天龙。性微温，有小毒，入肝经，是一味功效多样的药物，既能息风定惊、搜风通络、疏利关节，又能开瘀解毒、消肿缓痛，尚有益肾壮阳，振奋精神之功，临床应用甚为广泛。张锡纯认为蜈蚣“走窜之力最速，内而脏腑外而经络，凡气血凝聚之处皆能开之，性有微毒，而专善解毒，凡一切疮疡诸毒能消之”。朱老在临床上取其祛瘀解毒消痈之功，外用治疗下肢溃疡、脱发、疱疹、口疮等病，效果显著。如治疗下肢溃疡，局部用金银花、野菊花适量煎水冲洗后，撒上蜈蚣粉末适量，再用膏药覆盖。每日换 1 次，10 日为 1 个疗程。有化瘀解毒，促使溃疡愈合的作用。如治疗脱发、斑秃，用活蜈蚣 10 余条，浸入半斤豆油中，3 日后用棉球蘸油涂搽患处，每日 2 次，7～14 日为 1 个疗程，可促进毛发再生。治疗病毒性疱疹或复发性口疮时，以蜈蚣研细末，麻油或鸡蛋清调搽，每日 2～3 次，对促进黏膜的修复效果佳。

笔者根据朱老的经验，在临床上试用蜈蚣内服治疗复发性生殖器疱疹，也取得较好的效果。举验案如下。

谢某，女，26岁，初诊日期：2004年3月16日。

主诉：臀部、外阴反复起水疱5年。

现病史：臀部、外阴反复起水疱5年。曾在外院服用伐昔洛韦片治疗1年余，停药后仍反复发作，就诊时每月复发1次，常于月经前后发作，不胜烦恼，现臀部起红色簇状水疱，伴痛痒，胃纳欠佳，眠差，二便调，舌淡红，苔薄白，脉细。

中医辨证：脾虚肝旺，湿热毒盛。

治则：拟标本兼顾，宜清热利湿解毒，佐以健脾平肝。

处方：蜈蚣2条，板蓝根30g，生薏苡仁40g，虎杖15g，牡丹皮20g，栀子12g，生黄芪20g，连翘15g，珍珠母30g，防风15g，白术15g，甘草6g。

二诊：2004年4月13日。

患者诉服用中药3周，停药1周，目前是经期第2天，疱疹无发作。考虑正值经期，故清热药物剂量稍减，疱疹无发作可暂去蜈蚣。拟方如下：黄芪20g，白术15g，防风12g，大青叶15g，虎杖15g，连翘15g，栀子12g，牡丹皮20g，生薏苡仁30g，蒲公英30g，珍珠母30g，甘草6g。

三诊：2004年5月20日。

患者诉月经期内发作一次，但自觉灼热、瘙痒等症状明显减轻，发作2天后水疱结痂。药中病情，仍以初诊方加减，蜈蚣加至3条，并用紫草20g透毒清热。

四诊：2004年6月15日。

患者诉目前是月经前1周，疱疹无发作，睡眠稍差，多梦，舌淡红，苔薄白，脉细。经治疗后余毒未清，肝脾不调，心神欠安。以养肝疏肝，健脾安神，清热解毒为法。拟方如下：旱莲草20g，女贞子20g，怀山药30g，郁金15g，牡丹皮20g，蒲公英30g，连翘15g，珍珠末（冲）2支，栀子12g，甘草5g。

以后根据月经周期的变化及发作期和缓解期的不同，在上方的基础上加减。经治疗半年后疱疹发作明显减少，现仍间断服药中。

按　生殖器疱疹发作期以祛邪为主，常用现代药理学研究提示有抗病毒作用的中药，如板蓝根、生薏苡仁、虎杖、栀子、连翘、大青叶、蒲公英、紫草、淫羊藿等；缓解期常用玉屏风散，配伍板蓝根、大青叶、生薏苡仁等。通过扶正祛邪，整体调节机体免疫力，能改善症状，并降低疱疹复发的频率。本病例久病入络，故在发作期加用蜈蚣走窜通络，直达病所，“以毒攻毒”。现代药理学研究表明，蜈蚣能增强吞噬细胞的吞噬活性，改善免疫功能，同时有中枢镇静作用，减少精神刺激诱发疱疹，故取得较好的疗效。一般在疱疹发作期加用蜈蚣1～3条，不必去头足。

二、蜂　房

露蜂房性平，味苦、咸、微甘，入肝、肾、胃三经。具有祛风定痉，解毒疗疮，散肿定痛的功效。《名医别录》谓其“治恶疽、附骨痈”，可使“诸毒皆瘥”；《本草求真》

谓露蜂房为“清热软坚散结要药”。《唐本草》载露蜂房“主阳痿”；《新修本草》曰其治“遗尿失禁”。朱老认为露蜂房直走肾经，温肾阳以固本，能兴阳起痹。在临床实践中以仲景“温经汤”为基本方加露蜂房内服治疗清稀如水、绵绵如注之虚证或虚中夹实证带下；又创制“蛛蜂丸”治疗肾亏遗尿，阳痿不举，疗效卓著。或用露蜂房、白芷各10g焙干研末，用醋调成面团状，临睡前敷神阙穴，每日1次，连敷7日，治疗早泄，可愈。

笔者根据朱老的经验，拟露蜂房外洗经验方治疗跖疣，效果斐然。方药组成：露蜂房、香附、木贼、板蓝根、五倍子各30g，枯矾10g。方以露蜂房软坚散结，配伍香附、木贼引药入肝经，板蓝根清热解毒，枯矾、五倍子敛汗杀虫。上方水煎后趁热连药渣一起熏洗局部，待药液温度不烫皮肤后泡足15分钟左右，对初发的多发性跖疣效果明显，对部分病程较长的顽固病例坚持用药仍有效。同时，亦在临床上试用露蜂房治疗前列腺炎伴有性欲下降者，效果显著。附病例如下。

原某，男，40岁，初诊日期：2004年1月。

主诉：小便不适5个月。

现病史：小便不适5个月。曾有UU、CT感染，经过规范抗菌治疗后复查转阴，但症状改善不明显。现会阴隐痛，尿道口少许瘙痒，伴腰酸，性欲明显降低，胃纳可，睡眠一般，易醒，舌暗红，苔薄黄，脉滑。查前列腺液常规：白细胞+++，卵磷脂++。

西医诊断：慢性前列腺炎。

中医诊断：淋证。

中医辨证：肝肾不足，湿热瘀互结于下焦。

处方：二至丸合知柏地黄丸加减。

旱莲草20g，女贞子20g，蒲公英30g，山萸肉10g，知母12g，黄柏12g，牡丹皮20g，槐花12g，荔枝核25g，白芍15g，露蜂房12g，生甘草6g。

配合中成药前列清合剂口服。

患者服用上方加减治疗1个月，症状改善后服用知柏地黄丸巩固疗效。治疗3个月后会阴隐痛明显减轻，性欲恢复，无腰酸腰痛而停药。

按 本病例属本虚标实，肾阳虚为本，肝经湿热下注为标，故以二至丸合知柏地黄丸加减，同时加露蜂房温肾举阳，标本兼治，切合病机。露蜂房，临床一般使用12～15g内服。

三、全 蝎

全蝎又名全虫。其味辛性平，有小毒，入肝经，具有息风止痉、解毒散结、窜筋透骨、通络止痛、化瘀解毒之功。朱老自拟“蝎甲散”治疗下肢丹毒：生全蝎30g，炮山甲45g，共研细末，每服4.5g，每日1次。取生全蝎解毒消痈，清肝火湿热之功，配伍炮山甲祛风通络，散血消肿，解毒攻坚。一般服药1次后，毒热可趋清解，随后局部肿痛及淋巴结肿大可消，多于3日后病情可减轻乃至痊愈。朱老还自拟“钩蝎散”治疗偏头痛：炙全蝎、钩藤、地龙、紫河车各 9g，共研细末，分作 10 包，每次服 1 包，每日 2 次，一般 1～2 日可奏效；也可以用全蝎末少许置于“太阳穴”，用胶布封固，每 2 日 1 换，亦可缓解疼痛。

笔者根据朱老用全蝎治疗痛证的经验，在临床上运用全蝎治疗带状疱疹后遗神经痛，效果较好。附病例如下。

刘某，女，53 岁，初诊日期：2004 年 4 月 13 日。

主诉：右侧腰部疼痛半年。

现病史：患者半年前右侧腰部患带状疱疹，皮损愈合后仍有阵发性刺痛，曾中西医治疗，服用布洛芬、罗通定等止痛药，效果不佳，现口干，夜眠较差，二便调，舌红，苔薄黄，脉弦滑。

西医诊断：带状疱疹后遗神经痛。

中医辨证：余热未清，瘀毒互结。

治则：清热解毒，化瘀止痛。

处方：大青叶 15g，生薏苡仁 30g，茯苓 20g，赤白芍各 15g，入地金牛 15g，白蒺藜 15g，鸡血藤 30g，忍冬藤 20g，延胡索（醋炒）20g，田七末（冲服）3g，全蝎粉（冲服）3g，甘草 5g。

皮损处以梅花针扣刺加拔火罐治疗。

二诊：2004 年 4 月 20 日。

患者疼痛减轻，睡眠改善，舌暗红，苔薄黄，脉弦。上方加丹参 20g，牡丹皮 20g 凉血活血；继续予患处梅花针叩刺加拔火罐治疗。

之后继续上方加减治疗 1 月余，局部疼痛消失。

按 带状疱疹后遗神经痛的治疗常常较为棘手。本病常常皮损痊愈而遗留疼痛经久不除，往往是由于湿热未尽，余毒未清，瘀热互结，滞留经络，不通则痛。治宜清热利湿，活血化瘀，通络止痛。故本病例加入了全蝎粉通络止痛，全方诸药配合，取得了显著的疗效。现代药理学对全蝎镇痛作用有较为深入的实验研究，认为全蝎蝎毒可能是作用于中枢与痛觉有关的神经元而发挥镇痛效应，蝎尾的止痛作用比蝎身强 5 倍。同时，全蝎也有抗惊厥、镇静、安神等作用，对改善睡眠也有一定的作用。

四、地　龙

地龙亦称蛇则、曲蟮、歌女、广地龙。性寒，味微咸，无毒，入肺、脾、肝经。具有泻热定惊，行水解毒，平喘通络，镇肝降压的功效。《滇南本草》曰：“地龙可祛风，治小儿惊风，口眼歪斜，强筋治痿。”《本草纲目》归纳地龙的功效为“主伤寒疟疾，大热狂烦，及大人小儿小便不通，急慢惊风，历节风痛，肾脏风注，头风，齿痛，风热赤眼，解蜘蛛毒”。朱老经过长期的临床观察发现，以地龙治疗下肢溃疡可促进愈合：局部清洗后，以纱布蘸地龙浸出液敷贴于患处，每日换 3 次，创面肉芽可渐变红润，溃疡可缩小至愈合。现代药理学研究显示地龙可促进肉芽组织中肌纤维母细胞增生，并分泌令伤口收缩的重要物质——肌动蛋白，对伤口的愈合有促进作用。朱老又取其泻热解毒之功，认为凡斑疹为火邪所遏，或内陷而色紫黑者，均可用之，并用之治疗营血郁热型荨麻疹，用广地龙、甘草各 9g，煎服，每日 1 剂，连服 2～3 日有效。

笔者在朱老经验的启发下，在辨证基础上尝试加用地龙内服治疗顽固性复发性斑秃和脂溢性脱发取得一定效果，举验案如下。

关某，女，37 岁，初诊时间：2004 年 2 月 17 日。

现病史：患者从 2001 年开始反复出现头顶部头发大片脱落，诊断为斑秃，经治疗后痊愈。3 日前又出现头发大片脱落，不痛不痒，平素精神较紧张，恶风寒，月经前后易外感，面色㿠白，乏力，纳差，睡眠一般，二便调，舌淡暗，边有齿印，苔薄白，脉沉细无力。查体：头顶部两处斑片状脱发，呈椭圆形，约 3cm×3cm，边界清楚，拔发试验阳性。

西医诊断：斑秃。

中医诊断：油风。

中医辨证：肺卫不足，肝肾两虚，风邪上犯。

治则：益气固表，补益肝肾。

处方：黄芪 30g，白术 15g，防风 10g，太子参 30g，茯苓 20g，何首乌 15g，枸杞子 12g，女贞子 20g，菟丝子 20g，生地黄 10g，甘草 5g。

二诊：服上方 7 剂，患者精神、胃纳改善，以原方减何首乌、枸杞子、女贞子、菟丝子、生地黄，加蒲公英 30g、桑寄生 30g 以补肝肾，地龙 10g 以息风通络。

三诊：原脱发区有新发长出，继续按上方加减治疗 1 个月，斑秃基本痊愈。

按 本病例在辨证论治的基础上加用地龙治疗顽固性斑秃，是取其祛风通络之功效，配合二至丸等药物补益肝肾以生发。现代研究发现地龙对免疫系统有双向调节作用。故可用于免疫功能紊乱所致的复发性斑秃。同时，地龙含丰富的蛋白质，有较高的营养价值，为生发提供营养；其含多种生物活性酶，包括尿激酶和纤维溶解酶等，可以促进新陈代谢，溶解血栓。故可用其改善头皮局部血液循环，促进生发。对脂溢性脱发患者，也可以加用地龙治疗，尤其适合工作紧张、经常熬夜、血压偏高的中、青年患者，切合其阴虚阳亢的病机，以发挥滋阴潜阳，通络生发的作用。

五、乌 梢 蛇

乌梢蛇又名乌蛇、黑花蛇。味甘，性平，归肺、脾、肝经，功效祛风通络，定惊止痉。盖行而疾者，唯风与蛇，故为“截风要药”。《药性论》曰其“治热毒风，皮肤生疮，眉须脱落，㾦疥等”。《开宝本草》云其“主诸风瘙瘾疹，疥癣，皮肤不仁，顽痹诸风”。《得配本草》载其“入手太阴经。治皮肤不仁，疗风淫热毒，功用与白花蛇同，但白花蛇主肺风，为白癜风之要药，乌梢蛇主肾风，为紫云风之专药”。朱老创立蕲冰散治疗带状疱疹。蕲冰散由蕲蛇 30g，冰片 3g 组成，取蕲蛇搜风解毒，配伍冰片透散郁火，同用可解毒祛风止痛。二者共研细末，用麻油调为糊状，涂敷患处，每日 2 次。朱老认为蕲蛇搜风解毒之力胜于乌梢蛇，故对重症顽疾须取蕲蛇，且内服和外用均有效。

慢性荨麻疹病因复杂，易反复发作。其中医病因病机多与“风”有关，故祛风为首务，在辨证处方基础上常加用乌梢蛇 15～30g 以搜风通络，息风止痒。本品祛风而不发散，有激发正气而不耗气伤阴之效，为一般辛散解表药所不及，治疗顽固性荨麻疹往往取得较好的疗效。

六、蝉　　衣

蝉衣又名蝉蜕、蝉退、伏蜻、知了皮，是黑蚱若虫羽化时脱落的皮壳。药性咸、甘，微凉，归肺、肝二经，具有疏散风热、透疹止痒、明目退翳、祛风解痉、利咽开音等功效。《本草纲目》谓其“治头风眩晕，皮肤风热，痘疹作痒，破伤风及疔肿毒疮，大人失音，小儿噤风天吊，惊哭夜啼，阴肿”。《本草衍义》：“治目昏翳。又水煎壳汁，治小儿出疮疹不快。”朱老认为蝉蜕气味俱薄，浮而升，阳也，可拔邪外出，发散诸热。

笔者根据朱老的经验，在临床上试用蝉蜕内服治疗玫瑰糠疹取得较好的效果。举验案如下。

李某，男，37 岁，初诊日期：2015 年 11 月 24 日。

现病史：患者 1 个月前无明显诱因先于腹部出现一个椭圆形淡红斑，未重视，继而在躯干、四肢出现红斑，伴轻度瘙痒，未曾治疗，皮疹不断反复。查体：躯干、四肢泛发直径 1～3cm 椭圆形淡红斑，长轴与皮纹平行，其上覆有细小鳞屑，轻微瘙痒，纳眠可，二便调。舌红，苔黄微腻，脉滑数。

西医诊断：玫瑰糠疹。

中医诊断：风热疮。

中医辨证：血热风盛夹湿。

治则：清热凉血，利湿祛风。

处方：金银花 15g，鱼腥草 15g，连翘 15g，生地黄 15g，牡丹皮 15g，淡竹叶 15g，薏苡仁 30g，蝉蜕 10g，防风 15g，白鲜皮 15g，紫苏叶 15g，甘草 5g。

二诊：病情好转，红斑大部分消退，遗留色素沉着，瘙痒减轻，纳眠可，二便调。舌红，苔薄黄微腻，脉滑。效不更方，续服 7 剂。

三诊：红斑全部消退，无瘙痒，纳眠可，二便调。舌红，苔微黄，脉弦。原方去薏苡仁、淡竹叶，加茯苓以健脾，巩固疗效。

按 本病例由于血热内蕴，复受风热，内外合邪，郁于肌肤，闭塞腠理而发病。热盛则脉络充盈，故见皮肤红斑；风邪燥血，肌肤失养，则起鳞屑；风邪中于肌腠，故发瘙痒；兼有湿热之邪，故病情迁延不愈。治以清热凉血，利湿祛风。方中金银花、鱼腥草、连翘清热解毒，生地黄、牡丹皮清热凉血，蝉蜕、防风、紫苏叶祛风止痒，白鲜皮、薏苡仁、淡竹叶清热利湿，甘草调和诸药。诸药合用，表里兼清，是以风湿热邪渐散去而愈。

在蝉衣的诸多功效中，笔者认为其疏风清热止痒之效突出，对风热犯表之皮肤病具有良好疗效。在治疗荨麻疹、瘙痒症等皮肤病时，多与僵蚕相配，增强疏泄风热之力，复入防风、徐长卿、白蒺藜等品，更有助于提高疗效。

七、僵　蚕

僵蚕，又名天虫。味咸、辛，性平，无毒，归肝、肺、胃经，具有散风泄热、祛风止痉、化痰散结、解毒利咽等功效。僵蚕为蚕之病风者，轻浮而升，故能祛皮肤诸风如虫行。《本草备要》曰其“辛咸微温。僵而不腐，得清化之气，故能治风化痰，散结行经”。朱老治疗郁久化热之痹证伴有环形红斑及皮下结节者，常用方如下：制川乌、桂枝、当归、生地黄、白芍、知母、忍冬藤、广地龙、炙僵蚕、乌梢蛇、甘草。环形红斑及皮下结节者加水牛角30g，牡丹皮10g。

笔者根据朱老经验，运用僵蚕治疗慢性荨麻疹效果良好。附病例如下。

陈某，女，41岁，初诊日期：2003年12月5日。

现病史：风团反复发作10余年，平素易感冒，几乎每月2～3次，外院诊断为慢性荨麻疹，曾服用抗组胺药、皮质类固醇激素等治疗，停药后易反复，2日前劳累后自觉烘热，继而全身散发风团，伴瘙痒。自觉恶风，手足心汗多，纳差，二便调。舌淡红，苔薄白，脉弦细。查体：躯干及面部散在淡红色风团，少许抓痕，皮肤划痕试验（+）。

西医诊断：荨麻疹。

中医诊断：瘾疹。

中医辨证：肺卫不固。

治则：益气固表，祛风止痒。

处方：黄芪20g，白术15g，防风10g，山药20g，僵蚕10g，牡蛎（先煎）30g，白鲜皮15g，苏叶15g，生地黄15g，甘草6g。

二诊：服药7剂后风团发作明显减少，胃纳改善，汗出减少，但仍疲倦、恶风，将上方黄芪加量至30g，加用太子参20g加强补中益气之功。

三诊：服药7剂后全身无新发风团。嘱患者每日服用中成药玉屏风散冲剂以巩固疗效。

半年后复诊，患者诉一直间断服用玉屏风散冲剂，现精神改善，纳眠可，自汗减少，较少感冒，未有再发风团。

按　慢性荨麻疹的病因病机多为禀赋不耐，脾肺虚弱，卫表不固，风邪外犯。肺主皮毛，主一身之表，肺气虚则卫表不固，易受外邪侵袭，风邪袭表，营卫不和，发于肌肤之间则见风团伴瘙痒。脾为后天之本、气血生化之源，脾虚则气血生化乏源，无以充养肺气，故此病反复，缠绵不愈。治疗上应培土生金，当健脾益气，固表祛风。处方以玉屏风散为基本方，以太子参、山药、生地黄健脾益气养血，僵蚕、苏叶、白鲜皮祛风止痒，牡蛎潜镇止痒以获效。

八、总　　结

俗语云："内不治喘，外不治癣。"许多皮肤病以慢性病程、反复发作为特点，日久邪毒深遏肌肤腠理，多为顽固难愈的疑难病。问题在辨证之"疑"，论治之"难"。因此取虫类药善行之性入络搜风，取其虫毒之偏以毒攻毒，在辨证结合辨病的基础上加用虫类药，常常能取得意想不到的独特效果。以上介绍了朱老的经验和笔者根据朱老经验的一些临床发挥运用，运用虫类药治疗皮肤病的经验尤其值得我们认真揣摩，在临床中灵活运用。

参考文献

[1] 林大勇，曲道炜，李斌. 马王堆汉墓帛书《五十二病方》虫类药应用析义[J].国际中医中药杂志，2011，33（4）：337-339.
[2] 邓明鲁，高士贤.《本草纲目》中动物药本草学研究概况[J]. 吉林中医药，1984，4（5）：34-36.

第二节　虫类药和毒药的应用
——从案例外伤性低位截瘫解读国医大师朱良春学术经验

中日友好医院　黄柳华

朱老诞辰 108 周年之际，我们共同回顾、学习和总结朱良春国医大师的学习经验。朱老是我们家的恩人，从 1964 年起我爱人史载祥去南通市中医院实习，到正式分配到南通市中医院工作，又到后来去北京继续深造，从而让他不断拓展知识，在传承精华，守正创新的医学领域中作出了努力和贡献。我也是在 1978 年有幸在南通市中医院工作了 7 年，得到了以朱老为首的名老中医如陈继明、汤承祖、喜仰之等老前辈的不少真传，让我感受到了老一辈对中医事业的执着和奉献精神，从心底更加热爱中医事业，深感要真正做到"发皇古义，融会新知"非常不易，是我们这一代中医人义不容辞的职责和使命。

一、龙马起废丹治疗外伤性低位截瘫案例一则

患者，男，74 岁，2022 年 4 月 22 日前来就诊。患者于今年 3 月中旬不慎跌倒，头部着地后发现双下肢不能活动，在附近医院确诊为头顶部、枕部硬膜下血肿，经局部抽吸引流后，血肿吸收，但双下肢软瘫，不能站立，来诊时见患者神清，言语思维正常，时有头晕、嗜睡、饮水不呛，尿频，每小时一次，不急不痛，无分叉及中断，大便 2 日一行，舌红，舌下脉络迂紫，舌苔薄白，脉虚弦尺弱。查体见双下肢肌力三级，肌张力不高，有轻度肌萎缩，无感觉障碍，病理征（－），询问发病后未做脊髓神经及血管相关检查。

既往有高血压三级、多发性脑梗死、慢性肾功能不全。中医诊断为痿证、小便不利。根据清代唐容川《血证论·痿废门》曰："痿者，足废不能行之谓，分五痿治之……肾气热则骨痿，腰脊不举，地黄汤及大补阴丸治之……而总系阴虚热灼，筋骨不用之所致，……凡虎骨、龟板、鹿筋、猪脊髓、牛骨髓、狗脊、骨碎补、牛膝、薏苡仁、枸杞子、菟丝子、续断皆可加入。"明确指出了痿废之证的辨证用药要点。此外，痿废加之尿频不禁，还与外伤导致督脉瘀阻不通有关。从督脉循行路线与脏腑关系分析，其起于下极之俞（阳关穴、长强穴），并于脊里，上至风府，入脑上巅，循额至鼻柱，故《黄帝内经》有督脉"贯脊属肾""其络循阴器"之说。督脉瘀阻就可出现头晕、嗜睡及尿不禁等症。所以概括本患者病机是高龄多病、肝肾亏损在先，继又跌仆损伤，离经之血，瘀滞肾督二经，致阴虚热灼，宗筋弛纵，筋骨不用，加之督脉瘀阻，经脉不畅，由此发为痿废而又小便不禁。基于以上病机，确定治法为补肾填精、平肝潜阳、活血祛瘀、通络散结，遣方以朱老的龙马起废丹为主，合用孔圣枕中丹、天麻钩藤饮、五子衍宗丸、复元活血汤五方化裁。

具体处方如下。

处方一：珍珠母（先煎）30g，龙骨（先煎）30g，牡蛎（先煎）30g，天麻 30g，钩藤（后下）30g，怀牛膝 15g，沙苑子 15g，枸杞子 15g，菟丝子 10g，覆盆子 30g，桃仁 15g，红花 10g，当归 15g，天花粉 15g，皂角刺 10g，柴胡 10g，石菖蒲 15g，制远志 12g，车前子（包煎）30g。水煎服，每日 1 剂，分 2 次服。

处方二：马钱子粉 0.15g，地龙 1.5g，鹿角镑 0.5g，乌梢蛇 1g，土鳖虫 1g，露蜂房 1.5g。上方共研细末，为一日量，分 2 次冲服，每日 1 剂。后面几天部分药物的剂量逐步递增，见表 9-1。

表 9-1 虫类药和毒药处方用量统计表

药物	4 月 22 日	4 月 29 日	5 月 13 日	5 月 27 日	6 月 10 日
马钱子粉	0.15g	0.15g	0.15g	0.15g	0.15g
地龙	1.5g	1.5g	1.5g	1.5g	1.5g
鹿角镑	0.5g	0.5g	1.5g	3g	3g
乌梢蛇	1g	1g	1g	1g	1g
土鳖虫	1g	1g	1.5g	1.5g	1.5g
露蜂房	1.5g	1.5g	1.5g	2g	2g

在这个表里马钱子粉、地龙、乌梢蛇这三个药的剂量是一直不变的，其他几味药则随着患者症状的改善剂量逐渐递增。用药 2 周后，患者自诉双下肢较前有力，能在床上抬腿，但下床仍无法站立，舌脉无变化。家庭自测血压：上午 8 点为 147/85mmHg，下午 5～8 点波动在 163～183/98～103mmHg，心率 55～68 次/分。据此，在原降压方案（厄贝沙坦氢氯噻嗪 1 片+富马酸比索洛尔 5mg，每日 1 次，口服）基础上加用盐酸贝尼地平（8mg，每日 1 次，口服）以调整血压目标值小于 140/80mmHg，防止再次发生脑血管意外。

用龙马起废丹 3 周后，血压已控制达标，昼日已无头晕、嗜睡、能下床借助助步器直线行走 10 分钟，但转弯时站立不稳，欲扑倒，夜尿频多，不影响睡眠，大便结。继续治疗，并增加龙马起废丹中鹿角镑及土鳖虫剂量。治疗 5 周后，患者用助步器行走平稳有力，每次半小时，每日 2 次，转弯时站立不稳情况好转，尿频明显减轻，夜尿约 2 小时一次。望舌转嫩紫红，边有齿痕，苔中微黄腻，脉虚弦尺弱。查血液生化见肝功能正常，肾功能损害未进一步加重（Cr 124.4μmol/L，尿 Pro 0.7g/L），临床未出现马钱子中毒反应（如舌麻、惊厥等）。继续原方治疗，并增加鹿角镑及露蜂房的剂量。用龙马起废丹治疗 50 天后，患者借助助步器上下午各行走 1 小时，步态稳当有力，但尚不能脱离助步器。夜尿 2 小时一次，或仅两次。望舌质由红转为淡红，考虑高龄久病，阴损及阳，气阴皆虚，原拟掺入益气通络之品，仿黄芪赤风汤（《医林改错》）之意，以冀气旺血畅，精复络通，振颓起废。处方：熟地黄 30g，醋龟甲（先煎）30g，当归 15g，赤芍 15g，黄芪 30g，灵芝 6g，杜仲 30g，知母 15g，黄柏 12g，肉苁蓉 24g，锁阳 10g，沙苑子 15g，枸杞子 15g，桑螵蛸 30g，金樱子 30g，芡实 15g，益智仁 30g，山药 15g，乌药 10g，车前子（包煎）30g，水煎服，每日 1 剂，分 2 次服。至此，患者双下肢截瘫已有显著改观，目前还在继续治疗和康复训练中。

二、龙马起废丹的源流及现代应用

国医大师朱良春对外伤性截瘫患者用龙马起废丹进行治疗，临床效果很好，给我印象很深。该方由王清任《医林改错》中的龙马自来丹加味而来。龙马自来丹由马钱子、地龙两味药组成，具有通络止痛，解毒散结作用而主治痫证等病。而朱老从大队虫毒药中筛查出了鹿角、露蜂房、乌梢蛇、土鳖虫四味加入上方组成龙马起废丹。马钱子虽味极苦，却能开胃进食；性极寒，却能宣痹通脉、振颓起废、止痛消肿、祛皮里膜外之痰毒，故对脊髓损伤引起损伤平面以下的感觉运动功能丧失，大小便不能控制或损伤部位疼痛，均有一定疗效。现代药理学研究证明，马钱子主要成分中含有多种生物碱，如番木鳖碱（即士的宁，占总碱的 50%）、马钱子碱等，主要作用于脊髓，能兴奋脊髓神经的反射功能，还能兴奋延髓呼吸中枢和血管运动中枢，而善治中风痿废诸症。因士的宁有毒，如大剂量长期应用可引起肝肾功能损害及强直性惊厥等毒副反应，故临床一般炮制后入丸散用，每次 0.2～0.6g，一般不超过 0.9g。因为本案患者属高龄，原有慢性肾功能不全，所以选择小剂量应用。

由于截瘫后伤及肾督二经，学习朱老的经验，重在补肾圣品鹿角（用的是鹿角镑），并不断增加剂量，以奏益阳补肾、强筋活血之功。鹿角为雄鹿骨化的角或锯茸后翌年春季脱落的角基。《本草崇原》云："鹿角纯阳，息通督脉，乃骨精之余……益肾脏之气，强肾脏之志也。"鹿角温煦肾阳、壮督强筋。本患者病机是肝肾阴虚灼热，后又见气阴两虚，故一直配用龟板、沙苑子、金樱子、芡实等以阴阳同调，更符合患者的实际情况。朱老选用露蜂房、土鳖虫、乌梢蛇这三味虫类药独具匠心，露蜂房不仅祛风攻毒，还可温肾助阳治疗阳痿遗尿。土鳖虫破血逐瘀、通络止痛，又可通督脉、强关节、补益肝肾、续筋接骨。如仲景大黄䗪虫丸主治"五劳虚极羸瘦……缓中补虚"，可知土鳖虫破血而不伤血，能祛邪而不伤正，临床常与其他虫类药如全蝎、露蜂房、地龙、五灵脂等合用，可增强逐瘀通络镇痛之力。露蜂房、土鳖虫虽均有小毒，但只要严格控制适应证和药物剂量，密切观察病情变化并定期监测肝肾功能，仍可放心应用。朱老用乌梢蛇的经验，我认为一是搜风，二是通络，取搜风又通络的功能而增强壮督通脉作用。

至此，案例解读结束，说明虫类药、毒药只要用之得当，确有挽澜之功，非一般草木、矿物类可比拟，这些都得益于朱老的宝贵经验和悉心指导。朱老把自己的一生都奉献给了中医事业，他的仁心仁术及丰厚的学习经验是我们一辈子都要好好学习的典范，我们永远缅怀他。

第三节　国医大师朱良春教授活用经方举隅

北京中医药大学东直门医院厦门医院　万文蓉

朱良春教授（1917～2015年），江苏镇江人，18岁跟随孟河马派传人马惠卿习医，次年考入苏州国医专科学校，抗战开始后转学上海中国医学院，师从章次公先生，深得其传，在继承中创新，形成了“章朱学派”[1]。

朱老从医70余载，其间治学严谨、求真务实，成为全国老中医药专家学术经验继承工作指导老师、首届国医大师[2]。有幸拜师国医大师朱良春教授是我从医生涯最值得的一件事。自1992年以来，无论是聆听恩师教诲还是跟师临床每每受益匪浅，朱老的著作一直是我的枕边书，指导着我日常的临床工作。

朱老临证不仅用经方，而且活用经方，常言道：“《伤寒杂病论》的理论是对《黄帝内经》的继承和发扬，是值得我们一生要去读的一本书，对于临床而言实用价值极高，可谓中医史上伟大的真理，科学的预见。”朱老认为，仲景方“辨证精准、组方严谨、法度井然、药简效宏”，可“垂法万世”，其见解与后世诸多医家不谋而合。本文列举朱老对乌梅丸和桂枝去芍药加麻黄附子细辛汤的临床发挥，与同道分享。

一、朱老活用经方思路

“师仲景之意、用仲景之法、得仲景之心”是朱老弘扬仲景学术的根本，提倡读原文、悟其本；明方义、宗其法；切机要、知其变。朱老临证注重抓病机，参主症，准确把握疾病之关键。如朱老认为，四逆散药味虽简单，但集合了升降、开合、通阳、开郁之法，临床广泛运用四逆散治疗内、外、妇、儿各科疾病均可收获满意疗效。在现代临床研究中也得到了证实[3-6]。

桂枝汤乃《伤寒论》群方之冠，具有滋阴通阳、调和营卫、解肌发汗之效。朱老善用桂枝汤，对于虚寒型胃脘痛，在其基础上，加高良姜、香附、紫苏论治；对于术后肠粘连导致的肠梗阻，朱老用桂枝汤加重桂枝剂量，再加九香虫、蜣螂等均疗效显著[7]，为后学者学经方用经方树立了典范。

二、朱老活用经方举隅

（一）乌梅丸

1. 病机关键

乌梅丸是厥阴病的主方。根据《伤寒论》"厥阴病篇"第326条所述："厥阴之为病，消渴，气上撞心，心中疼热，饥而不欲食，食则吐蛔，下之利不止。"由此可明确厥阴病的主症。朱老认为，首先要了解厥阴之常态，根据古人"仰观天文、俯察地理，中知人事"对自然的观察方法，震卦乃厥阴风木之象，即一阳位于两阴之下，仲景原文"食则吐蛔"既是蛔厥证的依据，又是厥阴风木应春令而内动之象。如果厥阴变动异常则肝气内动上逆，形成一阳位于两阴之上，即阳逆于上，阴陷于下的状态，故阳逆于上则导致消渴、气上撞心，心中疼热；阴陷于下则导致饥而不欲食、下之利不止，从而形象地诠释了厥阴病的病机。

朱老深刻挖掘乌梅丸的含义，故临床凡阳逆于上、阴陷于下导致的病症皆可用乌梅丸化裁进行治疗，且屡验屡效。

2. 症状鉴别

朱老认为，只有准确辨析症状，才能把握病机核心。厥阴病主症中首提"消渴"，其义以渴而能饮、渴而能消为表现，即饮水多而小便少，正如《医学心悟》厥阴经证篇关于厥阴消渴的解读[8]。朱老强调，仲景六经病除太阴病外，均有"口渴"之症，包括太阳病"五苓散"之渴；阳明病"白虎汤"之渴；少阳病"小柴胡汤"之渴；少阴病"四逆汤"之渴及"肾气丸"之渴，各经口渴之证皆有不同；而"饥而不欲食"强调的是虽有饥饿感但不想饮食，要与少阳病的"默默不欲饮食"和太阴病的"食不下"相区别；"下利"与太阴病之"下利"区别在于"渴"与"不渴"，因仲景明确"自利不渴者，属太阴"。

3. 方解

乌梅丸由乌梅、细辛、干姜、黄连、当归、附子、蜀椒、桂枝、人参、黄柏组成。方以乌梅为君，味酸入肝，以顺其曲直之性，厥阴蕴含阴尽而阳生之意，故"将欲升发之，必固酸敛之"，正是仲景处方之绝妙所在，正如《伤寒论本旨》[9]云："乌梅丸为厥阴正治之主方也，本气肆横，中土必固，故以辛热甘温助脾胃之阳，而重用酸以平肝，佐以苦寒泻火，因肝木中有相火。"

根据厥阴病的病机，因阳逆于上以黄连、黄柏引其阳向下；因阴陷于下以附子、细辛、川椒、桂枝、干姜引其阴向上；而人参、当归入补中焦气血以交通阴阳。诸药酸、苦、辛并进，寒热并用于一体，达到正邪兼顾，祛邪扶正之目的。举验案如下。

方某，男，57岁，初诊日期：2022年10月13日。

主诉：口渴思饮半年余。

现病史：患者于6个多月前出现口渴欲饮水，夜间为甚的情况，无明显诱因，近1

个月口渴明显，饮不解渴，患者自出现口渴症状至此次就诊期间未采取过针对性治疗。现症见：流泪，左侧为甚；纳可；大便日 1 次，成形；睡眠尚可，其间常因口渴而醒。舌有裂纹、色红，苔薄腻，脉沉细。患者平素精神状态良好，1 个月前出现双侧面肌无力、肢体麻木的情况经住院治疗逐渐缓解，有吉兰-巴雷综合征、高血压、高脂血症、肺气肿、脂肪肝等病史。

中医诊断：消渴（厥阴病）。

中医辨证：邪陷厥阴，阳逆于上证。

治则：酸苦坚阴，辛甘通阳。

处方：乌梅丸原方，方中以西洋参代替人参。乌梅 30g，黄连 3g，黄柏 6g，西洋参（打粉冲服）10g，当归 12g，熟附子 6g，干姜 10g，桂枝 10g，川椒 5g，细辛 3g。7 剂，早、晚饭后各温服一次。

服药 1 周后，患者感觉口干减轻，夜间饮水次数明显减少；效不更方，守方继服 2 周后消渴已愈。

（二）桂枝去芍药加麻黄附子细辛汤

1. 条文解析

桂枝去芍药加麻黄附子细辛汤在《金匮要略》中用于治疗水饮病，出自《金匮要略》“水气篇”。如“气分，心下坚，大如盘，边如旋杯，水饮所作，桂枝去芍药加麻黄附子细辛汤主之”，文中首提到“气分”两字，明确此方治气分证。何谓气分？清代医家尤在泾曰“气分即寒气趁阳之虚而结于气者”[10]，提出其病因有二，外有寒邪，内有阳虚，内外交困导致气运失职而不能运行津液，水饮停滞于心下。

本篇相似条文，如“心下坚，大如盘，边如旋盘，水饮所作，枳术汤主之”，从条文显示，桂枝去芍药加麻黄附子细辛汤乃“边如旋杯”，而枳术汤乃“边如旋盘”，朱老引用医家程云来的解读，“边如旋杯”是“水饮凝聚之状”，“边如旋盘”是“水饮散漫之状”。

2. 方证鉴别

桂枝去芍药加麻黄附子细辛汤与枳术汤虽均用于水饮停于心下所致的心下坚，但从处方组成可体现出两者的区别。

桂枝去芍药加麻黄附子细辛汤由桂枝去芍药汤与麻黄附子细辛汤两方组成。其中桂枝、麻黄、生姜攻其上；附子、细辛攻其下；枣、草两味药补中焦以交通上下。朱老认为，该方乃强心行水之剂，不是针对一般的寒凝气滞证，而是针对心阳式微、心气内结所致饮停心下证。

枳术汤由枳实和白术组成，其中枳实行气消痞、白术健脾化湿，均重在治脾。朱老认为，中焦失运，升降失司，津液不能归于正化亦可导致饮停心下证，正如《黄帝内经》所云“太阴之复，饮发于中”。

可见两方区别在于病症类似而程度不同，病机相同而病因不同，正体现了仲景“审因论治”的用方特色。

3. 临证发挥

气分所致的水饮证，当用行气化水法；心阳内结所致，必然引起瘀血阻滞，宜用活血化瘀法。朱老认为，桂枝去芍药加麻黄附子细辛汤以辛温通阳为法，正是仲景抓住了疾病病机的关键，阳气运通则停饮自散、宿瘀自消，正如《金匮要略》中所载“大气一转，其气乃散”，故凡肺源性心脏病、风湿性心脏病所致的饮停心下证，常伴心悸、气喘、水肿等，朱老在桂枝去芍药加麻黄附子细辛汤的基础上，喜加水蛭一味治之，往往屡获佳效。

朱老病案：患者，女，61岁，夙患肺源性心脏病，3个月前因咳喘、心悸、腹水而住院治疗月余，诸恙均已平复。近因受寒、劳累，诸恙复作，咳喘较剧，夜难平卧，心下坚满，按之如盘如杯，腹大如鼓，下肢浮肿，小便不多，面色灰滞。舌质衬紫、苔薄，脉沉细。西医诊断：肺源性心脏病。中医诊断：喘证；证属心阳不振，大气不运，水邪停聚不化。予桂枝去芍药加麻黄附子细辛汤，连进5剂，咳喘遂平，心下坚满已软，腹水渐退，但下肢依然浮肿。续予原方加黄芪、防己、椒目，连进8剂，腹水退净，下肢浮肿亦消十之七八，再以温阳益气、调补心肾之剂以善其后。

综上，朱老活用经方案例不胜枚举，尤其对于临床疑难杂症疗效确切，灵活处方用药，善于归纳总结，跳出僵化思维，朱老的思路从各方面都值得后辈学习。

参考文献

[1] 朱步先，朱建华. 追忆往事 缅怀先师：纪念朱良春先生百年诞辰[J]. 中医杂志，2018，59(5)：444-446.

[2] 高想. 理论与实践结合 继承与创新并重：国医大师朱良春教授访谈录[J]. 中医药文化，2009，4(5)：20-22.

[3] 王雅楠，张崴，张继雯，等. 四逆散改善妇科手术患者术前心理应激、促进快速康复的临床研究[J]. 辽宁中医杂志，2021，48（7）：124-130.

[4] 谢激扬. 四逆散加减对酒精性肝纤维化患者TGF-β、肝纤维化指标及肝功能指标的影响[J]. 中华中医药学刊，2017，35（3）：748-751.

[5] 管子娇，徐建涛，李军艳. 四逆散加减治疗小儿抽动障碍临床研究[J]. 世界中西医结合杂志，2020，15（2）：310-313.

[6] 柳言平，杜联江. 四逆散加味治疗胃肠术后肠梗阻临床研究[J]. 河南中医，2015，35(11)：2609-2610.

[7] 刘西强. 运用朱良春“丁桂硝黄散” 外敷治疗肠梗阻体会[J]. 上海中医药杂志，2014，48（12）：68-69.

[8] 程国彭. 医学心悟[M]. 北京：中国中医药出版社，2019.

[9] 蔡永敏，徐江雁，魏小萌. 中医古籍珍本集成（续）伤寒金匮卷・伤寒论本旨[M]. 长沙：湖南科学技术出版社，2016.

[10] 尤怡纂注. 金匮要略心典[M]. 太原：山西科学技术出版社，2008.

第四节　朱良春使用马钱子治疗疑难杂病的学术经验

广东省中医院　郭建文

朱良春（1917～2015 年），国医大师，师从章次公先生，深得其传，从医逾 70 载，治学严谨，勤于实践，锐意创新，是我国著名的中医药学家，中医教育家，中医临床、教学、科研大家。朱老丰富了中医望诊诊法，首倡辨证与辨病相结合，致力于痹证研究，善于应用虫类药，出版了国内第一部虫类药专著《虫类药的应用》，先后研制了“益肾蠲痹丸”“复肝丸”“痛风冲剂”等中药。

朱良春老先生不仅以应用虫类药闻名于世，同样擅长应用马钱子这味大毒之品治疗疑难疾病。马钱子别名番木鳖、苦实、马前，其味苦、性温；有大毒；归肝、脾经。具有通络止痛、散结消肿之功效。用于跌打损伤、骨折肿痛、风湿顽痹、麻木瘫痪、痈疽疮毒、咽喉肿痛[1]。朱老认为马钱子是中药里的一个“异数”，其味极苦，却能开胃进食；其性至寒，却能宣通经脉，振颓起废。马钱子药效卓然，用之得当，能起沉疴痼疾。朱老运用马钱子治疗中风、痿证、痹证等疾病，并将马钱子的临床疗效归纳为振颓疗瘫、行瘀疗伤、宣痹止痛、开胃进食四个方面，现将朱老经验总结如下。

一、马钱子临床应用经验

（一）振颓疗瘫

《素问·阴阳别论》曰：“三阴三阳发病，为偏枯痿易，四肢不举。”痿证之发病，根本在于五脏虚损。朱老总结为气虚血瘀、阴虚血燥两类，最终都导致关节滞涩，筋脉失养，具有筋脉松弛而长，四肢不能正常举动的临床表现。朱老治疗痿废从燮理阴阳、调整脏腑气血入手，配伍补肾、通络之品，借马钱子善于走窜之性，“搜筋骨入骱之风湿，祛皮里膜外凝结之痰毒”以通经活络而疗痿废。治疗脑卒中后偏瘫，朱老常用张锡纯之振颓汤（丸）加减，处方：人参、于术、当归、杜仲、淫羊藿、巴戟天、肉苁蓉、乳香各 100g，制马钱子、炮附子、穿山甲各 50g，鹿茸 25g，没药 30g，全蜈蚣 5 条，制蜜丸，每服 10g，一日 3 次，一味黄芪煎汤或黄酒送服。而在治疗外伤性截瘫时，朱老拟定龙马起废丹，处方：制马钱子 0.15g，鹿角片 0.4g，乌梢蛇、炙地鳖虫各 1g，地龙、露蜂房各 1.5g，每片 0.25g，一日三服。以上两方都在温补脾肾、扶正固本的基础上，运用活血化痰通络药物，此处伍以马钱子，取其宣通脉络之功，配合诸药起废疗瘫。

（二）行瘀疗伤

由于马钱子善散结消肿止痛，中医将其归为活血疗伤药，亦称其为伤科要药，历代医家常用于治疗筋伤骨折病症。《急救应验良方》中的九分散和《本草纲目拾遗·救生苦海》中的马前散均为马钱子配伍活血疗伤药而成[2]。除了筋伤骨折，朱老认为马钱子亦可以治疗如脑震荡后遗症、老年性痴呆、严重神经症属瘀血结聚的证型。脑震荡后遗症属瘀阻脑府，虚中夹实之候，因其气滞血瘀，需用透达走窜之品化瘀活血，朱老主张应用马钱子粉，配伍补肾健脑、活血通络之品，取其性峻力猛、化癥消肿之功，来达到“润动神经，使之灵活”的目的。而马钱子含有硝酸士的宁[3]，可兴奋脊神经、脑神经、视神经，对于脑震荡后遗症、颅脑手术后遗症等均有特效。取此功效，朱老自拟定健脑散一方：红参、制马钱子、川芎各 15g，土鳖虫、当归、枸杞子各 21g，地龙、制乳香、制没药、琥珀、全蝎各 12g，紫河车、鸡内金各 24g，血竭、甘草各 9g，每服 4.5g。本方标本合用，寓攻于补，一方面大补气血，滋养肝肾，兼顾用马钱子化瘀活血，与群药配伍协同增效。

（三）宣痹止痛

顽痹病程较长，多以正虚为本，邪实为标，痰、湿、瘀交阻不消，使筋骨关节气血不畅，应重“通”“补”。朱老治疗痹证重视益肾壮督，与祛风散寒、除湿通络、涤痰化瘀诸法合用。马钱子入肝脾经，有通络止痛，消肿散结之功。《医学衷中参西录》指出其“开通经络，透达关节之力，远胜于它药”。故朱老常用于治疗痹证。用马钱子配伍补肾壮骨，祛风化痰通络之品，如淫羊藿、鹿茸、巴戟天、杜仲、穿山甲、制乳香、蜈蚣等，治疗风湿性关节炎、类风湿关节炎，收效甚宏。虽痹证有风寒湿痹、风湿热痹、顽痹、虚痹之分，但因临床使用时马钱子用量极小，所以无伤正之弊，故可用于所有痹证[4]。如以双下肢进行性麻木伴右下肢乏力为表现的视神经脊髓炎为例，朱老处方：熟地黄 20g，龟甲（先煎）15g，黄精 20g，盐山茱肉 15g，女贞子 15g，枸杞子 10g，红参（另煎冲）15g，肉桂 5g，乌梢蛇（乌蛇）15g，威灵仙 15g，秦艽 10g，狗脊 10g，砂仁（后下）15g，马钱子粉（冲服）0.3g。此方中的马钱子粉起通络止痛之功，配合补益肝肾，活血通络的药物，来达到治疗的目的。

（四）开胃进食

马钱子味极苦，苦本碍胃，但朱老认为，小量内服马钱子粉，有开胃进食的功效。现代医学证明，少量服用马钱子粉可刺激味觉感受器反射性增加胃液分泌，促进食欲和消化功能[5]。《医学衷中参西录》中同样提到马钱子为健胃妙药：“若少少服之，但令胃腑动有力，则胃中之食必速消。”因此，朱老常常使用马钱子治疗食欲不振诸症如慢性胃炎，胃肠神经症、厌食症而见毫无食欲，稍进食胃脘部即胀满难忍的患者。常用龙马自来方去地龙，用马钱子伍炒白术，和水为丸，饭后服用，其健胃之效益著。朱老用药时将马钱子粉量减半，加配陈皮、鸡内金、怀山药等健脾消食之药做散剂，疗效十分显著。

二、运用注意事项

（1）马钱子疗效突出，但因其有大毒，需炮制入药。在炮制过程中，马钱子的士的宁和马钱子碱会转化为对应的氮氧化物和其他生物碱，毒性和药理活性均有所减小，从而达到降低毒性的目的[6]。朱老常用的马钱子炮制方法：取马钱子，水浸去毛，晒干，置麻油中炸，至切面呈紫红色为最佳合度[7]。

（2）大量服用马钱子可能导致呼吸肌痉挛引起窒息死亡[8]，故《中国药典》中规范其用量为 0.3～0.6g。朱老则认为不同疾病不同证型对药方中马钱子的剂量要求不同，因此坚持根据患者情况辨证施药。朱老运用马钱子一般从小量起，常运用 0.1～0.2g 的马钱子辅助治疗；成人剂量每日 0.1～0.2g 冲服，若无不适，每周增加 0.2～0.3g；也会根据患者体形，对方中马钱子剂量加以调整，体重较大的患者酌情加量，最大量不能超过每日 1g。若发生肌肉跳动、呼吸急促、喉头麻痹等危急情况，需及时就医，避免意外发生。

（3）马钱子味苦性烈，服法非常重要。制马钱子粉主要用冲服法，冲服法即将制马钱子研磨成粉，随汤药冲服而下；其他服药法还有制丸、包煎、膏方、外用。针对患者的不同症状采用不同服药法，如丸药和膏方适合中风后遗症等需要长期服药的慢性病患者。

三、验案举例

郭某，男，20 岁，河南籍，在东莞工厂打工时突发剧烈头痛，意识丧失，伴肢体抽搐。急诊头颅 CT 提示脑室出血，脑积水，脑血管造影提示 Moyamoya 病（烟雾病，颅底异常血管网病）。急行侧脑室穿刺引流术。术后 2 周逐渐清醒。但不能辨认父亲，不能说出自己的年龄、是否结婚，空间、时间、人物定向力，计算力，理解力重度低下。

住院 1 个月后，中医四诊：答非所问，不能辨认亲疏，面色㿠白，口臭，大便干结，饮食如常，可自行如厕及行走、进食。舌质红绛，少苔，津液少，脉软，虚浮。

诊断：出血中风（肾虚血瘀，神明失用。兼有火邪伤）。

电话请示朱老，给予处方：健脑散加生地黄、生大黄，每次 4.5g，每日 3 次，餐后冲服。具体处方如下。

红参 15g　地鳖虫 20g　当归 20g　枸杞子 20g

制马钱子 15g　川芎 15g　地龙 12g　制乳香 12g

制没药 12g　炙全蝎 12g　紫河车 24g 鸡内金 24g

血竭 9g　甘草 9g　生地黄 30g　生大黄 15g

3 个月后，其父亲来电曰：已基本恢复正常。可在当地干农活，所有记忆基本恢复。唯觉反应稍迟钝。继续服用该方 2 个月。半年后来我院行颞肌贴敷手术。术后拆线后继续服用本方。定时、定向、计算力、理解力基本正常。

按　该患者为青年脑出血，血管造影确诊为烟雾病。经急诊手术后，逐渐清醒。但因脑中血海破裂，神机失用，不识人。属于中风中脏腑之重症。烟雾病为先天脑发育异常，属于先天不足，肾气不充、髓海不足。瘀血未清，则导致络脉瘀阻。符合健脑散的适应证。本处方用红参、紫河车、枸杞子大补元气、充养肾精。川芎、地龙、地鳖虫、鸡内金、制没药、制乳香、血竭破血化瘀、解毒通络。用生地黄养阴凉血、生大黄凉血解毒。马钱子振颓疗瘫，为画龙点睛之笔。现代医学明确诊断，中医辨证补手术后功能恢复欠佳之不足，中西融合，优势互补，故取效甚佳。

参考文献

[1] 中央人民政府卫生部. 中华人民共和国药典[M]. 上海：商务印书馆，1953.
[2] 李晓宇，祁冬冬，谢立科，等. 马钱子临床应用探讨[J]. 辽宁中医杂志，2019，46（2）：263-265.
[3] 温小丽，曾浩涛，钟建华. 马钱子中毒及中毒解救与预防研究进展[J]. 中国医药指南，2011，9（33）：277-280.
[4] 李世蒙，李引刚，李琦. 近现代名医应用马钱子治疗痹证经验拾粹[J]. 国医论坛，2018，33（4）：30-31.
[5] 魏江萍. 论马钱子为健胃妙药[J]. 黑龙江中医药，2006，35（1）：6.
[6] 任佳佳，张学顺，褚志杰. 马钱子减毒增效研究进展[J]. 辽宁中医药大学学报，2016，18（1）：221-224.
[7] 李祥. 马钱子不同炮制方法的研究进展[J]. 中国处方药，2021，19（7）：25-27.
[8] 孙守华. 有毒中药合理应用——马钱子[M]. 北京：人民军医出版社，2011.

第五节　陈达灿教授应用朱老药对治疗皮肤病的实践体会

广东省中医院　莫秀梅 王靖雯

全国名老中医朱良春教授临证经验丰富，医学造诣深厚，善于透过纷繁复杂的临床表现，审明主症，找明症结，理法用药，中肯精练，尤其擅治各类疑难杂症。吾师陈达灿教授曾师从朱老学习数载，不断总结临床应用体会，不单推崇朱老虫类药治疗皮肤疑难疾病，对朱老临床经验药对在皮肤病治疗方面也颇有心得，现将之总结如下，与同道共享。

一、常用药对

（一）黄芪与地龙

黄芪甘、温，归脾、肺经，具有补气固表、托毒生肌、利水消肿的作用，为补药之长。地龙又名蚯蚓，味咸，性寒，归肝、肺、肾经。具有泄热定惊、行水解毒、平喘通络、镇肝降压之功。朱老根据慢性肾炎的发病机制，确认益气化瘀为其有效法则，筛选黄芪、地龙相伍以治之，其中益气以黄芪为主药，以其能充养大气，调整肺、脾、肾三脏之功能，化瘀以地龙为要，走窜通络，两药相伍，相辅相成，朱老常谓“慢性肾炎水肿是标，肾虚是本，益气既是利水消肿，化瘀可以推陈致新”。陈师借用此思路，在“顽固性复发性斑秃”和“脂溢性脱发”的治疗中也取得满意效果。脱发在当前青壮年人群中发病率日益增高，病机往往由于工作紧张、经常熬夜，耗伤阴精，气血不畅，毛发失养而致，病程日久，阴损及阳，则病情更加顽固难愈。辨证属肝肾阴虚为主，并常夹湿夹瘀，治疗主要在补益肝肾，但若祛湿通络之法应用得当，往往事半功倍。黄芪与地龙药对切合此病机。临床实际应用过程中，陈师考虑黄芪补气易生燥热，故将黄芪改为岭南特色药材——五指毛桃。五指毛桃与黄芪药性相当，虽益气健脾，但温燥之性不显，现代研究表明，五指毛桃具有调节免疫、抗菌、抗氧化等作用。因此常在系统性红斑狼疮、皮肌炎、斑秃、脂溢性皮炎等结缔组织病中应用，以健脾、补肺、益气、行气。地龙咸寒，性走窜，具有清热定惊、平肝息风、通络活血之功，《得配本草》曰：“能引诸药直达病所，除风湿痰结……破血结。”现代药理学研究证明，地龙含多种矿物质，其丰富的蛋白质水解后所得的多种氨基酸，为毛发生长提供充足营养；地龙富含包括尿激酶和纤维溶解酶等在内的多种生物活性酶，有助于促进机体新陈代谢，改善头皮局部血液微循环，为头发生长提供良好的环境。陈师发挥用黄芪（或五指毛桃）配伍地龙治疗脱发，两药相伍，益气补肾的同时，又能滋阴潜阳，祛湿通络，阴阳平调，攻补兼施，切合脱发病机，故疗效显著。

（二）金荞麦与鱼腥草

金荞麦味酸、苦，性寒，归肺、胃、肝经。功能清热解毒、活血消痈、祛风除湿，现代药理学研究证明金荞麦具有抑菌、抗癌、活血化瘀、增强免疫等作用，其抑菌方面对金黄色葡萄球菌、肺炎链球菌、大肠杆菌、铜绿假单胞菌均有抑制作用。鱼腥草味辛，性寒，归肺经。能清热解毒、消肿疗疮、利尿除湿、清热止痢、健胃消食，现代药理学研究证实其具有抗菌、利尿、消炎和增强免疫力等功效。两药药效相当，朱老在治疗上呼吸道感染与肠道感染时，喜用两药相伍加入辨证方中，常获奇效。陈师结合痤疮的发病机制，也常在临证中辨证选用这两味药物相伍，效果也比较理想。痤疮是毛囊皮脂腺的炎症反应，其形成与皮脂腺堵塞、角化、感染、炎症均有关，尤其是毛囊中的痤疮丙酸杆菌滋生，是引起红肿、炎症加重的主要原因。从中医角度讲，痤疮的发生，主要责之于胃肠湿热、肺经风火，治疗主要是清肺热、泻胃火、解瘀毒，金荞麦与鱼腥草两药功效相当，相辅为用，入肺、胃经，能够加强清热解毒、消痈疗疮的作用，故在皮肤疮疡方面也能有突出效果。

（三）桂枝与白芍

桂枝辛散，有温通解表、助阳化气、平冲降逆之功，其有效成分桂皮醛能扩张血管、促发汗；白芍味苦、酸，性微寒，有敛阴止汗、养血柔肝止痛之效，其有效成分芍药苷可调节免疫、抗炎镇痛。桂枝-白芍为典型的相制配伍，源于《伤寒论》之桂枝汤，两药相合，一收一散，相互制约，有调营卫、和气血、启发心阳、益阴止汗之功，为临床常用的调和营卫、温通止痛药对。现代药理学研究证实桂枝-白芍伍用能显著促进芍药苷吸收，提高其生物利用度，有利于白芍发挥益阴、养阴、敛阴和营之功。在皮肤病治疗方面，朱老在临床常用该药对辨治荨麻疹、冻疮之风邪滞表、肌肤络阻之证。陈师学习此经验，临床还发挥用于治疗顽固性湿疹或特应性皮炎慢病期。陈教授认为，虽然湿邪是湿疹、特应性皮炎的核心病机，但由于湿为阴邪，日久易损阳气，致寒湿凝滞，复外感风邪，皮疹复作，则瘙痒无度，此时皮损也往往呈粗糙、沉暗的，肤温不高，特应性皮炎患者还常伴肌肤干燥、少汗或无汗。辨证为风邪郁表，寒湿内滞，脉络瘀阻，肌肤失养。在祛风燥湿治疗的基础上，配伍加减桂枝、白芍，取桂枝温通宣散，助力湿邪外祛，取白芍酸敛收涩，养阴润燥，避免温燥太过。

（四）半夏与夏枯草

半夏性温，有毒，归脾、胃、肺经，功能燥湿化痰，降逆止呕，消痞散结，现代研究发现，半夏中含有多种化学成分，除具有燥湿化痰、降逆止呕、消痞散结等功效外，还具有抗炎、抗肿瘤、抗菌、抗癫痫、抗衰老、镇静安神等药理作用。夏枯草味辛、苦，性寒，归肝、胆经，具有清肝明目、散结消肿等功效，现代药理学研究显示夏枯草具有抗肿瘤、抗菌、抗病毒、抗炎、调节免疫、降压降脂等多种药理作用。朱老擅长用此二者配伍治疗失眠，并自拟有“半夏枯草煎”，基本方由姜半夏、夏枯草各 12g，薏苡仁（代秫米）60g，珍珠母 30g 组成，该方治疗顽固性失眠，尤其对慢性肝炎久治不愈或误治或久服西药致长期失眠者疗效颇著。《临证指南医案》云：“不寐之故，并非一种，总由阳不交阴所致。”半夏、夏枯草配伍正顺应了天地间阴阳盛衰的自然规律，也暗合了人体营卫循行的节律，因此治疗失眠才会取得理想的效果。卫气白天行于阳分，夜间行于阴分，行于阴分时人体便入睡。古人已经通过实践认识到了两药配伍对失眠症的协同治疗作用。《冷庐医话》曰：“盖半夏得阴而生，夏枯草得至阳而长，是阴阳配合之妙也。”当前皮肤科疾病的疾病谱已经发生了很大的变化，由于生活习惯、精神压力导致的疾病问题越来越突出，如湿疹、痤疮、脂溢性皮炎、脂溢性脱发、银屑病等，而且发病呈年轻化，这些疾病既是常见病，也是无法根治的难治病，顽固的病情反过来严重影响患者精神情志，导致失眠、焦虑等问题。陈师在临床上常在治疗此类疾病的过程中加减配伍半夏与夏枯草，夏枯草禀纯阳之气，能使浮散的卫气收于阳分，半夏得阴而生，又可把卫气从阳分引入阴分，两药配合，共同恢复营卫如环无端的正常循行，促使人体睡眠昼夜节律的重建。

（五）黄连与苏叶

黄连味苦，性寒。具有清热燥湿，泻火解毒功效。苏叶味辛，性温。具有解表散寒，行气宽中功效，《名医别录》中称其“主下气，除寒中”，《本草纲目》谓其“行气宽中，消痰利肺，和血，温中，止痛，定喘，安胎”。两药配伍，乃《湿热病篇》黄连苏叶汤，是治疗妊娠恶阻的良方。朱老临证常以两药相伍，清热化湿、行气和胃，治疗湿热滞胃，脘闷不舒、恶心呕吐者。陈师承其经验，将之用于过敏性疾病的治疗，效果也很不错。黄连主要成分是小檗碱、黄连碱，现代药理学研究发现黄连具有抗炎、抗血小板聚集、调节免疫功能等作用。早在《金匮要略》中记载：“浸淫疮，黄连粉主之。”浸淫疮相当于现代的湿疹。紫苏叶还可解鱼蟹之毒，改善胃肠功能。现代药理学研究表明：紫苏叶的热水提取物对 ConA 和化合物 48/ 80 诱导的大鼠肥大细胞、组胺释放有中度抑制作用。国医大师禤国维老中医擅长用苏叶解鱼蟹之毒，临床常与防风配伍加强疏散解毒之功，治疗四时表证、疮疡初起、瘾疹、皮肤瘙痒症等。湿疹、荨麻疹等过敏性疾病的发病机制与现代化的饮食生活习惯关系密切，往往由于饮食不节（洁），生湿化热，瘀滞胃肠及肌肤，导致胃肠及皮肤的炎症反应，故黄连和苏叶两药相伍，可协同抗炎，增强调节免疫功能及抗过敏作用。此外，过敏性疾病由于妊娠而复发或加重在临床上亦非常常见，用药常颇为棘手，黄连苏叶汤主治妊娠恶阻，对于妊娠合并过敏的患者尤其恰当，需要注意黄连苦寒，考虑孕妇口淡乏味，厌恶味苦难耐之品，用药不宜过于苦寒，故减少黄连用量（3～5g），而相对重用行气宽中之苏叶（10～15g）。

（六）徐长卿与白鲜皮

徐长卿，味辛，性温，无毒，归肝、胃经。具有祛风除湿，行气活血，止痛止痒的功效。《神农本草经》列其为上品："主鬼物、百精、蛊毒、疫疾、邪恶气、温疟。久服强悍轻身。"现代药理学研究表明，徐长卿内含黄酮苷、丹皮酚、挥发油、糖类、氨基酸及少量生物碱、维生素和微量元素等成分。具有镇静、镇痛；扩张血管、净化血液、提高机体代谢能力、增强免疫功能等作用。白鲜皮，味苦，性寒，归脾、胃、膀胱经，具有清热燥湿，祛风解毒之功。《本草原始》曰："白鲜皮，入肺经，故能去风，入小肠经，故能去湿，夫风湿既除，则血气自活而热亦去。治一切疥癞、恶风、疥癣、杨梅、诸疮热毒。"徐长卿配伍白鲜皮是朱老喜欢使用的外用对药，朱老常用徐长卿、白鲜皮、苍耳子、白花蛇舌草各 30g，煎后熏洗，止痒效果较为明显。此外，朱老常采用自拟方治疗婴儿湿疹，收效显著：徐长卿、生地黄各 12g，赤芍 9g，紫草、炒枳壳各 5g，白鲜皮、焦山楂各 10g。陈教授在临床上也常用两药相伍，一寒一热，取其祛风除湿止痒之效，用于辨证论治之方药中治疗风、湿、热侵袭皮肤所致的湿疹、荨麻疹等瘙痒性皮肤病疗效较佳。此外，徐长卿有疏肝止痛之功，与白鲜皮配伍用于治疗带状疱疹后期疼痛伴瘙痒不适。

（七）槐角与地榆

槐角又名槐实、槐子，味苦、酸、咸，性寒，归肝、大肠经。能凉血止血，清肝泻火。其提取物芦丁、槲皮素、三萜皂苷等具有止血、抑菌、增强毛细血管韧性、改善心肌循环等效果。朱老认为："生槐角能入肝经血分、泻血分湿热是其所长；又能润肝燥，熄肝风。"便血、带下、热淋等症往往与肝经疏泄失司有关，故长于清肝、泻肝之槐角治疗此类疾病可建奇功。地榆味苦、酸、涩，性微寒，入肺、肝、肾、大肠、胃经。具有凉血止血，清热解毒，消肿敛疮之功。现代研究证明，本品具有较强的收敛止血和广谱抗菌作用。朱老将地榆视为治淋常规要品，原因有三：一者擅入下焦除疾；二者性涩可缓尿频；三者通中寓涩，祛邪而无伤肾耗阴之弊，诚非其他淡渗清利之品可比拟。朱老在地榆用药上主张一概生用，不必炭炒，剂量上突破常规，大量可用至 30～60g。槐角与地榆两药相伍，为相使用药，均能入肝与大肠经，其咸寒酸敛之效有别于龙胆草、黄柏苦寒沉降之类，故虽强于清泻湿热，但无苦寒伤胃和耗肾伤阴之弊，脾胃虚弱之体也能施用。朱老治淋验方"清淋合剂"，即以地榆和槐角为主药。陈师根据两药配伍性能，临床发挥用于皮肤科疾病的治疗中。在实际临床中常用槐花代替槐角，《本草新编》云："槐米即花未开之蕊也，其气味与槐子正同，但子味太重，槐米轻清，入汤剂似胜于槐实，若用入丸药之中，槐蕊不若槐实也。"对伴有热结便秘的痤疮、脂溢性皮炎等可清肝泻火、凉血解毒；湿疹、特应性皮炎等皮肤病兼有肠热者可以疏散皮肤风热；血热引起的过敏性紫癜、变应性血管炎等血管性疾病常在四妙勇安汤基础上配伍应用以凉血止血。

（八）徐长卿与乌梅

乌梅归肝、脾、大肠经，走下焦。功能生津止渴，涩肠止泻，具有敛阴作用。乌梅为药食兼用之物，历代本草书籍记载详尽，如《神农本草经》记载，乌梅“主下气，除热烦满，安心，肢体痛，偏枯不仁，死肌，去青黑痣、恶肉”。徐长卿，辛温无毒，归肝、胃经。具有祛风除湿，行气活血，止痛止痒的功效。两药相合，可调节肠道功能，改善临床症状，朱老常用此药对，伍以健脾益气药物如四君子汤，治疗水土不服之泄泻，认为可提高机体的适应性。过敏性皮肤病如湿疹、荨麻疹、特应性皮炎等常呈慢性，顽固反复，陈师在治疗此类疾病过程中，特别强调顾护脾胃，认为是稳定病情、减少复发的关键因素，常用此药对配合健脾益气之药用于脾虚体质过敏患者的治疗。此外，现代药理学研究显示两药在抗过敏方面有较好功效，徐长卿的主要成分丹皮酚对Ⅱ型、Ⅲ型、Ⅳ型变态反应均有显著的抑制作用，还能作用于组胺、5-羟色胺、缓激肽，调节花生四烯酸的代谢，并可以清除自由基。乌梅有脱敏作用，可非特异性刺激产生游离抗体、中和侵入体内的过敏原。禤老就特别推崇乌梅的抗过敏作用，其著名经验方“皮肤解毒汤”即以乌梅为主药。过敏性疾病的复发问题也一直是临床治疗的难点，因此，徐长卿、乌梅两药配伍应用，既能够祛风止痒，缓解过敏症状，又能调肠止泻，调节胃肠功能，改善疾病复发，可谓一举两得，事半功倍。

（九）鱼腥草与土茯苓

鱼腥草，性微寒，入肺经。有良好的清热解毒，利尿通淋之功。土茯苓味甘、淡，性平，归肝、胃、脾经。具有解毒除湿、通利关节的作用，其在调节免疫、镇痛、抗炎、抗氧化等方面均有显著的药理作用。《滇南本草》记载土茯苓能“治五淋白浊，兼治杨梅疮毒、丹毒”。现代药理学研究显示其有抗炎、抗肿瘤、抑制免疫、抗菌等作用。朱老在带下病的治疗中，认为其色黄稠、腥臭者，证属湿热，恒需参用清泻胞宫湿热之品，方可奏效，临床多用鱼腥草、土茯苓这一药对，分别取两药清热解毒及利湿解毒之长，使热毒可清、湿有去路，疗效颇佳。朱老还注意到，鱼腥草鲜品由于气味腥劣，多人不喜，但入药干品不但没有腥气，而且微有芳香，煎煮后还有类似肉桂或红茶的香气，因此虽为清热解毒作用，但不是大寒之品，故无伤胃之虞，剂量上可用到 30g。陈师在皮肤病治疗中，除应用此药治疗带下、淋证等下焦疾病，对头面部痤疮、脂溢性皮炎、丹毒等病，亦常加减配伍此药对，尤其伴有脓肿的湿毒结聚之证。鱼腥草入肺经，可清上利下，使湿热从小便而出；土茯苓入脾、胃、肾经，可清除中焦及下焦湿热，尤其擅于解湿毒结聚者，两药相配，上清下泻，共奏清热除湿解毒之功。

（十）太子参与合欢皮

合欢，味甘，性平，归心、肝经。《神农本草经》谓其能“安五脏，和心志，令人欢乐无忧”。功能解郁宁神，和血消肿。太子参味甘、微苦，性平，归脾、肺经，体润性和，有补益脾肺、益气生津的作用。朱老认为太子参的作用介于党参之补、沙参之润之间，其性不温不燥，不壅不滑，系补气生津之妙品。朱老在治疗冠心病、心律失常等心脏疾病时，指出除本病致病外，恒与木失疏泄、气机郁滞有关，因此强调心肝同治，用药首选太子参、合欢皮两药相伍，以益气和阴，舒畅心脉。陈师对特应性皮炎的治疗颇有心得，提出脾虚火旺是其核心病机，自拟验方培土清心方就是以太子参为君药，治以健脾固本，清心泻火。临床实际应用中，又会结合患者具体病情加减变化。尤其对于青少年、成人患者，这类人群往往病程久，瘙痒和睡眠障碍顽固反复，对精神情志影响大，常出现烦躁焦虑等，容易耗伤阴血，化火化燥，因此除从心脾治疗外，还主张从肝论治，用药强调清润，因此常与合欢相伍，共达健脾疏肝，和阴润燥之功。其他疾病如神经性皮炎、湿疹、结节性痒疹等，除表现为皮肤损伤及剧烈瘙痒外，也往往和情志不畅有关，伴有焦虑、烦躁等症状，也可参考应用。《神农本草经》对合欢入药，没有明确是合欢花还是合欢皮，临床实际合欢花与合欢皮均可入药，功效方面两者均有较强的安神解郁之功，然花气缓力薄，必重用久服方能奏效，可单用或与柏子仁、酸枣仁、郁金等安神解郁药配伍应用。活血消肿方面合欢皮强于合欢花，临床可与桃仁、牛膝、鱼腥草、蒲公英、紫花地丁等活血止痛、消痈排脓、清热解毒药同用。

（十一）生地黄与蒲公英

生地黄味甘，性苦、寒，归心、肝、肾经。《神农本草经》记载其滋肾阴，增津液，润脾土而“长肌肉”，《本经逢原》云：“专凉血滋阴，外润皮肤荣泽。”蒲公英味甘、微苦，性寒。功能清热解毒，消肿散结。《滇南本草》谓其能治“诸疮肿毒，疥癞癣疮；祛风，消诸疮毒，散瘰疬结核；止小便血，治五淋癃闭，利膀胱”。朱老在治疗热痹关节红肿热痛或伴有风湿结节属血热壅滞者，常用生地黄、蒲公英两药配伍，以凉血解毒，散热除痹。由于生地黄含有营养、保护心肌和强心的多种因子，朱老针对风湿热有侵犯心肌倾向者，生地黄还会加至60～90g。生地黄、蒲公英也是皮肤科的常用药材。生地黄在皮肤科的应用尤为广泛，生地黄入心、肝、肾经，一则清热凉血，一则滋阴补肾，在皮肤科广泛应用，常用方剂六味地黄丸、犀角地黄汤、当归饮子等，以及陈师的皮肤科验方培土清心方、痤疮方、利湿解毒方、解毒滋阴方等都有地黄的配伍，用于湿疹、脱发、痈疽疮疡等的治疗。蒲公英在皮肤科的应用主要有二：一是清热解毒，消肿散结，故能治疗各种痈疽疔疖、疮肿癣疥；二是乌须发，蒲公英能乌须发，是国医大师禤老根据李时珍《本草纲目》记载“乌须发，壮筋骨”亲身验证，陈师继承其经验临床常以大剂量蒲公英（30g）治疗脱发效果颇佳，现代药理学研究发现蒲公英内含肌醇，有促进毛发生长，并减少油脂分泌之效。对于斑秃患者，病后、产后或久病体虚是常见病因；脂溢性脱发患者也往往由于精神压力大、熬夜失眠、过食肥甘辛辣刺激之品等，因此普遍存在气血不足、阴虚内热、脾虚湿恋等象，陈师就常在基本方的基础上，生地黄、蒲公英合用，既能滋肝肾、补气血，又能利湿毒、生毛发。平时在食疗中，陈师也指导患者以蒲公英、黑豆、生地黄混合，加水煮熟，然后去渣，再加冰糖收干，每天食用适量。

二、经典验案

患者，男，54岁，初诊日期：2023年6月12日。

主诉：全身反复红斑风团3年余。

现病史：患者于3年前无明显诱因出现全身反复风团，可自行消退，头部、躯干、四肢红斑、丘疹伴瘙痒，刻诊症见：双眼红肿疼痛，背部、下肢散在风团，瘙痒明显，平素纳眠可，二便调，舌红有齿痕，苔黄微腻，脉滑。既往有特应性皮炎、变应性鼻炎病史。

西医诊断：荨麻疹、特应性皮炎。

中医诊断：瘾疹、四弯风。

中医辨证：脾虚湿热证。

处方：皮肤解毒汤加减。

乌梅10g，徐长卿15g，防风15g，白鲜皮15g，黄芩10g，紫苏叶15g，炒黄连10g，白术15g，茯苓20g，莪术15g，蝉蜕10g，甘草5 g。7剂，水煎内服。

嘱患者忌食海鲜、牛羊肉、芒果、榴莲、竹笋、蘑菇等腥发之品；洗浴时水温适中，做好保湿润肤。

二诊：2023年6月19日。患者诉服药后风团尚未发作过，纳眠可，二便调，舌红，苔白微腻，脉滑。继服14剂。

三诊：2023年8月2日。患者诉病情稳定，嘱患者中药14剂疗程结束改为中成药健脾渗湿颗粒（院内制剂）维持。后电话随访，诉完全康复。

按　荨麻疹多因禀赋不耐，风湿热邪入侵，郁于皮毛腠理，营卫失和。本案患者舌红有齿痕，苔黄微腻，脉滑，有变应性鼻炎、特应性皮炎病史，为典型的脾虚、过敏性体质，加之岭南气候湿热，易与风邪相合，缠绵黏腻，反复发作，迁延为慢性。陈教授以皮肤解毒汤加减，君药徐长卿、乌梅组成药对，祛风除湿止痒，改善临床症状，抗过敏的同时减少皮疹复发；徐长卿与白鲜皮配伍祛风除湿，止痒效强。黄连炒制后不易伤脾阳，与苏叶配伍既能存清热化湿之性，又能协同调节免疫、改善胃肠功能。紫苏叶和防风配伍也是国医大师禤国维常用的药对，具有增强免疫功能及抗过敏作用，用治瘾疹、皮肤瘙痒症等；白术、茯苓健脾燥湿，标本兼治；黄芩清热燥湿，调节中焦；莪术祛瘀解毒；蝉蜕质轻上扬，疏散风热；甘草调和诸药，全方配伍用药精当，共奏健脾燥湿，清热解毒之功。

三、结　语

中药药对配伍的理论内核、组合搭配和临床效应在本质上与中医辨证用药思维是一致的，朱老药对是朱老长期临床实践累积的简约而精妙的经验总结，对朱老药对的学习与实践，加深了我们对中医理论的理解，拓展了临床思维，带来临床疗效的提高。药对虽简单但又具有中药复方特性，便于深入开展科学研究，今后可以药对研究为突破口来探索阐明中药复方组方机制和疗效机制。

参考文献

[1] 刘俊峰，莫秀梅. 当代中医皮肤科临床家丛书-第三辑-陈达灿[M]. 北京：中国医药科技出版社，2019.
[2] 朱步先，朱胜华，蒋熙，等. 朱良春用药经验集[M]. 2 版. 长沙：湖南科学技术出版社，2007.
[3] 和丽杰，刘媛媛，徐启才，等. 自拟芪龙汤治疗水肿之浅谈[J]. 临床医药文献电子杂志，2019，6（29）：31.
[4] 徐坤元，邸莎. 地龙的临床应用及其用量探究[J]. 吉林中医药，2020，40（7）：937-940.
[5] 赵巍，吴卿，阮红石，等. 陈达灿教授运用岭南特色药物治疗皮肤病经验探析[J]. 中华中医药杂志，2014，29（5）：1308-1311.
[6] 邱志济，朱建平. 朱良春治疗顽固失眠的用药经验和特色：著名老中医学家朱良春临床经验系列之十六[J]. 辽宁中医杂志，2001，28（4）：205-206.
[7] 刘晓龙，李春燕，肖先，等. 黄连主要活性成分及药理作用研究进展[J]. 新乡医学院学报，2023，40（8）：784-790.
[8] 张良琦，李文姣，肖美凤. 紫苏不同部位活性成分比较及其药理作用研究进展[J]. 中国中药杂志，2023，48（24）：6551-6571.
[9] 姬李岩，张建伟. 浅析苏叶黄连汤在妊娠恶阻中的应用[J]. 江西中医药，2017，48（10）：78-80.
[10] 姜雪，孙森凤，任俊洁，等. 徐长卿药理作用及临床应用研究进展[J]. 化工时刊，2017，31（6）：37-40.
[11] 周晓鹰，陈洁，金柳，等. 白鲜皮的药理作用及抗炎活性成分研究进展[J]. 常州大学学报（自然科学版），2018，30（1）：82-86.
[12] 朱月，袁静，孙文波，等. 乌梅药理作用及临床应用研究进展[J]. 辽宁中医药大学学报，2022，24（7）：155-159.
[13] 刘阳欣，赵锋，康秉涛，等. 丹皮酚药理学研究进展[J]. 陕西中医，2020，41（4）：550-552.
[14] 朱良春，朱步先. 徐长卿配伍琐谈[J]. 上海中医药杂志，1985，19（9）：32.
[15] 周玲凤. 国医大师朱良春教授治疗心悸经验[J]. 中医研究，2011，24（7）：64-65.

第十章

免疫代谢疾病临证经验

第一节　章朱学派泄浊化瘀调益脾肾防治痛风

南通良春中医医院、南通市良春中医药研究所　朱婉华

首届国医大师朱良春教授，长期潜心于中医痹证临床诊疗，精于本病的辨证施治。朱老在先贤的思想基础上，对于痹证的辨证施治提出独到见解，“益肾蠲痹”治则治法深入人心，受惠者众多，其中对于痛风，朱老提出“浊瘀内阻”致病，创立了痛风“泄浊化瘀调益脾肾”的治疗大法[1-2]。笔者 1978 年开始随朱良春教授学中医，朝夕临诊，潜心钻研。作为首批国医大师朱良春教授的学术继承人，目前从医近 50 年，在整理朱老经验的基础上，在中医药治疗风湿病、肿瘤领域已形成独特的临床治疗体系，特此归纳章朱学派泄浊化瘀调益脾肾防治痛风的经验。

一、浊瘀痹（痛风）理论的创新

早在公元前 400 多年，“西医学之父”希波克拉底在他的《格言》（*Aphorisms*）中就对痛风有详尽的描述：第一，太监通常不得痛风，也不秃头。第二，女性如患痛风通常是在绝经以后。第三，男青年如患痛风定是开始了性生活。第四，痛风后炎症一般在 40 天内消失。第五，痛风一般在春季和秋季比较活跃。

罗马医师盖伦在公元 100 多年的时候利用解剖的方法对痛风石（尿酸盐结晶）进行了描述。“痛风”英文字“gout”是由拉丁文 gutta 而来，是一滴的意思。以当时中世纪的医学概念“四体液说”，痛风被认为是恶毒液体流注到关节致病。

元代朱丹溪对痛风颇有研究，《格致余论·痛风论》云：“彼痛风者，大率因血受热，已自沸腾，其后或涉冷水，或立湿地，或扇取凉，或卧当风，寒凉外传，热血得寒，污浊凝涩，所以作痛，夜则痛甚，行于阴也。” 说明“痛风”乃因血热当风遇湿受寒，湿浊凝滞阻于经脉，表现为“作痛，夜则痛甚”，也应属于“痹证”范畴。

朱老认为中医的痛风属“痹证”范畴，而西医的痛风则是指嘌呤代谢紊乱引起高尿酸血症的痛风性关节炎及其并发症，所以病名虽同，概念迥异。

对于痛风成因，朱良春教授提出“非风论”，认为痛风“似风非风，实乃浊毒瘀滞”

所致。朱老认为：从病因来看，受寒受湿虽为诱因之一，但不是主因，而本病多由内生湿（痰）浊，痹阻血脉，难以泄化；血湿凝滞，化为浊瘀，郁闭化热，蓄积成毒。浊毒留滞血中，适逢外邪相合，或嗜酒、恣食肥甘均可诱发，故湿浊瘀滞内阻，才是主因。临证出现骨节剧痛，或溃流脂浊，或关节畸形，或石淋尿血，甚则关格尿闭，真心痛，中风等险恶之证，凡此种种，皆因浊瘀内阻，非外风所致。朱老将痛风命名为“浊瘀痹”，颇为切合病机。

从痛风临证所见，“湿浊痰瘀”贯穿疾病的全过程，痛风属于代谢性疾病，晚期可诱发免疫功能损害与紊乱。浊毒瘀结内生，与脾肾二脏清浊代谢紊乱有关，痛风浊瘀内阻是主因，脾肾不足是发病的基础。浊瘀内阻是痛风炎症反应的病理基础，炎症反应是浊瘀内阻的外在征象。脾肾二脏与机体免疫密切相关，是免疫功能的基础。故朱老治疗痛风的基本大法为泄浊化瘀，调益脾肾。

朱老依此创立“泄浊化瘀，调益脾肾”之法，以正本清源，标本兼治，预防复发的治则，不但可以解除痹痛，而且能够改善人体内环境，促进血液循环，排泄和降低尿酸，荡涤污垢，推陈致新。为治疗难治性可治愈性痛风创立了新的诊疗思路。

2017 年 3 月 13 日，国家中医药管理局印发中风病（脑梗死）等 92 个病种中医临床路径和中医诊疗方案（2017 年版），其中就包括我院领衔执笔的浊瘀痹（痛风性关节炎）中医临床路径和中医诊疗方案。国家中医药管理局医政司正式颁布“浊瘀痹”为“痛风”的中医病名。

二、浊瘀痹（痛风）学术思想的总结

（一）泄浊化瘀，推陈致新

《医学入门·痛风》云：“形怯瘦者，多内因血虚有火，形肥勇者，多外因风湿生痰，以其循历遍身，曰历节风，甚如虎咬，曰白虎风。痛必夜甚者，血行于阴也。”历代医家对痛风的论述，多囿于外或兼夹郁火致病之说。朱良春教授对痛风的证候病因曾有“症似风而本非风”“乃浊毒瘀滞使然”的高度概括。朱老认为痛风多由内生湿（痰）浊，留阻血脉，难以泄化，血涩结滞，化为浊瘀，郁闭化热，蓄积成毒。浊毒滞留血中，适逢外邪相合，或嗜酒、恣食肥甘均可诱发。临证中出现骨节剧痛，或溃流脂浊，或关节畸形，或石淋尿血，甚则关格尿闭等险恶之证。凡此种种，皆由浊毒瘀滞为患，导致本病的发生。泄浊化瘀，荡涤污垢，推陈致新，不但可以解除痹痛，而且能够改善人体内环境，促进血液循环，排泄和降低尿酸。

（二）调益脾肾，正本清源

《杂病会心录》曰：“脾元健运，则散精于肺，而肤腠坚固，外湿无由而入也；肾气充实，则阴阳调和而升降有度，内湿何自而生乎。”在痛风发病的过程中，湿浊痰瘀是贯穿始终的病理产物。浊毒瘀结内生，与脾肾二脏清浊代谢紊乱有关。先天禀赋不足，脾肾功能失健，其运转输布和气化蒸发失常，水谷精微可以化生为湿浊、痰饮、瘀血等致病物质，若不能正常排出，停积体内，阻碍气血运行，浊瘀又可以损及脏腑的生理功能。如此互为因果，相互作用，形成恶性循环，正是痛风反复发作缠绵难愈的内在因素。脾肾不足、功能失调是发病的基础。我们认为，调益脾肾，正本清源，可以恢复和激发机体整体功能，以杜绝和防止痰湿浊瘀的产生，从而抑制和减少尿酸的生成。

（三）激浊扬清，标本兼治

痛风在自然的病程中有各期的临床特点，如急性期毒热浊瘀证候突出，炎性反应明显。慢性期痰浊瘀阻与脾肾失调胶结，以虚实夹杂为多见。间歇期虽处于无主诉或仅有轻微关节症状的缓解状态，但仍存在肝脾肾不足，浊瘀未清，正虚邪恋之征象。实质上这正是痛风三期不同阶段所反映“邪盛”“正虚”消长演变出现的证候变化，浊毒瘀滞、脾肾失调始终是痛风致病的主线。痛风虽表现为局部痹痛，关节病变为主，实际上是脏腑功能失调，升降失常，气血失和的全身性疾病。在遣方择药上，选用土茯苓、萆薢、蚕沙、威灵仙等泄降浊毒，通利关节；鬼箭羽、赤芍、益母草、泽兰等活血化瘀，利水泄下。至于调益之法，含有调整、促进的意义，而不同于单纯的补益。况且补益不当，而产生助热上火、蕴湿生痰、阻遏气机等弊端，更致浊瘀难化。故用苍术、首乌等运脾益肾，燥湿解毒。诸药相伍，共奏激浊扬清，化瘀通络，调益脾肾之功。以此研制的痛风颗粒经现代药理学研究证实，具有调节核酸、嘌呤代谢，促进核酸合成，改善微循环，抗炎镇痛，利尿消肿等多种生物学效应，具有抑制尿酸生成和促进尿酸排泄的双向调节作用。

（四）善用虫药，协同增效

朱老善用虫类药物治疗风湿病，其通闭解结功效显著。运用泄浊化瘀药与虫类药配伍治疗痛风，能明显改善症状，增强疗效。如关节灼热、焮红肿痛者，配以羚羊角粉或水牛角、广地龙清热通络；关节剧痛、痛不可近者，伍以全蝎、蜈蚣搜风定痛；关节肿大、僵硬畸形者，参以穿山甲、蜣螂开瘀破结；伴有结节、痛风石者，投以僵蚕、牡蛎化痰软坚；腰背酸楚、骨节冷痛者，用鹿角霜、露蜂房温经散寒，等等。在痛风浊毒痰瘀胶固，气血凝滞不宣，经络闭塞阶段，配伍虫蚁搜剔钻透、化痰开瘀之品，往往能出奇制胜，收到常规药物难以达到的疗效。

三、浊瘀痹（痛风）的临床辨证论治

朱良春教授通过长期临床观察总结，发现浊瘀痹发生发展过程中有各期的临床特点，将本病分为急性期、间歇期及缓解期。急性期毒热浊瘀证候突出，炎性反应明显；间歇期虽处于无主诉或仅有轻微关节症状的缓解状态，但仍存在素体脾肾不足，兼有浊瘀未清，两者相互为病，而致正虚邪恋之征象；慢性期痰浊瘀阻与脾肾失调胶结，以虚实夹杂为多见。这是浊瘀痹三期不同阶段所反映“邪盛”“正虚”消长演变出现的证候变化，浊毒瘀滞、脾肾失调始终是痛风致病的主线，因此，“泄浊化瘀，调益脾肾”大法是治疗痛风性关节炎的一种完整的、创新性、实用性、标本兼顾的治疗法则。

朱婉华教授继续前人医道，通过长期临床观察总结发现浊瘀在自然的病程中有各期的临床特点，将本病分为急性期、间歇期及缓解期，2010年提出“痛风性关节炎中医分期治疗方案”，具体辨证论治方案如下。

（一）急性期 湿热蕴结证

临床表现：下肢小关节猝然红肿疼痛、拒按，触之局部灼热，得凉则舒。伴有发热口渴、心烦不安、尿溲黄。舌红，苔黄腻，脉滑数。

治则：泄浊化瘀，蠲痹通络，活血止痛。

方药：痛风汤加减，加新癀片。

（二）急性期 瘀热阻滞证

临床表现：关节红肿刺痛，局部肿胀变形，屈伸不利，肤色紫暗，按之稍硬，病灶周围或有块垒硬结，肌肤干燥，皮色暗黧。舌质紫暗或有瘀斑，苔薄黄，脉细涩或沉弦。

治则：泄浊化瘀，蠲痹通络，活血止痛。

方药：痛风汤加减，加朱氏温经蠲痛膏。

（三）间歇期 浊瘀阻滞证

临床表现：关节肿胀，甚则关节周围水肿，局部酸麻疼痛，或见块垒硬结不红。伴有目眩、面浮足肿、胸脘痞满。舌胖质紫暗，苔白腻，脉弦或弦滑。

治则：泄浊化瘀，调益脾肾。

方药：痛风颗粒。

（四）慢性期 脾肾两虚，浊瘀内蕴证

临床表现：病久屡发，关节痛如虎咬，局部关节变形，昼轻夜甚，肌肤麻木不仁，步履艰难，筋脉拘急，屈伸不利，头晕耳鸣，颧红口干。舌质红，苔少，脉弦细或细数。

治则：泄浊化瘀，补脾益肾，蠲痹消石。

方药：痛风颗粒，加浓缩益肾蠲痹丸。

其临床治疗用药辨证灵活，具体应用如下。

浊瘀痹急性期、间歇期按湿浊瘀滞内阻论治，常用大剂土茯苓、萆薢、葎草、虎杖、泽兰、泽泻、薏苡仁、玉米须各为药对以泄浊化瘀；选秦艽、威灵仙、桃仁、赤芍、地龙、僵蚕、露蜂房、地鳖虫，互为药对以蠲痹通络，又拟徐长卿、片姜黄为对宣痹止痛。

浊瘀痹慢性期及久病症见漫肿较甚者，拟加白芥子、胆南星为对，化痰消肿；痛甚者加延胡索、五灵脂为对，合全蝎、蜈蚣开瘀定痛；关节僵肿，结节坚硬者，用炮山甲、蜣螂虫等破结开瘀，软坚消肿。浊瘀痹慢性期患者临床上加用益肾蠲痹丸，可获良效。

浊瘀痹后期损及脾肾，症见腰痛、血尿时，拟用金钱草、海金沙为对，小蓟、白茅根为对以通淋化石止血。

四、医案举隅

吴某，男，79岁，南通启东人。患者2004年4月份出现左足第一跖趾关节红肿热痛，疼痛剧烈，至启东市某医院检查血尿酸升高，诊断为“痛风性关节炎”，予秋水仙碱及别嘌醇对症治疗，患者症状好转即停药，其后时有反复，未正规服药治疗。2009年患者出现双下肢水肿，查肌酐升高，自服“黄葵胶囊”治疗至今，患者肌酐降至正常，但双下肢水肿渐加重，2015年4月8日查尿酸485μmol/L，肌酐105μmol/L。既往有“原发性高血压”病史10余年，现服非洛地平缓释片5mg/d控制血压。

初诊：2015年7月2日。患者偶感乏力，双下肢凹陷性水肿，胀痛不适，行走欠灵活，纳可，夜寐尚安，二便自调。舌淡衬紫，苔黄腻，脉细弦。查尿常规正常，血沉13mm/h，尿素4.88mmol/L，肌酐198.8μmol/L，尿酸493.9μmol/L；C反应蛋白3.9mg/L。诊为“水肿”，证属浊瘀内蕴，水湿内停，治以益肾健脾、泄浊化瘀、利水消肿为法，拟方：重楼12g，赤芍30g，徐长卿15g，皂角刺30g，延胡索30g，威灵仙30g，土茯苓30g，萆薢30g，桂枝10g，苍术12g，生黄芪30g，泽兰30g，泽泻30g，麻黄6g，连翘10g，赤小豆30g，凤凰衣7g。3剂，水煎服，每日1剂。另予肾炎灌肠方（生大黄10g，白花蛇舌草30g，六月雪30g，丹参20g）3剂，煎汤200ml，分早晚两次保留灌肠。

二诊：2015年7月5日。患者药后双下肢水肿较前消退，肿胀感减轻，行走亦较前灵活，纳寐均可，二便自调，舌质衬紫，苔薄白微腻，脉细小弦。效不更方，宗原法继治：原方加骨碎补30g，补骨脂30g。5剂，水煎服，每日1剂。肾炎灌肠方5剂续用。

三诊：2015年7月10日。患者双下肢水肿基本消退，活动如常人，纳可，寐安，二便调。舌淡，苔薄白，脉细小弦。复查肾功能：尿素4.28mmol/L，肌酐82.7μmol/L，尿酸445.8μmol/L。予痛风颗粒巩固治疗。

此患者浊瘀内蕴，水湿内停，治当泄浊化瘀，利水消肿。初诊方中土茯苓、萆薢、威灵仙、苍术泄浊祛湿，赤芍、延胡索、皂角刺活血化瘀，重楼清热解毒，生黄芪、桂枝健脾益气通经，泽兰、泽泻、麻黄、连翘、赤小豆利水消肿。患者脾肾亏虚在先，浊瘀内阻随之，郁而发热则关节肿痛，经络肌肤阻滞则发为水肿，合脾肾亏虚之因，通调水道失责，虚实夹杂故水肿难消，麻黄连翘赤小豆汤出自《伤寒论》，用治湿热蕴郁于内、外阻肌肤经络之病候，契合病机，加之生黄芪、骨碎补、补骨脂益肾健脾，标本兼治，水肿消退迅捷。另方中土茯苓、萆薢、威灵仙三药合用有显著的降尿酸作用，故服药8天血尿酸由493.9μmol/L降至445.8μmol/L，肌酐由198.8μmol/L降至82.7μmol/L。肾炎灌肠方全方清泄、解毒、化瘀之品同用，通过肠道吸收，相当于中药透析，使毒性代谢产物从肠道排出，可明显降低血尿素氮、肌酐。患者肌酐通过治疗迅速恢复正常。二诊守方同时加用骨碎补、补骨脂益肾壮骨，盖“浊瘀痹”的病机为脾肾亏虚、浊瘀内蕴，益肾健脾应贯穿“浊瘀痹”治疗始终。

五、总　结

国医大师朱良春教授对浊瘀痹进行深入研究，“泄浊化瘀，调益脾肾”大法贯穿痛风治疗全过程，重视脾肾功能调摄，强调间歇期治疗同样重要，弥补久用药物损伤脾胃的弊端，提倡整体治疗，未病先防，既病防变。分期辨证论治疗效肯定，意义深远，为痛风患者及发病高危人群提供了更安全、有效、经济、方便的治疗方法，可降低痛风的发病率、致残率，具有作用肯定、副作用少、病例依从性高的优势，操作性强，得到行业内认可，其创新精神能带动中医药产业和中医专科建设的发展，通过新药研发可以走向国际，惠及世界。由此可见，浊瘀痹（痛风）治疗还看中医，吾辈应致力于承上启下，任重而道远。

参考文献

[1] 朱婉华，顾冬梅，蒋恬. 国医大师朱良春“浊瘀痹”在临床路径中的应用[C]//第六届中国中医药信息大会——创新驱动·融合共享·安全可控论文集. 武汉，2019：149-153.
[2] 朱婉华，蒋恬，顾冬梅，等. 国医大师朱良春浊瘀痹（痛风）学术思想和临床经验总结[C]//中华中医药学会名医学术思想研究分会年会论文集. 西宁，2013：17-20.

第二节　章朱学派“治未病”思想在痹病临床中的应用

杭州市中医院　何迎春

朱良春教授为首届国医大师，其临证70余年，对内科杂病的诊治具有丰富的经验，对风湿性疾病、肿瘤疾病有很深的造诣。笔者在2008～2011年作为“第二批全国优秀中医临床人才”，有幸在南通跟随朱老学习，收获良多，因一直从事痹病临床研究，故归纳其治疗痹病的学术思想和辨证用药要点如下。

一、痹病的病机

痹者闭也，机体正气不足，卫外不固，风、寒、湿、热等邪气乘虚而入，致使气血凝滞，经络痹阻，引起相关系统疾病的总称。广义的痹病，泛指机体正气不足，卫外不固，邪气乘虚而入，脏腑经络气血为之闭阻而引起的疾病，包括《黄帝内经》所含肺痹、心痹等脏腑痹及肉痹、筋痹等络痹。狭义的痹病，即指其中的肢体经络痹，以肌肉、筋骨、关节发生疼痛、麻木、重着、屈伸不利，甚至关节肿大灼热为主要临床表现的病证。

“痹”首见于《素问·痹论》，“风寒湿三气杂至”为痹病发生之关键。朱老认为痹病患者多因正气不足，外邪乘虚而入壅滞经脉，气血阻滞乃发痹痛，其病邪除风、寒、湿、热外，还兼病理产物痰和瘀，朱老将“辨证施治”与“治未病”的理论体系巧妙结合，从“未病先防、既病防变、瘥后防复”的角度出发，对痹病的各个环节进行干预性治疗。

二、痹病的“治未病”思想

（一）未病先防

“未病先防”即在未发病之前，通过有效的措施，防止疾病的发生。朱老融会新知，善于将痹病前期的预防与现代医学理化检查指标相结合，对于自身免疫性疾病的类风湿关节炎，常用淫羊藿、露蜂房调节机体免疫功能，用石膏、虎杖降低血沉、抗链球菌溶血素 O 及黏蛋白三项指标；对于代谢障碍性关节病，常用土茯苓、萆薢降低血尿酸指标；对于增生性关节炎，用补骨脂、鹿衔草缓解关节软骨退变，抑制骨质增生。同时，巧用引经药，如颈椎增生加葛根，腰椎增生用川续断；强直性脊柱炎用鹿角通利督脉；坐骨神经痛用白芍滋肝柔筋等。

（二）既病防变

“既病防变”即是在发病后，预防疾病的进一步发展和转变。痹病临床多以关节疼痛、肿胀、拘挛僵直为主症，病初以邪实为主，在风、寒、湿、热、燥、瘀之邪的影响下，出现筋骨、关节、肌肉等处疼痛、重着、酸楚、麻木，或关节屈伸不利、僵硬、肿大、变形之象，此为痹病的进一步发展。痹病患者绵延不愈，复感外邪深入，可侵及相应虚弱的脏腑，此为痹病的进一步传变。

（三）瘥后防复

“瘥后防复”指在疾病治愈或病情稳定之后，要采取有效措施促进机体恢复，达到防止旧疾复发的目的。朱老在长期实践中确立了“益肾壮督治其本、蠲痹通络治其标”的治则，将“从肾论治”和“善用虫药”理论充分发挥，集毕生经验所研发的“益肾蠲痹丸”和“蝎蚣胶囊”，有效地提高了痹病患者的治愈率，又因其方便携带，解决了患者长期服药困难的弊端。朱老还强调，痹病患者除一般有效的防护和康复措施外，饮食忌口，加强功能锻炼和坚持治疗，方可改善病情，对提高生活质量具有重要意义。

三、痹病常证辨治

（一）风寒湿痹

风寒湿痹表现者，临床多用川乌、桂枝，朱老一般不用防风汤、羌活胜湿汤之类，自拟温经蠲痹汤（当归、熟地黄、淫羊藿、川乌、川桂枝、乌梢蛇、鹿衔草、甘草）祛风散寒，除湿通络。方中养血活血药与祛风通络药并用，以防风药伤阴耗血之弊，至于温热药与清热药药量之比，应因证治宜。其中，寒盛痛剧者加附子、细辛、二乌；湿盛麻木者加苍术、薏苡仁；风盛游走痛者加独活、青风藤等。同时，对于久痹气血亏虚，又无明显邪气痹阻证候者，则不宜运用太过辛散耗气的风药。

（二）热痹

热痹表现者，其关节红肿热痛，临床多用葎草、寒水石、虎杖，朱老强调寒水石入肾走血，肌肤、血络内外皆清，较石膏更胜一筹。组方以四妙勇安汤（金银花、玄参、当归、甘草）加赤芍、知母等清热养阴，宣痹通络。热盛者加黄芩、龙胆草；湿重者加佩兰、蚕沙；痛甚者加乳没、延胡索等。同时，热痹者酌加温通之品，对于风寒湿郁久化热证，自制“乌桂知母汤”，以制川乌、制草乌、川桂枝配生地黄、知母、寒水石，寒热并用，入营达卫。朱老认为热痹佐用热药，早期开闭达郁，促使热邪速降；中期燮理阴阳、防止寒凉伤胃；后期能激发阳气，引邪外出。

（三）燥痹

燥痹表现者，其肢体疼痛而肌枯，临床多用玄参、麦冬、石斛，朱老以培补肾阳汤（仙茅、淫羊藿、山药、枸杞子、紫河车、炙甘草）养阴润燥，紧抓痹病“正虚”之本，以益气养阴治标，阴阳并补护本。阳中求阴，在温阳之剂中酌加补肾阴之品，可防治温燥之品过于激发其体内残存的物质基础而徒伤本阳，俾阴阳并补，而使水火互济。

（四）浊瘀痹

浊瘀痹表现者，多关节红肿热痛，朱老以自拟痛风方（土茯苓、萆薢、威灵仙、桃仁、泽泻、地龙等）泄化浊瘀。土茯苓、萆薢、威灵仙三药合用，清泄浊毒、通络止痛之力更佳。朱老治疗痹痛善用虫类药物，但谨小慎微，对于阴虚、湿热型痹痛者，常佐以石斛、麦冬等滋阴润燥之品；对于过敏体质者，可酌加徐长卿、地肤子等缓解异体蛋白产生的不适现象。

（五）肢肿僵直

痹病日久，湿浊之邪受热煎熬成痰，常致关节漫肿畸形，此乃痰瘀胶结而致，朱老常用苍术、黄柏、防己、茯苓等祛湿消肿。当湿邪内停，痰凝、血瘀附着于骨，则可形成骨痹，出现肢体拘挛屈曲，或强直畸形等，此时需参用化痰软坚之半夏、南星，以及虫类消瘀止痛药。因南星有毒，其燥湿化痰，善治骨痛的功效往往被忽视，朱老受《神农本草经》“治筋痿拘缓”的启示，用南星缓解骨与关节疼痛，临床收效颇佳，其用量一般为 15～30g，症情严重者可用至 50～60g。此外，刘寄奴、石楠叶、鬼箭羽、山慈菇等均为朱老消骨肿常用药。

四、痹病变证辨治

（一）肺痹

“淫气喘息，痹聚在肺”。痹证患者出现咳逆上气、喘息烦满不得卧，或皮肤麻木如虫行等，皆因肺气痹而不通、升降失司所致，朱老认为肺痹虚实夹杂，需从痰瘀论治，自拟肺炎方（黄芪、白术、穿山龙、金荞麦、僵蚕等）宣肺祛痰、活血通络，其用药特色有二：

一是每方必用穿山龙。穿山龙止嗽，扶正通络，配合鬼箭羽活血化瘀，能明显缓解咳痰、气短等症状，并可减少激素的服用量；二是擅用虫类药。虫类药攻补兼施，可钻透剔邪、开瘀散结，能松弛气道，改善循环，促进炎症的吸收，且自身含有蛋白质、微量元素等丰富的营养物质，具有一定补益作用。

（二）心痹

邪气内舍于心，易致心脉闭阻，朱老对于低热、关节屈伸不利、舌质偏红表现的阴虚风湿滞留者，常用防己地黄汤加减以养营通脉、利水化湿，重用地黄至 60g，配合防风除血中之风；对于关节疼痛、肢末不温、舌淡表现的阳虚风湿滞留者，常用黄芪桂枝五物汤加附子、淫羊藿、桃仁、红花等温经和血，养营通络。《素问·痹论》云："心痹……暴上气而喘。"手少阴心经之脉上挟咽喉，故出现"上气而喘"，朱老常予杏参散（人参、杏仁、桃仁、桑白皮）加减益气通脉、平喘止咳。喘剧而气不纳者，朱老善用紫石英、补骨脂、紫河车等温肾纳气，平喘止逆。

（三）肝痹

痹气舍肝，出现口苦咽干，关节疼痛、拘挛等症状，相当于现代医学中的系统性红斑狼疮合并肝损害、类风湿关节炎并发肝肾淀粉样变等。《内经博议》曰："肝痹则气血两衰。"朱老认为其病机为"正气不足，气血闭阻不通，不通则痛"，即用痹通汤（当归、鸡血藤、威灵仙、炙僵蚕、地龙、乌梢蛇等）疏通经络气血，开其闭阻，在养血柔肝的基础上注重搜风剔邪。对于形体瘦削、筋脉拘挛作痛，或午后低热、舌红少苔、脉细数者，多加石斛配首乌、地黄滋养肝肾阴液，标本兼顾。

（四）脾痹

痹病绵延日久，关节屈伸不利，血脉受压，流行不畅，则可出现肢麻肌痿、脘腹痞满等症状，《素问》曰"脾受气于肺，传之于肾"，脾虚湿阻，筋脉失养是脾痹发生的关键，朱老主张脾肾同治，以"通"为法，从"虚、邪、瘀"角度着手，常用益肾蠲痹丸加油松节、马钱子等。本方在活血通络、虫蚁搜剔的基础上加宣痹止痛的马钱子往往可收到意想不到的疗效。针对激素减量后，出现精神不振，纳呆，呕恶或怯冷，便溏，阳痿，溲频等脾肾阳虚、痰湿内蕴之症时，常用熟地黄、附子为对，合用淫羊藿、仙茅，并选补骨脂、露蜂房为对，以温经化痰、通络止痛。

（五）肾痹

骨痹日久不愈、复感外邪，出现腰背偻曲不能伸，腰痛拘挛，遗精等，临床多见于强直性脊柱炎晚期。朱老认为肾气亏虚，髓海不足是肾痹发生的关键，风寒湿邪侵及体表，邪气循经内传于肾，从而导致筋脉拘挛，脊柱僵直，临床常用益肾蠲痹汤（当归、地黄、淫羊藿、鹿衔草、蜈蚣、僵蚕、地鳖虫等）加减以养血培本、壮督通络；同时重用虫类搜风之品，发挥其抗炎、消肿、止痛的功效。

五、医案举隅

医案一： 李某，男，51岁，初诊日期：2008年9月13日。

主诉：痛风反复发作20余年。

现病史：患者有“痛风”病史20余年，疼痛反复发作，自服秋水仙碱可缓解疼痛，未正规行降尿酸治疗。既往有“高血压”病史5年，长期服用苯磺酸左旋氨氯地平，血压控制不良；“脑出血”病史5月余。1个月前患者出现头痛伴认知功能减退，烦躁不安，胡言乱语，在当地医院查磁共振弥散加权成像示“左侧颞叶、左侧海马区、左侧枕叶新鲜梗死灶”，予对症处理，住院治疗期间痛风急性发作，症状持续，无法缓解，为求进一步治疗至我处就诊。

刻下：患者由家属陪同由轮椅推入诊室，躁动、谵语，无法对答，膝踝关节红肿，触之灼热，压之退缩，舌红苔黄腻，脉弦。辅助检查：尿酸589.6μmol/L，血沉20mm/h，C反应蛋白6.7mg/L。

中医诊断：痹病（浊瘀痹）。

中医辨证：脾肾亏虚，浊瘀胶凝。

治则：以泄浊化瘀、调益脾肾、蠲痹通络为治疗大法，配合中药外敷和针灸理疗。

处方：痛风方（院内协定处方）、蠲痹汤（院内协定处方）配合生黄芪50g，川芎10g，生水蛭8g，凤凰衣7g，莪术7g，荷叶30g。共14剂，每日1剂，水煎后早晚分服。

治疗1周后，关节肿痛明显减轻，且精神症状亦逐渐好转，2周后可自行行走，对答如流。住院时长1月余，基本恢复正常，后期门诊随访，通过饮食控制、适度功能锻炼等健康管理，半年余体重减轻15kg，生活能够自理。

2009年6月随访，自诉恢复正常。

按 该例患者系脑梗死期间合并痛风急性发作，朱老考虑脑梗死的发作亦与高尿酸密切相关，诊疗方案以泄浊化瘀、调益脾肾、蠲痹通络为主，治疗2周后不但痛风发作得到控制，同时脑梗死引起的精神症状也得到改善。痛风方为泄浊化瘀法基本方，蠲痹汤为益肾蠲痹法的基本方，以利水渗湿、泄浊解毒之品与活血化瘀通络之品共用，使湿、浊、痰、瘀泄化，达到祛风解痉、抗炎、抗过敏之效，消除了高尿酸血症对中枢神经系统的毒性作用，使血管炎症得以缓解。

医案二： 杜某，女，49岁，初诊日期：2022年9月1日。

主诉：腰痛3天。

现病史：患者诉3天前不慎受凉及劳累后出现腰部疼痛，呈阵发性，发作时酸痛重着，不能直立，静卧痛势不减，辗转反侧，影响睡眠，遇空调冷气则加重，得暖可缓解。近3天来腰痛发作反复，为求诊治遂来门诊就诊。患者既往有肾恶性肿瘤手术切除病史5年余，颈椎病病史（具体不详）。

刻下：腰部冷痛，遇冷加重，得暖缓解，痛而夜寐不安，舌淡苔白腻，脉沉缓。

中医诊断：腰痛。

中医辨证：寒湿闭阻证。

治则：散寒祛湿，温经通络。

处方：甘姜苓术汤加减。

干姜 12g，炙甘草 10g，茯苓 20g，麸炒白术 15g，狗脊 15g，盐杜仲 30g，桑寄生 30g，川牛膝 15g，熟地黄 15g，桂枝 15g，泽泻 30g，炒车前子（包煎）20g，桑白皮 12g，乌药 10g，炒麦芽 20g。共 7 剂，水煎 150ml，每日 1 剂，分早晚温服。

另予氟比洛芬凝胶贴膏外用，每日两次，贴于患处。

复诊：2022 年 9 月 8 日。患者诉腰痛发作次数减少，腰痛痛势减轻，直立时无明显痛感。近几日出现胃脘部胀满不适，舌淡苔薄白，脉弦，辨为胃胀病之肝胃不和证，何师予枳术汤加减以行气除胀，健脾消痞。

再诊：2022 年 9 月 15 日。患者未诉有明显腰痛不适，弯腰、直立动作自如，胃脘胀满感较前消减，入睡稍困难，继予上方 7 剂维持治疗，另予外用安神方泡脚外熏以助眠安神。

按　肾着病以腰部冷痛为主症，多由寒湿外侵，痹着于腰部所致，盖腰为肾之府，故名“肾着”。《金匮要略心典》云：“肾受冷湿，着而不去，则为肾着……然其病不在肾之中脏，而在肾之外腑，故其治法，不在温肾以散寒，而在燠土以胜水。”法当温中燠土，祛寒除湿。甘姜苓术汤即《金匮要略》肾着汤，有温中、散寒、化湿作用，乃肾着病的专用方，在此方基础上添狗脊、杜仲等补肝肾强腰膝之品，佐泽泻、车前子等利水渗湿之类，伍桂枝、乌药等温经行气止痛之物，全方共奏散寒祛湿，强腰止痛之效，再配以氟比洛芬外用，内外相合，实属妙哉，患者服用后诉效如桴鼓，腰痛好转。

六、结　语

朱老在痹病的治疗中善于运用“治未病”的学术思想，构建出未病护本先防、既病祛邪防变和瘥后调护防复的防治体系：在痹病尚未形成时，与现代医学理化检查指标相结合，及时调整、干预，提高机体免疫功能，达到预防疾病发生的作用；在痹病发生的过程中，善于紧抓病机，通过辨证施治，有效防止风、寒、湿、热、燥、瘀之痹的发展，若素体虚弱，复感外邪深入脏腑，则根据各脏腑的生理、病理特点进行脏腑论治，同时益肾固其本，虫药剔其邪，遏制五脏痹的发展；在痹病病情稳定之时，给予“益肾蠲痹丸”或“蝎蚣胶囊”以善其后，并强调痹病有效的防护措施，以减少疾病复发率。

（原文：赵玲玉，何迎春. 国医大师朱良春“治未病”思想在痹病临床中的应用探析[J]. 浙江中医药大学学报，2021，45（1）：23-27. 本文有删减）

第三节　国医大师朱良春益肾蠲痹法治疗类风湿关节炎经验

香港浸会大学　吕爱平

类风湿关节炎是一种以慢性、侵蚀性关节炎为特征，且可累及全身各系统的自身免疫性疾病，属中医学“痹病”范畴[1]。如不及时治疗，最终可发展为关节畸形、关节活动障碍，不仅导致患者身体功能和生活质量下降，同时也给患者家庭与社会带来严重的经济负担[2-3]。因此，如何有效地控制类风湿关节炎并延缓其发展成为医学研究的热点。

朱老认为类风湿关节炎患者最感痛苦的是关节肿胀、疼痛、活动受限，对于迅速止痛、消肿、改善关节功能障碍且无毒副作用的良药，是患者临床最期待的[4]。朱老结合在临床上发现的风湿病四个共性，创造益肾蠲痹丸以满足患者临床需求。具有温阳、益肾、壮肾、增强机体免疫功能、调整骨质代谢的功效。方中侧重运用虫类搜风之品，以达到抗炎、消肿、止痛的功效。

一、益肾蠲痹丸是益肾蠲痹法的理论浓缩

益肾蠲痹丸在临床上的成效不仅仅是单一成药的成功，更是朱老益肾蠲痹法在临床上获得成功的重要佐证，益肾蠲痹法是朱老在继承先师章次公学术经验的基础上结合自身数十年临床诊疗经验，根据顽痹卫阳先虚、外邪侵袭、痰瘀交阻、正虚邪恋的病机特点，通过益肾壮督，提高机体抗病能力，以辨证与辨病相结合的诊断方法，益肾壮督治其本、蠲痹通络治其标的治疗原则，虫类药与草木药相伍的用药特点融合而成的诊疗技术。

（一）辨证与辨病相结合诊断方法

朱老于 1962 年即于《中医杂志》发表文章，提出“辨证与辨病相结合”的主张，对于传统中医学的辨证论治观念与现代医学辨病论治之间的相互关系给出合理的解决方案[5]。朱老认为，中医学对机体功能状态及病理活动进行综合评定，运用四诊八纲，分析病因病机从而归纳分析，确定治疗原则和诊疗措施，具有思维宏观、治疗综合的优势。而现代医学的辨病论治则是基于寻找病源、明确诊断的基础上，进行针对性地用药。朱老前瞻性地指出“病”和“证”之间的因果关系，疾病是证候产生的根源，证候是疾病反映的现象，对二者任一方的单方面否定都是不可取的，只有将二者相结合应用于诊疗，方有利于提高诊断的准确率和治病疗效。朱老辨证与辨病相结合的主张发于实际，力求务实，理论根植于临床实际，正是朱老对于先师章次公“发皇古义，融会新知”观念的传承[6]。

（二）益肾壮督治其本，蠲痹通络治其标的治疗原则

朱老认为，顽痹具有“久痛多瘀、久痛入络、久病多虚、久病及肾”的特点。患者多有阳气先虚，病邪乘虚袭据经络，风、寒、湿、热之邪内侵，气血为邪所阻，壅滞经脉，留滞于内，湿停为痰，血凝为瘀，痰瘀交阻，凝涩不通，深入骨骱，胶着不去，邪正混淆，如油入面，肿痛以作，故此颇为棘手，不易速效。朱老通过长期实践，明确认识到：此证久治不愈者，既有正虚的一面，又有邪实的一面；且病变在骨，骨为肾所主，又督脉统督一身之脉，故确立益肾壮督治其本、蠲痹通络治其标的治则。

（三）虫类药与草木药相伍的用药特点

朱老 1963 年于《中医杂志》连续发表《虫类药在临床应用上的研究》《虫类药在临床

应用上的研究（续）》，并于次年发表《虫类药在临床应用上的研究（二续）》，对虫类药自古以来的应用情况作出了概括，推举近代应用虫类药首当张锡纯、章次公两位中医。后于 1978 年写成《虫类药的应用》一书，至 21 世纪以来多次更新再版，并穷源溯流，据《素问·五常政大论》《大戴礼记》等“羽毛甲鳞倮”五虫之说，发源古意，认为虫类药在早期即动物药之同义词，纳诸多“血肉有情之品”成籍，并指出应拓展虫类药应用途径，重视实践探索，改革剂型，人工养殖以保证药源，对虫类药的规范应用与深化研究都提供了指导。

朱老作为应用虫类药治疗疾病的中医专家，虫类药与草木药相伍的用药特点贯穿朱老行医生涯始终，通古达变，总结虫类药十四大功效：攻坚破积、活血祛瘀、行气活血、宣风泄热、搜风解毒、息风定惊、开窍慧脑、清热解毒、消痈散肿、收敛生肌、利水通淋、化痰定喘、补益培本、壮阳益肾[7]。善于随证变法，在临床中应用虫类药与草木药之结合如臂指使，如在治疗类风湿关节炎时对关节疼痛难忍者，用全蝎、蜈蚣配延胡索或六轴子，增祛风止痛、散瘀消肿之功，用广地龙配寒水石、葎草以泻热通络，治疗湿热患者，朱老曾言：“虫类药乃血肉有情之品，性喜攻逐走窜，通经达络，搜剔疏利，无处不至；又和人类体质比较接近，容易吸收和利用，故其功效佳良而可靠，能起挽澜之功，是草木、矿石类药物所不能比拟。”

二、益肾蠲痹丸治疗类风湿关节炎的生物学基础

早在 20 世纪就已经开始了益肾蠲痹丸的推广应用及相关的基础研究。1988 年有研究表明益肾蠲痹丸可以对实验性痹证起到较好的疗效，使滑膜组织炎症减轻、胶原纤维沉着减少[8]。其后的数十年间，有关益肾蠲痹丸作用机制的探索一直未曾停歇。有研究发现，应用益肾蠲痹丸治疗后患者血清 GM-CSF、白细胞介素-6（IL-6）、肿瘤坏死因子-α（TNF-α）、IgA、IgM、IgG 含量显著下降，提示益肾蠲痹丸可能是通过抗炎和调节免疫功能发挥治疗作用的[9]。有研究发现，益肾蠲痹丸中血肉有情之品如蕲蛇、乌梢蛇、全蝎的有效成分，可通过恢复细胞水平促进免疫耐受，调节 TNF-α、IL-4、IL-6、IL-10 等细胞因子，达到缓解类风湿关节炎的效果[10]。这些细胞因子参与了 RA 的免疫病理过程，包括 T 细胞介导的自身免疫反应[11]。有研究通过建立破骨细胞（OC）-调节 T 细胞（Treg）共培养体系以探讨骨与免疫系统之间的关系，并发现益肾蠲痹丸能够通过 OC-Treg 共培养体系促进 Treg-IL-10 的分泌，抑制 OC HMGB1、RAGE 的表达，抑制 OC 的分化，减少 OC 的骨吸收[12]。益肾蠲痹丸的抗炎作用也是其治疗类风湿关节炎的重要机制之一，研究表明，此药物可减少患者血清 C 反应蛋白水平与红细胞沉降率（ESR），有效缓解患者临床症状[13]。有研究发现，益肾蠲痹丸能通过下调 $CD4^+$T 淋巴细胞 TNF-α、IL-17 的表达，促进 TGF-β、IL-10 的分泌，恢复 TH17/Treg 平衡，进而抑制 OC 的分化和功能[14]。综上所述，益肾蠲痹丸通过包括调节免疫、抗炎等多面的作用机制，共同作用于类风湿关节炎，从而减轻患者的症状并提高其生活质量。

益肾蠲痹丸对类风湿关节炎相关细胞因子的影响已成为现代研究的重要内容，因为它

在调控 RA 的免疫炎症反应中起着关键作用，其发生发展与多种细胞因子失调有关。细胞因子如 TNF-α、IL-6、IL-17、IL-23 等，在 RA 的发生、发展中扮演着重要角色。它们通过促进炎症反应、影响免疫细胞功能、参与破骨细胞形成等途径，与 RA 的关节损害、疼痛和组织损伤等症状的加剧密切相关。益肾蠲痹丸作为一种传统中药制剂，其治疗 RA 的作用机制与调节这些细胞因子有关。研究表明，使用益肾蠲痹丸治疗 RA 可以显著降低患者的血清 TNF-α、IL-6、IL-17、IL-23 等细胞因子的水平。此外，益肾蠲痹丸还能提高血清 25-羟基维生素 D 的水平，这与改善 RA 患者的免疫炎症反应有关。与益肾蠲痹丸相关的临床研究也充分证实了临床有效性，多个研究显示，益肾蠲痹丸能够改善类风湿关节炎患者如晨僵、疼痛、软组织肿胀等临床症状，通过量表工具评估显示能改善患者临床评分，并能改善如 C 反应蛋白、类风湿因子等实验室指标，缓解类风湿关节炎患者的炎症状态，并且在临床中具有安全性较高、不良反应发生率低的特点[15]。

朱良春治疗类风湿关节炎医案：

渠某，女，32 岁，初诊日期：2010 年 6 月 21 日。

主诉：四肢关节痛 7 年余，视物模糊 1 年。

现病史：患者于 7 年前开始出现手指、腕、踝、膝、肩关节痛、僵硬，肩部变形，关节活动不利，外院诊断为“类风湿关节炎”，近 1 年出现双目模糊，目前应用注射用重组人Ⅱ型肿瘤坏死因子受体-抗体融合蛋白（益赛普）、来氟米特治疗。多关节变形、疼痛，脱发，乏力，夜尿多而频，纳眠欠佳，二便尚可，舌质淡红，苔薄，脉弦细。辅助检查：ESR 21mm/h。

西医诊断：类风湿关节炎。

中医诊断：尪痹（肾虚络痹，痰浊瘀阻）。

治则：益肾蠲痹通络，化痰消瘀。

处方：穿山龙 50g，淫羊藿 15g，全当归 10g，制附片 15g，制南星 30g，露蜂房 10g，乌梢蛇 12g，地鳖虫 10g，炙全蝎 4g，泽兰、泽泻各 30g，青风藤 30g，甘草 6g。24 剂。

浓缩益肾蠲痹丸，一次 4g，一日 3 次口服。

二诊：患者多关节变形、疼痛，下蹲困难，视眊、牙龈出血、经期较短、脱发、乏力，夜尿多而频的情况较前均有改善，舌淡红，苔薄腻，脉细弦。复查：ESR 14mm/h；血常规：WBC 3.4×10^9/L，肝肾功能正常。处理：上方制附片改为 18g，制南星改为 40g，加枸杞子 15g。50 剂。中成药同前。

三诊：患者牙龈出血、脱发、乏力均瘥，关节痛不著，唯手掌阵发性烘热，唇干，二便正常，舌质微红，苔薄，脉细弦。检查：乙肝五项正常；ASO 151U/ml，RF 218IU/ml，ESR 10mm/h。原法出入。处理：上方去制附片，加忍冬藤 30g。45 剂。中成药同前。

四诊：患者视眊已瘥，关节痛已不明显，僵硬症状减轻，唯感背冷，下肢作胀，二便正常，舌偏红，苔薄少，脉细弦。检查：血常规、肝肾功能均正常；ESR 5mm/h，RF 192.5IU/ml。

处方：穿山龙 50g，淫羊藿 15g，全当归 10g，制南星 30g，露蜂房 10g，乌梢蛇 12g，地鳖虫 10g，炙全蝎 4g，泽兰、泽泻各 30g，青风藤 30g，制附片 15g，千年健 20g，鹿衔草 20g，甘草 6g。40 剂。

浓缩益肾蠲痹丸，一次 4g，一日 3 次口服。

龙血竭胶囊，一次 6 粒，一日 3 次口服。

五诊：患者服药后关节症状进一步减轻，益赛普已递减，唯不能久坐，视力复又欠清，舌淡红，苔薄白，脉细弦。前法继进。处理：上方加鬼箭羽 20g。40 剂。浓缩益肾蠲痹丸，一次 4g，一日 3 次口服。龙血竭胶囊，一次 6 粒，一日 3 次口服。

六诊：患者服药后症减，唯遇风则关节酸痛，手足心热，益赛普已停用 2 个月。舌质淡，苔薄腻，脉细弦。复查：ESR 14.5mm/h，CRP 14.8mg/L，RF 117.5IU/ml。分析：效不更方，前法继进。处理：上方去鬼箭羽，加肿节风 20g，伸筋草 30g。15 剂。浓缩益肾蠲痹丸，一次 4g，一日 3 次口服。龙血竭胶囊，一次 6 粒，一日 3 次口服。

随访：情况良好，症情稳定改善。

按 本案类风湿关节炎患者，患病时间长达 7 年，来诊时多个关节已出现变形，两目模糊，已经应用益赛普、来氟米特治疗。诊治为肾督虚损、络阻不通之重症尪痹，经治疗后疗效明显。

初诊以穿山龙、淫羊藿、全当归、露蜂房、制附片温滋肝肾，以乌梢蛇、地鳖虫、炙全蝎温通止痛，制南星、泽兰、泽泻、青风藤通络止痛，并以浓缩益肾蠲痹丸口服。

二诊时患者下蹲困难、夜尿多而频的情况较前改善，出现牙龈出血、乏力，舌淡红，苔薄腻。药已见效，继续温通，上方制附片加至 18g，制南星加至 40g，并加枸杞子以补肝肾之精血、滋水涵木。其后患者牙龈出血、脱发、乏力均消失，关节痛亦不显著，唯手掌阵发性烘热，唇干等。遂上方去制附片，加忍冬藤以通络。患者症情进一步改善。四诊时视物不清已瘥，关节痛已不明显，僵硬症状减轻，下肢作胀，唯感背冷。此为本气虚寒之象显露，仍以原方加制附片、千年健、鹿衔草，温阳通络、滋阴壮水以防阳热过亢，兼服温肾壮督之中成药。患者关节不适等症状进一步减轻，益赛普已递减，唯不能久坐，视力复又欠清。此为肝肾之精血亏虚也，继续温补并加鬼箭羽以化浊瘀外出。服药 8 月余，患者诸症皆明显减轻，益赛普已停用。前法继进，患者痹阻之证进一步改善。

本案体现了朱良春先生辨治疑难病强调“持重”的重要性。首先是区别“标本”，勿被标象所惑。痹证之因，皆因肾督亏虚、风寒湿邪侵袭、伏于内所致，治疗过程中，随着阳气渐复尚不到位的情况，部分患者会出现诸如“牙痛、牙龈出血、失眠”等，若标本辨识不清，极易改弦易张，即如本案例患者持续温壮肾督、散寒通络过程中，出现“上火”情况（牙龈出血、手掌阵发性烘热等），朱老认为患者肾督亏虚之根本未发生改变，其脉仍“细弦”，故守法继进，附子当用则用，不必拘泥。相较于脉象在一定时间内较为固定，舌象则变化较多，若不能清晰辨识病之“标本”，甚易误标害本，而犯虚虚实实之诫，即如本案患者初诊为舌“淡红”，经持续温补，舌转至“偏红”，再到“舌红”，最终至舌“淡”。可知其最初舌象之“红”，非真正内有实热，乃为邪阻于内、郁久化热所致，若不分“标本”，径予清热凉营之剂，更伤其阳、冰伏其邪。另外本案对风湿病并发视物不清，朱老的思辨角度为肝肾同源，肝肾精血上注，目窍始明；目不明之原因一责之肝血虚，一则考虑与水寒不能上温养有关。本案以温补药治疗后，视物不清的情况并未明显缓解，但继续经温补肝肾加入枸杞子后，患者双目清亮。可见痹证并发目盲时，当从“温阳”“养精”两个方面考虑。本案例用药特色着重分析穿山龙、鬼箭羽两药。此两味药是朱老辨治痹证常用之品。①穿山龙：具有祛风除湿、活血通络止嗽之功。其性平，诸证型痹证皆可用之，寒证配以川乌、附子、桂枝，热证佐以鬼箭羽，寒热夹杂者则并用之。用量需达 50g 以上。临床实践有力地证明了本品在治疗痹证方面的独特作用，值得临床观察研究。②鬼箭羽：味苦，性寒，善入血分，具有破血通络、解毒消肿、蠲痹止痛之功。朱老认为本品味苦善于坚阴，性寒入血，又擅解阴分之燥热。本品亦是朱老治疗热痹的常用药，尤其对于合并糖尿病辨为阴虚燥热者，常以本品配萆薢为对药；但朱老告诫虚寒证患者慎用之。

参考文献

[1] 路志正，焦树德. 实用中医风湿病学[M]. 北京：人民卫生出版社，1996：246-247.

[2] 梁倩倩，茅建春，肖涟波，等. 类风湿关节炎中西医结合诊疗专家共识[J]. 世界中医药，2023，18(7)：923-928，935.

[3] 朱丽芳，俸一然，许东云. 类风湿关节炎患者生存质量的研究进展[J]. 风湿病与关节炎，2018，7(4)：76-80.

[4] 朱良春. 痹症研究回顾与展望[J]. 山东中医杂志，1994，2：55-56.

[5] 朱良春. 辨证与辨病相结合的重要性及其关系的探讨[J]. 中医杂志，1962，3（4）：16，15.

[6] 朱良春. 医学微言[M]. 北京：人民卫生出版社，1996：205-208.

[7] 朱良春. 朱良春虫类药的应用[M]. 北京：人民卫生出版社，2011.

[8] 吕爱平，王安民，曾晓莲. 益肾蠲痹丸对大鼠实验性痹证影响的病理学研究[J]. 中医杂志，1988，29（6）：49-51.

[9] 李雪芬，钟诗婷，邓矢明. 益肾蠲痹丸治疗类风湿性关节炎临床研究[J]. 河南中医，2017，37（2）：313-315.

[10] Mei L J，Lin C，Lei S S，et al. Small peptides compound isolated from *Agkistrodon* with antiarthritic effect in collagen-induced arthritis rats[J]. Evidence-Based Complementary and Alternative Medicine，2018，2018：8265150.

[11] Bozec A，Zaiss M M. T regulatory cells in bone remodelling[J]. Current Osteoporosis Reports，2017，15（3）：121-125.

[12] 郭明慧，徐慧慧，李晓亚，等. 益肾蠲痹丸对破骨细胞-调节性 T 细胞共培养体系中破骨细胞分化及功能的影响[J]. 中国中医基础医学杂志，2018，24（5）：596-599.

[13] 赵莉. 痛风定胶囊合益肾蠲痹丸治疗活动期类风湿关节炎疗效及对 MMP-3、TIMP-1 水平的影响[J]. 现代中西医结合杂志，2018，27（13）：1447-1450.

[14] 刘昕. 益肾蠲痹丸骨髓液对 $CD4^+T$ 淋巴细胞—破骨细胞共培养体系中破骨细胞分化及功能的影响[D]. 北京：中国中医科学院，2023.

[15] 信建军. 益肾蠲痹丸辅治类风湿关节炎活动期临床观察[J]. 实用中医药杂志，2021，37（7）：1152-1153.

第四节　基于孟河医派章朱学派传承的慢性肾脏病“肾虚湿瘀”核心病机创新研究和循证实践

江苏省中医院肾内科　孙　伟

全世界的慢性肾脏病（CKD）患病率为8%～16%，是临床常见疑难疾病，已成为全球范围内重要的公共健康问题。我国的CKD患病率为10.8%，约有1.12亿患者。而终末期肾脏病（ESRD）需要接受肾脏替代治疗的患者接近300万人，因其死亡率高、花费巨大，给家庭和国家公共卫生体系带来沉重负担。因此延缓CKD进展意义重大。

理想的CKD治疗药物，应该是能延缓eGFR下降速度，使之与年龄增长相关的GFR下降相近，即每年1 ml/min。目前除了RAS阻断剂外，尚未见能够明显延缓肾功能进展的药物。所以需要采用一体化（中西医）治疗延缓CKD进展，争取达到逆转或延缓CKD病程进展，减少并发症至最佳透析前状态等目标。

孟河医派起源最早可追溯至东汉三国时期（葛玄、葛洪），后世以费、马、巢、丁四大家为代表。邹云翔教授受教于费伯雄高足刘莲荪，邹燕勤又是邹云翔的女儿，两位大师创立了孟河医派传承下的邹氏中医肾病。朱良春大师师从丁氏高足章次公，有“章朱学派”之称。笔者有幸先后受教于邹氏、朱良春大师，有幸在孟河医派、章朱学派的熏陶中学习成长。

邹老的肾病学术思想以《黄帝内经》的辨证施治、整体观念为基础。他认为肾病水肿外因为外感六淫之邪及疮毒，内因为人体的肾气充足与否，兼顾肺、脾、肝诸脏，在治水的基础上采用疏风宣肺、清肺解毒、凉营透达、降肺理气、补气行水、温阳利水、补肾固摄、三经同治、活血化瘀、疏滞泄浊十法。急性肾炎的防治原则，一是要正确治疗原发疾病，二是要积极维护肾气。辨证施治中强调“保肾气”。邹燕勤教授认为肾气不足是肾病发生的重要原因，在肾病治疗中注重辨证施治，维护肾气，提出维护肾气、调补脾胃、预防肺卫咽喉或皮肤之邪传变的“治肾”学术思想，在遣方用药中以“扶正祛邪”“未病先防”“已病防变，防微杜渐”等理论为指导。

朱良春大师的治肾学术思想集中体现在先天之本，补肾为先，温振肾阳，诸症得解。他创立了培补肾阳汤（淫羊藿15g，仙茅10g，怀山药30g，枸杞子10g，紫河车6g，甘草5g）并订立加减法度。

笔者继承了邹氏、朱老的补肾为先的思想，在孟河医派、章朱学派传承下结合新时代进一步凝练了慢性肾脏病的核心病机和创新治法。笔者在临床上跟随邹燕勤、龚丽娟和余承惠，在邹氏保肾气的学术思想指引下，先后融入清利湿热、活血化瘀的观点，丰富了治肾学术思想，特别是深入分析CKD 3～5期的病因病机，分别概括CKD 3期的病机为肾虚湿热，治以益肾、清热、化湿；CKD 4期的病机为肾虚湿瘀，治以益肾、清热、化瘀；CKD 5期的病机为肾虚瘀毒，治以益肾、化瘀、泄浊为法。因此凝练成慢性肾脏病的核心病机为“肾虚湿瘀”，基本治疗大法为“益肾清利、和络泄浊”，并以“护肾延衰”的理念加以提炼，提出“保护肾脏、延缓进展”是肾脏病治疗的目标，达到延缓进展、延迟透析、延长生命，提高生活质量（简称“三延一高”）的目的。

根据以上理念和核心病机，我们先后主持科技部“十一五”重大疑难疾病项目《慢性肾脏病临床证治优化方案的示范研究》、国家中医药管理局中医药行业科研专项《慢性肾脏病 4 期中医治疗方案验证研究》、国家“十二五”科技支撑计划《中医药治疗慢性肾脏病 5 期（非透析）的效果比较研究》及江苏省科技厅临床医学科技专项《基于“肾虚湿瘀”理论延缓慢性肾脏病（CKD3 期）进展中西医优化方案研究及推广应用》等循证研究，均取得了明显疗效。

我们还创立了慢性肾脏病临床-科研-慢病管理一体化数据平台，开展了护肾延衰理念中医药延缓慢性肾脏病进展的循证实践。特别对 CKD 3～5 期起到了明显延缓进展的作用。我们治疗 CKD 3 期，经 24 个月 eGFR 上升了 3.01ml/min；治疗 CKD 4 期、5 期，经 24 个月 eGFR 只下降了 0.53ml/min，远远低于 eGFR 每年下降 1ml/min 的正常人 40 岁以后肾小球滤过率下降的速度。可以说这个效果是十分惊人的。不但说明了中医药治疗肾脏病的有效性，更说明传承发扬孟河医派、章朱学派学术精粹的意义。相关的传承创新研究成果先后整体发表在国内外主要期刊上，特别是在《世界科学技术-中医药现代化》杂志上 2019 年以封面文章形式和 2021 年两次集中集约发表了 10 余篇文章；护肾延衰理念指导下制订的肾衰诊治方案列入了江苏省中医药局颁布的优势病种诊治推荐，获得国家发明专利一项，分别获得江苏省中医药科技进步奖一等奖和中华中医药学会科技进步奖三等奖。今后，我们将制订一系列系统研究计划深入进行临床和基础研究，以期取得更大的成绩。

第五节　朱良春教授基于奇经八脉理论治疗强直性脊柱炎

广东省中医院　潘　峰

强直性脊柱炎是一种慢性炎症性疾病，主要侵犯骶髂关节、脊柱、脊柱旁软组织及周围关节，可伴发关节外表现，严重者可发生脊柱畸形和强直，以骶髂关节及脊柱疼痛、僵直为主要症状[1]。

国医大师朱良春认为，强直性脊柱炎的本质是肾督亏虚，其病变在腰尻、脊柱[2]。肾为水火之脏，督统一身之阳；而督脉隶于肝肾。循行脊里，为“阳脉之海”。若卫阳空疏，屏障不密，防御失固，风寒湿乘虚而入，盘踞经脉，则骨节疼痛反复；又因肾督亏虚，筋挛骨弱，留邪不去，痰浊瘀血逐渐形成，痰瘀蕴结，缠绵不愈，正虚邪恋，虚实夹杂，久则病深。故常强调补肾及督脉的重要性，通过益肾壮督的方法治疗强直性脊柱炎。

一、奇经八脉理论的理论溯源与发展

中医学奇经八脉是指除了十二正经之外的八条重要经脉系统，包括冲、任、督、带、阴维、阳维、阴跷、阳跷等经络，它们的功能特点主要体现为对十二正经气血的蓄积、渗

灌和调节作用，同时还具有联系十二经脉的作用，以统摄经脉气血、协调阴阳，对人体的生理功能和病理变化具有重要的影响。

有关奇经的记载，最早可以追溯至战国时期，《难经》首载奇经八脉之名，所谓："脉有奇经八脉者，不拘于十二经。"《黄帝内经》诸多篇章中对奇经八脉都有记载，如《素问·骨空论》中详细描述了督脉的循行，又在《灵枢·本输》载："颈中央之脉，督脉也。"在古代医家中，叶天士最擅长使用奇经辨证来治疗多种内伤杂病，其《临证指南医案》中记载多条涉及奇经辨证的医案，为中医学治疗疑难杂症提供了新的治疗思路。叶天士在其著作中指出奇经治病当以补益为主，可运用于诸多虚损病中。朱老深切认同其奇经八脉的辨证方法，亦受近代名医张锡纯、南通名医蒋宝素影响，提出应加用萹蓄、败酱草、鱼腥草、土茯苓等泄浊化瘀之品以配合治疗下元不足又有湿热瘀浊滞留等冲任之证，用蒋氏阳和饮温煦督脉治疗寒湿水饮之哮证。

朱老尊前人奇经学说精华，历临床体验感悟，提出"益肾壮督，蠲痹通络"法治痹。认为奇经病属"肾痹"范畴，符合其重病、大病、久病的特点，将强直性脊柱炎与普通痹证区分开来，除风寒湿热外邪之因外，彰显阳气先虚、卫外功能下降之内因。邪气所凑，其气必虚。卫外失固，病邪方能乘虚而入。病位与病机方面则指出肾痹本在肾督，其本质是肾精不足或肾督阳虚而导致风寒湿热外邪侵入，以络脉痰瘀互结阻滞，筋骨不得荣养为标。

朱老将强直性脊柱炎明确归咎于奇经病变督脉阳虚有以下原因：其一，从外在表现上，督脉之为病常表现为脊柱病症，《素问·骨空论》云："督脉为病，脊强反折。"强直性脊柱炎疾病过程中所表现的脊柱畸形、僵直等一系列使患者难以直立的症状正符合督脉病的特征。其二，督脉与肾关系密切，肾附着于脊上，督脉循脊而行，二者相互交通，命门之火借督脉之循行而布送周身，故命门之虚实与督脉之强弱息息相关，若命门火衰，则督脉难施温煦脏腑卫外御邪之能，使病邪易侵人体，正是痹证发生或反复难愈之因[3]。

在强直性脊柱炎的治疗上，朱老指出其本虚标实的病性，朱老切中"督脉为病，实则脊柱强"的特点，认为肝肾亏虚，肾督阳虚，使筋挛骨弱而邪留不去，肾为水脏，肾阳虚则水液不化，水液不化则为痰浊，痰瘀相互转化，瘀血逐渐形成，壅滞经脉，轻则疼痛僵硬，重则使病邪深入骨髓，胶着不去，终为虚实夹杂之复杂证候[4]。在治疗方面，朱老继承叶天士填补奇经之精血多用血肉有情之品"草木药饵总属无情，不能治精血之惫，……当以血肉充养，取其通补奇经"[5]的主张，应用虫类药等血肉有情之品，如穿山龙、僵蚕、露蜂房、地鳖虫、乌梢蛇等治疗痹证，又应用虫类药与草木药相配伍，起协同增效之功，达到缓解僵硬、疼痛，减轻炎症，防止骨质破坏的效果。又发挥叶氏善用引经药之能，以虫类药"有血入血，无血行气，搜剔络中混处之邪"，并根据虫类善钻走的特点，应用于强直性脊柱炎以起到通达脊柱的效果，弥补叶氏取类比象，仅鹿角性阳温煦入督脉之不能，对强直性脊柱炎痰瘀互结病机起到针对性治疗的效果。

二、益肾壮督法治疗强直性脊柱炎的临床研究

朱老应用奇经八脉理论，提出“益肾壮督，蠲痹通络”的治疗方法，其代表方剂“益肾蠲痹丸”治疗强直性脊柱炎疗效甚佳，近年来多项研究表明，应用益肾蠲痹丸，对改善强直性脊柱炎脊柱关节活动度、缓解疼痛晨僵、降低炎症指标等方面均具有较好疗效[6]。有研究通过益肾蠲痹法治疗放弃甲氨蝶呤（MTX）、柳氮磺吡啶（SSZ）治疗的强直性脊柱炎患者66例，通过临床观察，发现益肾蠲痹法可有效降低患者BASDAI、BASFTI、BASMI及ESR、GRP等炎症指标，可明显改善病情，对患者的骨关节破坏有一定修复作用，并发现应用益肾蠲痹法可以促使强直性脊柱炎的主要易感基因HLA-B27转阴[7]。有研究发现，加减益肾蠲痹汤可有效缓解早期活动性强直性脊柱炎肾虚督寒证患者的附着点炎，改善骶髂关节炎症，降低疾病活动度，且安全性较高[8]。多项研究表明，益肾蠲痹丸具有调节炎症因子、抑制炎性反应、阻止并修复关节破坏等作用。有研究证明益肾蠲痹丸可以降低CIA大鼠滑膜组织VEGF蛋白表达，抑制局部血管翳形成，减少骨质破坏[9]。举验案如下。

张某，男，34岁，初诊日期：2009年4月5日。

主诉：腰背强硬6年。

现病史：患者6年前出现腰背、骶髂疼痛，夜间和晨起明显，后出现僵滞不舒，2007年8月17日外院查X线片示：①强直性脊柱炎可能；②两侧骶髂关节炎。CRP 16.5mg/L，ESR 35mm/h。2007年8月24日：HLA-B27 49.9 U/ml，予以“美洛昔康、SASP、虎力散”2个月效果不显。2008年3月4日摄胸腰椎及骨盆片示强直性脊柱炎表现，予以“附桂骨痛颗粒”及“美洛昔康”口服4个月没有缓解，遂停服。来诊求治。

刻下：驼背，颈项、腰背僵硬不适，颈项前屈、后仰、左右活动俱受限，平躺时脊柱疼痛，翻身欠利，双肩关节活动时有弹响声。纳可，易醒，二便调，舌淡苔白，脉细。

检查：弯腰指地距45cm，枕墙距8cm，双直腿抬高试验（+），双“4”字征（-），脊柱后突压痛。辅助检查：血常规正常，ESR 28mm/h，CRP 10.5mg/L，HLA-B27 51.9U/ml，X线片：强直性脊柱炎。

西医诊断：强直性脊柱炎。

中医诊断：大偻。

中医辨证：肾虚络痹，痰浊瘀阻。

治则：益肾蠲痹通络，化痰消瘀。

处方：痹通汤加穿山龙50g，拳参30g，青风藤30g，忍冬藤30g，补骨脂30g，骨碎补30g，鹿角片12g，生黄芪30g，凤凰衣8g，葛根30g，潞党参30g，云苓20g，苍术、白术各15g，陈皮6g。14剂。

浓缩益肾蠲痹丸，每次4g，每日3次，口服。

蝎蚣胶囊，每粒0.3g，每次1.5g，每日3次，口服。

忌海鲜、牛羊肉，加强腰背肌锻炼。

中药熏蒸。

二诊：患者症情同前，药后口中淡而无味，使用中药熏蒸较为舒服，苔薄白根黄腻，脉细小弦。处理：上方加鸡内金 10g，谷芽、麦芽各 30g。14 剂。浓缩益肾蠲痹丸，每次 4g，每日 3 次，口服。蝎蚣胶囊，每粒 0.3g，每次 1.5g，每日 3 次，口服。

三诊：患者近期 $L_2 \sim L_3$ 椎体压痛，活动时感略有僵滞感，纳差，舌质红衬紫苔白，脉细小弦。原法出入。处理：上方加山萸肉 20g，广木香 6g。14 剂。中成药同前。

四诊：患者诉腰痛减轻，活动能力改善，有晨僵、纳差、眠差，舌质红苔白腻，脉滑，二便调。续原法加减。处理：痹通汤加穿山龙 50g，拳参 30g，青风藤 30g，忍冬藤 30g，补骨脂 30g，骨碎补 30g，鹿角片 12g，生黄芪 30g，凤凰衣 8g，葛根 30g，潞党参 30g，云苓 20g，生炒白术各 15g，陈皮 6g，鸡内金 10g，谷芽、麦芽各 30g。14 剂。中成药同前。吲哚美辛栓 1 粒，塞肛，每晚，必要时。

五诊：患者家属诉病情稳定，唯形体消瘦，体重 55kg 左右，有恶心呕吐感，舌中根苔腻，脉细小弦。续当原法出入。处理：痹通汤加穿山龙 50g，青风藤 30g，忍冬藤 30g，补骨脂 30g，骨碎补 30g，鹿角片 12g，姜半夏 15g，生赭石 30g，藿香梗、紫苏梗各 10g，山萸肉 20g，制南星 30g，蔻仁（后下）5g，炒白术 30g，潞党参 20g，云苓 20g，陈皮 8g，莪术 8g，制黄精 20g，谷芽、麦芽各 30g。30 剂。中成药同前。

六诊：患者诉近 4～5 天右侧腿膝疼痛，腰背酸痛，已无恶心感，纳谷平，眠欠佳，舌红苔薄白，脉弦细。处理：上方去姜半夏、藿香梗、紫苏梗，改制南星为 35g，加炮山甲 10g，生白芍 20g。14 剂。中成药同前。

七诊：患者服药后右侧腿膝痛改善，但腰背痛如前，晨僵 5 分钟，纳可，二便调，痛扰睡眠，舌淡苔薄白，脉细。处理：上方加生地黄、熟地黄各 20g，改生白芍为 30g。14 剂。中成药同前。

八诊：患者症情平稳，右侧腿膝痛已减，唯腰不舒同前，晨僵 3 分钟，纳可，二便调，痛扰睡眠，舌淡苔薄白，脉小弦细。查体：指地距 45cm，枕墙距 13cm。处理：痹通汤加穿山龙 50g，青风藤 30g，补骨脂 30g，骨碎补 30g，山萸肉 20g，制南星 30g，鹿角片 15g，蔻仁（后下）5g，炒白术 30g，潞党参 20g，云苓 20g，陈皮 8g，莪术 8g，制黄精 20g，谷芽、麦芽各 30g，生地黄、熟地黄各 15g。14 剂。中成药同前。

九诊：患者近 3 个月症情平平，腰背僵滞，不能直腰，午后僵甚，略畏寒，纳可，二便调，不易入睡，易醒，醒后难再入睡，苔薄白腻，脉细小弦。血检回复：HLA-B27 42.3 U/ml，CRP 9.6mg/L，ESR 27mm/h，续当原法出入。处理：痹通汤加穿山龙 50g，青风藤 30g，补骨脂 30g，骨碎补 30g，拳参 30g，鹿角片 15g，川连 3g，肉桂 3g，生黄芪 30g，泽兰、泽泻各 30g，制川乌 10g，川桂枝 10g，姜半夏 10g，首乌藤 30g，灵磁石 30g，生白及 10g，生白芍 30g，莪术 8g。30 剂。浓缩益肾蠲痹丸，每次 4g，每日 3 次，口服。龙血竭胶囊，每次 6 粒，每日 3 次，口服。

十诊：患者近来症情平稳，已无明显腰背疼痛，唯稍有僵滞，眠欠安，纳可，便调，守上方案。

十一诊：患者近日项背僵痛较甚，活动受限，纳可，眠安，便调，苔薄白，脉细小弦。守上方案。另予以朱氏温经蠲痛膏1贴，每12小时1次，外用。

十二诊：患者药后症情加重，颈项僵痛，腰部活动不利，自我感觉差，体重下降3.5kg，纳可，便调，眠易醒，苔白薄腻，脉弦。宗原法继治。处理：上方去制川乌、川桂枝，加制南星30g，淫羊藿15g，蜈蚣2.25g，全蝎2.25g。14剂。浓缩益肾蠲痹丸，每次4g，每日3次，口服。

十三诊：患者面色红润，颈项、腰背活动度增大，苔薄黄中根腻，脉细小弦。双“4”字征（++），双直腿抬高试验（+），平卧则头不碰枕，指地距45cm，枕墙距12cm。测血常规正常，ESR 33mm/h，HLA-B27 39.2 U/ml，CRP 7.6mg/L。处理：痹通汤加穿山龙50g，青风藤30g，拳参30g，制川乌10g，川桂枝10g，生白芍30g，莪术8g，凤凰衣8g，补骨脂30g，骨碎补30g，鹿角片15g，生黄芪30g，泽兰、泽泻各30g，姜半夏10g，首乌藤30g，灵磁石30g，生白及10g。30剂。浓缩益肾蠲痹丸，每次4g，每日3次，口服。蝎蚣胶囊，每粒0.3g，每次1.5g，每日3次，口服。

后上方，一剂服两天巩固。至2011年6月11日复查：HLA-B27 37.3 U/ml，CRP 6.1mg/L。

十四诊：患者来电话自述，药后症情平稳，汤药不再服用。以浓缩益肾蠲痹丸、蝎蚣胶囊口服巩固。

随访：病情稳定好转。

按 朱良春从“肾督亏虚，痰瘀互结”之根本病机入手治疗强直性脊柱炎，此患者为强直性脊柱炎重症病例，经近3年治疗取得明显效果，足以证明患者对朱老信任与方剂之显效。朱老诊此患者一派肾督亏虚、筋脉络道严重闭阻之证。《素问·生气通天论》曰“阳气者，若天与日，失其所则折寿而不彰”“阳气者，精则养神，柔则养筋”，肾为元阳，为一身阳气之根本，督为阳脉之海，此二者亏虚，阳气则失于运布，故“温肾壮督”为治本之法。诊以痹通汤加穿山龙、补骨脂、骨碎补、鹿角片、生黄芪以温壮肾督，潞党参、云苓、陈皮、苍术、白术以资中焦气血生化之源，以拳参、青风藤、忍冬藤等利筋脉止痛，并加葛根解肌升阳。朱老以为，痹证患者拖延日久，正气虚弱，气血周流不畅，五脏气血虚少，当以缓图，调和脾胃，补益肝肾，方可使五脏温煦，另辅以锻炼，增加营养摄入，始有康复之望。

参考文献

[1] Sieper J，Poddubnyy D. Axial spondyloarthritis[J]. The Lancet，2017，390（10089）：73-84.

[2] 蒋恬，朱婉华. 国医大师朱良春“益肾蠲痹法”治疗强直性脊柱炎经验[J]. 北京中医药，2022，41（8）：844-846.

[3] 潘峰. 国医大师朱良春应用奇经八脉理论治疗强直性脊柱炎学术思想研究[D]. 南京：南京中医药大学，2017.

[4] 潘峰，郭建文. 国医大师朱良春对奇经八脉理论的传承和创新[J]. 中华中医药杂志，2017，32（6）：2522-2524.
[5] 叶天士.临证指南医案[M]. 北京：人民卫生出版社，2006.
[6] 畅金剑，王增慰，黄巧智. 强督通痹汤联合益肾蠲痹丸治疗强直性脊柱炎 35 例[J]. 中医研究，2011，24（3）：29-31.
[7] 朱跟葵，付俏芳. 益肾蠲痹丸治疗强直性脊柱炎 23 例疗效观察[J]. 浙江临床医学，2003（7）：556.
[8] 张利鹏，杨薇，张玉涛，等. 加减益肾蠲痹汤治疗早期活动性强直性脊柱炎肾虚督寒证的临床疗效观察[J]. 中医药信息，2024，41（2）：62-67.
[9] 王晶晶，刘静，裴天仙，等. 益肾蠲痹丸对Ⅱ型胶原致关节炎大鼠踝关节组织病理改变的影响及其机制研究[J]. 中草药，2016，47（17）：3064-3069.

第十一章

肿瘤临证经验

第一节　国医大师朱良春教授学术思想在肿瘤治疗中的临床发挥——暨中医药辨病辨证治疗肿瘤

香港浸会大学中医药学院　徐　凯

在肿瘤疾病的治疗上，朱良春教授强调：整体观念、扶正祛邪、顾护正气、脏腑辨证补泻。笔者曾有幸师从朱良春教授，受益匪浅，现将朱老治疗肿瘤疾病临证经验进行总结并与各位同道分享。

一、概　　述

（一）肿瘤流行病学

癌症统计数据显示，2022 年全球新发癌症病例 1996 万例。中国新发癌症人数位居全球第一。癌症新发人数前十国家：中国 457 万，美国 228 万，印度 132 万，日本 103 万，德国 63 万，巴西 59 万，俄罗斯 59 万，法国 47 万，英国 46 万，意大利 42 万。

2022 年全球癌症死亡病例 970 万例。中国癌症死亡人数位居全球第一。癌症死亡人数前十国家：中国 300 万，印度 85 万，美国 61 万，日本 42 万，俄罗斯 31 万，巴西 26 万，德国 25 万，印度尼西亚 23 万，法国 19 万，英国 18 万。

（二）西医治疗肿瘤方法

西医肿瘤治疗方法，大体上是在手术治疗、化学药物治疗、放射治疗、靶向治疗、免疫治疗、放射介入治疗、热疗、冷冻治疗等治疗方法基础上的个体化精准综合治疗。

二、肿瘤中医药辨证治疗

（一）中医治疗肿瘤概况

中医药系统治疗肿瘤约开始于 20 世纪 50 年代。主要开展肿瘤中医药辨证治疗。近代单纯中医药或单纯西医药治疗肿瘤已经不占多数，大多数肿瘤患者选用中西医联合为主的治疗方法。

（二）朱老师治疗肿瘤学术思想

国医大师朱良春强调：中医药或中西医联合治疗肿瘤，应是“个体化辨病辨证”综合治疗模式。朱良春教授治疗肿瘤注重经典应用。强调：整体观念、扶正祛邪、顾护正气、脏腑辨证补泻。强调治疗肿瘤“扶正消癥”是主法。扶正即补虚扶正、修复扶正、祛邪扶正，切勿伤正气。扶正以益气养阴为主，或健脾益肾，益气补血。消癥即软坚散结、清热解毒、化痰软坚、活血化瘀、行气通络等。朱老师认为：肿瘤发生是人体正气虚弱，脏腑功能失调，邪毒侵袭所致。内生邪毒、湿浊、痰凝、气滞、瘀血，诸邪互结，产生肿瘤。故不论肿瘤处于何种阶段，治疗均可以扶正消癥。

本人在香港，发挥朱良春教授学术思想，治疗各类晚期癌症，并在不断总结和创新基础上，形成针对癌症的中医药辨证治疗系列方法，获得较好疗效。

1. 整体观念在肿瘤治疗中的应用

《素问·至真要大论》曰：“故《大要》曰：谨守病机，各司其属，有者求之，无者求之，盛者责之，虚者责之，必先五胜，疏其血气，令其调达，而致和平，此之谓也。”

在临床治疗肿瘤时始终遵循《黄帝内经》“必先五胜”，注重脏腑经络、精气血津液之间的生理关系和病理变化的相互影响，认为肿瘤疾病是全身性疾病的局部表现。局部肿瘤，属实，为实邪；而机体整体正气虚，脏腑经络气血功能失调。因此治疗肿瘤时，亦遵循整体辨证的治疗原则和方法。

（1）治疗晚期肝癌 晚期肝癌或因气滞血瘀，或因瘀毒结聚，皆有肝气、肝血或肝阴不足。基于五行生克制化理论，张仲景在《金匮要略·脏腑经络先后病脉证第一》中特别提出：“夫肝之病，补用酸，助用焦苦，益用甘味之药调之。酸入肝，焦苦入心，甘入脾。脾能伤肾，肾气微弱，则水不行，水不行，则心火气盛，则伤肺；肺被伤，则金气不行，金气不行，则肝气盛。故实脾，则肝自愈。此治肝补脾之要妙也。肝虚则用此法，实则不再用之。经曰：‘虚虚实实，补不足，损有余’，是其义也。余脏准此。”指出肝病会伤脾、伤肺、伤肾、伤心。因此治疗肝癌时，应以甘味健脾，因脾能伤肾，肾不戕心，则心火气盛；心强可以伤肺，则金气不行，金气不行不来过分伤肝，则肝气盛，在此基础上再施以中医抗肝癌之法，治疗效果会得到提高。

治疗肝癌的基本处方：红参须、白术、参三七、紫河车、炙地鳖虫、炮甲片、广姜黄、广郁金、生鸡内金、虎杖、石见穿、蒲公英、垂盆草。

常用加减药物：炙鳖甲、炙龟板、炮甲片、煅牡蛎、莪术、三棱、柴胡、预知子、荔枝核、橘核、桂枝、吴茱萸、炒山楂核、旋覆花、黄芩、黄连、白花蛇舌草、贯众、炙全蝎、炙守宫、炙蜈蚣、炙九香虫等。

（2）治疗晚期肺癌 中医认为，肺癌晚期，或因癌痰瘀结聚，或因癌瘀毒结聚，皆有肺气或肺阴不足。根据五行生克制化理论，肺病会伤肝、伤脾、伤心、伤肾。故治疗肺癌时，应以酸味养肝，肝能伤脾，则脾不戕肾，肾水充盛；肾强可以伤心，则心火不盛，心火不盛，则肺气盛。故实肝，则肺病容易治愈，此是治肺补肝的妙法。在此基础上再施以中医抗肺癌之法，治疗效果会得到提高。

2. 扶正祛邪抗癌原则在肿瘤治疗中的应用

针对晚期肿瘤患者正气虚弱，或化放疗后正气大伤，临床常采取补虚扶正、修复扶正、祛邪扶正的治疗方法和治疗原则，在抗癌时勿伤正气。朱老扶正，常以益气养阴为主，或健脾益肾，益气补血。主药常选用炙黄芪、太子参、党参、仙鹤草、珠儿参、冬凌草等。临床上，张仲景的薯蓣丸方药与治法常被采用。张仲景在《金匮要略·血痹虚劳病脉证并治第六》中说："虚劳诸不足，风气百疾，薯蓣丸主之。"薯蓣丸的主要功效是补气养血，疏风散邪。临床常用于治疗虚劳气血俱虚，阴阳失调，外兼风邪，头晕目花，消瘦乏力，心悸气短，不思饮食，骨节疼痛，微有寒热。而薯蓣丸的治疗功效正适用于晚期肿瘤患者虚弱，或化放疗后正气大伤。

抗癌亦即消癥。朱老认为：肿瘤发生是人体正气虚弱，脏腑功能失调，邪毒侵袭所致。内生邪毒、湿浊、痰凝、气滞、瘀血，诸邪互结，产生肿瘤。故不论肿瘤处于何种阶段，治疗均可以扶正消癥为主。消癥，朱老认为：癥包含诸多含义，如有明确肿块、硬结，为痰邪瘀毒胶结，消癥治疗即软坚散结，同时也含清热解毒、化痰软坚、活血化瘀、行气通络等意。可选用白花蛇舌草、龙葵、蒲公英、干蟾皮、全蝎、蜈蚣等药物。

3. 抗癌时顾护正气的方法

依据张仲景的理论，朱老师强调：治疗肿瘤要顾护阳气和津液。如《伤寒论》中桂枝汤的啜热稀粥法，大承气汤的急下存阴法，白虎汤的清热生津法，八味肾气丸的外感后虚劳补虚法等，都是治病顾护正气治法。

（1）肿瘤化疗时中医药辅助治疗 临床治疗癌症时，常有化疗后脏腑功能受到伤害，导致气血津液生成减少、代谢障碍，出现呕吐、腹泻、出汗不止、畏寒疲倦、少寐不寐等。如若呕吐属于阳气不足、胃中虚寒，而浊阴上逆者，日久会伤气血津液，可以给吴茱萸汤加减治疗。腹泻属于脏腑虚寒，浊阴下泻者，可给理中汤或乌梅丸加减治疗。患者畏寒疲倦，属于三阴虚寒，阳气不足证者，可以给四逆汤加减治疗。化疗后不寐，属于气津不足，血无所化，心不藏神者，可以给酸枣仁汤加减治疗。

（2）肿瘤放疗时中医药辅助治疗 放射治疗癌症，会直接伤害放射野内脏腑组织和气血功能。如鼻咽癌放疗后，会出现口干、细颈征、唾液腺损伤和颞颌关节炎等症状，患者感到非常不适。中医认为，放射治疗属于辐射损伤，导致脏腑气血津液受到伤害，筋脉受损并失养。治疗应给予通络解肌，升津舒筋。可考虑给葛根汤加减治疗。《伤寒论》曰："太阳病，项背强几几，无汗，恶风，葛根汤主之。"

（3）清热解毒治疗癌症 清热解毒法治疗肿瘤，是用来清解消除人体内部热毒或火毒所致癌症。此法容易苦寒伤正，因此要注意顾护阳气。可参考《伤寒论》的治法，如"伤寒，本自寒下，医复吐下之，寒格，更逆吐下；若食入口即吐，干姜黄芩黄连人参汤主之"，用干姜、人参顾护正气。

（4）活血化瘀法治疗癌症 活血化瘀法的理气活血、理气祛瘀、破血散结等，都会伤气血津液。使用此法抗癌时，亦要顾护脏腑气血津液。可参考张仲景“五劳虚极羸瘦，腹满不能饮食，食伤、忧伤、饮伤、房室伤、饥伤、劳伤、经络营卫气伤，内有干血，肌肤甲错，两目黯黑。缓中补虚，大黄䗪虫丸主之”的治疗理法。以大黄、土鳖虫、黄芩、桃仁、杏仁、干漆、虻虫、水蛭、蛴螬和酒等活血化瘀；以芍药、甘草、干地黄、蜂蜜扶正。

4. 抗癌时脏腑辨证补泻法

中医药治疗癌症的基本大法是补法和泻法。补是补虚，泻有汗、下、消等法。

（1）补虚之法 张仲景在《金匮要略·脏腑经络先后病脉证第一》中说“夫肝之病，补用酸，助用焦苦，益用甘味之药调之。酸入肝，焦苦入心，甘入脾。脾能伤肾，肾气微弱，则水不行，水不行，则心火气盛，则伤肺；肺被伤，则金气不行，金气不行，则肝气盛。故实脾，则肝自愈。此治肝补脾之要妙也。肝虚则用此法，实则不再用之。经曰：‘虚虚实实，补不足，损有余’，是其义也。余脏准此”。这是脏腑的补虚大法。

朱老强调：肿瘤患者邪实正虚。正虚宜补，补分五脏、气血阴阳不同。张仲景五脏虚各有补法，可参考使用。如肝血虚，用当归生姜羊肉汤；肝阳虚，用吴茱萸汤；心阴阳两虚，用炙甘草汤；脾胃阴阳两虚，用小建中汤、黄芪建中汤；肺阳虚用甘草干姜汤；肺阴虚，用麦门冬汤；肾气不足，用肾气丸。

（2）泻实之法 临床上，肿瘤患者有实证，尤其脏腑实，可用泻实邪治法。如张仲景在《金匮要略·消渴小便利淋病脉证并治》中说“脉浮，小便不利，微热消渴者，宜利小便，发汗，五苓散主之”“假令瘦人脐下悸，吐涎沫而癫痫，此水也，五苓散主之”，即泻胸中水热的治法，临床可供参考使用。结合《黄帝内经》“其下者，引而竭之”，因此，临床上胸膈、肚腹的肿瘤，以水湿痰饮为主者，可以用清泄法治疗，如胸腺恶性肿瘤、肠癌、盆腔恶性肿瘤等。

张仲景在《伤寒论·辨太阳病脉证并治》中还说“结胸者，项亦强，如柔痉状，下之则和，宜大陷胸丸”“伤寒六七日，结胸热实，脉沉而紧，心下痛，按之石硬者，大陷胸汤主之”，结合《黄帝内经》“中满者，泻之于内”，因此，肿瘤以痞满、气滞为主，可以用疏理中焦气机法，兼有瘀血，加用活血化瘀法，如胃癌、肝癌、胰腺癌等。

张仲景在《伤寒论·辨太阳病脉证并治》中又说“太阳中风，脉浮紧，发热，恶寒，身疼痛，不汗出而烦躁者，大青龙汤主之”，结合《黄帝内经》“其实者，散而泻之”，因此，肿瘤有发热，或合并外感发热者，可以用表里兼治，清散表邪、清里热治法，如胃癌、大肠癌、肝癌、胰腺癌等。

三、总 结

朱老师强调：临证用药以病、症、舌、脉为辨证论治依据，同时辨不同肿瘤，辨证、辨病相结合。朱老师认为：治疗肿瘤要常中有变，变就是病情变化，根据病情变化辨证用药。朱老师常谓：中医药治疗并不是完全消灭肿瘤，乃是和肿瘤共处，抑制肿瘤发展，改善病情，提高生存质量，延长肿瘤患者带瘤生存期。

第二节　国医大师朱良春教授辨治肺癌经验

南通市良春中医药临床研究所门诊部　朱剑萍，郁兆婧

肺癌的发病率与死亡率长期位于各类恶性肿瘤的前列，我国每年有 78.7 万新发肺癌病例，死于肺癌者达 63 万[1]，已成为我国首位的恶性肿瘤死亡原因。近年来，针对肺癌的治疗手段已大大丰富，传统手术、放化疗等治疗方法日趋成熟，另外靶向治疗及免疫治疗也逐渐广泛应用，但是患者的 5 年生存率仍不足 20%，这也提示肺癌的预防与治疗仍是长期需要探索的临床难题。国医大师朱良春教授是中医临床大家，对恶性肿瘤的治疗经验丰富，为诸多肿瘤患者减轻了病痛，延长了生存期，提高了生活质量。笔者有幸跟随朱老侍诊左右，受益良多，现将朱老治疗肺恶性肿瘤的思路及经验总结如下。

一、抓住核心病机，确立治疗大法

“正气不足，邪毒内存”和“虚”“痰”“瘀”“毒”等适用于所有恶性肿瘤，通过长期的肺癌治疗临床经验，朱老认为，正气不足，痰瘀、癌毒为肺癌发生、发展之核心病机。因肺居上焦，癌毒犯肺，肺气失于宣肃，无以通调水道，加之子病及母，脾土受损，运化失常，水饮湿留滞，聚而成痰，继而与气滞、瘀毒相互交结，聚积成块。治疗当以扶正益气治其本，解毒、化痰、祛瘀治其标。拟定经验方扶正消癥汤，组成：仙鹤草、生黄芪、莪术、僵蚕、浙贝母、守宫、露蜂房、白花蛇舌草、白英、龙葵、半枝莲、生甘草。其中仙鹤草、生黄芪扶正益气，僵蚕、浙贝母化痰散结，守宫、露蜂房解毒祛瘀，白花蛇舌草、白英、龙葵、半枝莲清热解毒，生甘草调和诸药兼能补虚。肺癌治疗的各个病程，均可在此经验方的基础上根据患者症情辨证加减。

二、辨 证 用 药

肺癌的证候复杂，常因癌肿发生的部位、大小、种类、发展阶段及有无转移或并发症而有所不同。早期可无症状，或症状轻微。中心型肺癌出现症状较早，周围型肺癌出现症状较晚。咳嗽、气急、咯血、胸闷痛、发热等症状，多见于肺癌各种证候。临证灵活针对患者现存症状，在经验方的基础上辨证用药，可有效改善患者不适症状，以增强患者治疗信心。

（一）咳嗽

咳嗽是肺癌最为常见的症状，多属内伤咳嗽。

咳嗽阵作、咳声重浊，痰多色白黏，苔白腻者，多为痰湿蕴肺，治以燥湿化痰、理气止咳，可在扶正消癥汤基础上选用二陈汤合三子养亲汤加减。

咳嗽增剧，痰黄稠而黏，舌红，苔黄，脉数者，多为痰热郁肺，治以清热化痰，肃肺止咳，可选加金荞麦、鱼腥草、黄芩、瓜蒌皮、地龙、海浮石、陈胆星、大贝母等。

干咳，咳声短促，口燥咽干，声音嘶哑，舌红，苔少，脉细数者，多为肺阴亏耗，治以养阴清热、润肺止咳，可选加南沙参、北沙参、麦冬、天冬、百合、款冬花、紫菀等。

咳声低弱，短气，自汗，乏力，舌淡，苔白，脉细弱者，多为肺脾气虚，治以健脾补肺，可选加生晒参或党参、陈皮、姜半夏、茯苓、化橘红等，减少清热解毒等寒凉之品。

（二）咳血

咳血属“血证”范畴，病位在络脉。治疗需辨别虚实，实证多由火热、瘀血引起，虚证多为气虚不摄、血不循经所致，治疗当以治火、治气、治血为主。

痰中带血或咳血，口干咽痒者，多为燥热犯肺，治以清热润肺、宁络止血，可选加桑叶、山茶花、煅花蕊石、藕节炭、白茅根等。

痰中带血或咳血，血色紫暗，胸胁刺痛，舌青紫有瘀斑，脉涩者，多为瘀血阻络，治以通络祛瘀、凉血止血，可选加三七、丹参、生地炭等。

咳血量大、血色较淡，倦怠乏力，食欲不振，舌淡，苔白，脉细者，多为气虚不摄、脾不统血，治以益气摄血，可选加生晒参、茯苓、炮姜炭、茜草炭等。

（三）胸腔积液

胸腔积液也是肺癌最常见的症状，对患者生存质量影响较大。严重者只能依靠胸腔穿刺引流短时缓解。胸腔积液属“痰饮”“悬饮”范畴，饮为阴邪，治疗上应注意温阳化气，根据虚实辨证用药。

胸胁疼痛，呼吸困难，咳逆气喘，不能平卧，舌淡，苔白，脉沉弦或弦滑者，此为饮停胸胁，治以泻肺祛饮，可选加葶苈子、大枣、桑白皮、猪苓、车前子、半夏等。

胸闷气短，呛咳阵作，痰少质黏，口干咽燥，手足心热，舌红，苔少，脉细数者，此为饮阻气郁，化热伤阴，阴虚肺燥，治以滋阴清热，可选加沙参麦冬汤、泻白散加减。

气喘气促，动辄尤甚，胸闷，纳少，神疲乏力，怯冷，舌淡胖，苔白滑，脉沉细者，多为脾肾阳虚、水饮内停，肾失纳气，治以温补脾肾，可选加附子、干姜、细辛、白术、紫石英、坎炁、蛤蚧等。

（四）癌性发热

癌性发热即非感染性发热，临床表现多见夜间与午后规律、反复出现发热，主要以低热为主，相关感染性实验室检查处于正常范围，临床治疗以非甾体抗炎药或激素治疗为主[2]。用药后虽体温暂降，但热势缠绵难愈，为临床治疗的难点。癌性发热也是肺癌的常见症状之一。多出现在肿瘤进展期或晚期，持续的发热使患者机体消耗增加，体质下降，影响生存质量，因此有效地控制体温，对患者病情的控制及预后有重要意义。

午后或夜间发热，或手足心热，伴有心烦、盗汗、口干、咽燥者，属阴虚内热，治以养阴清热，可选加青蒿、白薇、地骨皮、知母等。

热势壮盛，久稽不退，痰多色黄，大便干结，舌红，苔黄腻，脉弦滑者，属痰瘀交阻、毒热内蕴，治以清热凉血、化瘀解毒，可选加金银花、黄芩、金荞麦、生大黄、瓜蒌、大贝母等。

三、擅用虫类药

朱老是虫类药学专家，擅用虫类药治疗各类疑难杂症。虫类药性喜攻逐走窜、通达经络、搜剔疏利、无处不到，又为血肉有情之品，可扶助正气，激活体内能量。在治疗肺癌方面，朱老喜用守宫、露蜂房解毒散结，僵蚕、地龙化痰散结，全蝎、蜈蚣解毒化瘀，水蛭、地鳖虫活血化瘀，九香虫、蜣螂行气消胀等。值得一提的是，结合临床应用体会，解毒抗癌祛邪功效的虫类药有类似于靶向治疗的作用，长时间服用可能会形成抗药耐药性，建议应用2～3个月根据患者情况作调整，交替配伍使用。如患者正气衰颓，不可妄用攻伐伤正的虫类药，避免正气愈伤，邪毒盘踞。

四、中西医结合，各取所长，优势互补

早在1962年朱老就提出辨证与辨病相结合，随着疾病谱的不断变化，医学也要不断进步学习，相互融合，才能攻克新的难题。肺癌的西医传统治疗方式主要是手术、放疗、化疗，相当于中医的祛邪毒法，对体质允许、符合治疗指征的患者可以选用。随着现代治疗技术的发展，肺癌已经进入精准治疗时代，分子靶向药物及免疫治疗在很大程度上提高了中晚期肺癌的临床疗效，但也仅适用于部分人群，此外，西医的治疗方式有诸多毒副反应，严重影响患者生存质量。中医的优势是从整体观念出发，辨虚实，辨病性，辨阶段，辨脏腑，通过调整机体脏腑气血阴阳平衡，在减轻放、化疗毒副反应，改善临床症状等方面存在优势，并且抗癌中药的作用机制也不断地被实验所阐明。因此，在肺癌治疗的不同阶段，以中医辨证治疗为本，取西医之长，采用合理有效的治疗方案，可以取得更好的疗效。

（一）围手术期

围手术期，以补肺健脾，扶助正气为主，促进术后康复；针对术后无须行辅助治疗或已完成辅助治疗的早期肺癌患者，治疗当扶正祛邪兼顾；术后稳定期，治以益肺健脾为主、解毒消癥为辅，以期降低复发转移风险。

（二）化疗

化疗期间，患者多出现脾胃不和、气血亏虚、脾肾不足等证，中医药可健脾和胃、益气养血等，以缓解毒副反应，提高化疗的耐受性，尽可能帮助患者完成全疗程化疗。

1. 骨髓抑制

骨髓抑制是化疗最常见的不良反应之一，根据其头晕、乏力、腰膝酸软、出血等临床

表现，属中医学“虚劳”“血虚”范畴，其主要病因病机为脾肾亏虚，髓海失养。化疗药物属有毒之品，伤及脾胃，致脾胃失和，气血生化乏源；伤及肾府，则致肾精肾阳亏损，精不养髓，髓海失养，故致阴血亏虚。治疗当健脾补肾，养血生髓，可选加生晒参、鸡血藤、油松节、牛角鳃、补骨脂、枸杞子、当归、熟地黄等。

2. 消化道反应

消化道反应是肺癌患者化疗期间常见的不良反应，临床多见厌食、恶心、厌油腻、呕吐、嗳气等表现。多因化疗药物损伤脾阳，胃失和降所致。治以和胃降逆，健脾止吐，可配伍香砂六君子汤加减。

3. 周围神经毒性

此不良反应在化疗或靶向治疗中均常见。主要表现为手指、组织对称性麻木感，触觉异常，疼痛等。化疗药物为大毒寒凉之品，耗损阳气，阳气不足无以温煦血脉，血行不畅，筋脉痹阻，治以温经通脉、活血消瘀，可选加乌梢蛇、鸡血藤、当归、川芎、桂枝、丹参、苏木等。

（三）放疗

放疗最常见的不良反应为放射性肺炎。放疗系“火毒”之邪，火毒之邪直袭肺脏，灼伤肺阴，濡润失常，致肺宣降受阻，气机阻滞于内，气行不畅，津液输布失常而出现咳嗽、胸闷、气喘、呼吸困难，舌红苔少或无苔等症，治疗当益气养阴，清热解毒，选加桑叶、百合、沙参、麦冬、枇杷叶、太子参、石斛等。

（四）靶向治疗

针对同步进行靶向治疗的患者，临证用药适当减少祛邪解毒、软坚散结之品，以扶正为主，协同抗癌。针对不良反应辨证用药，以冀提高患者的药物耐受性，延缓耐药时间，增强疗效。

1. 皮疹

皮疹是肺癌靶向治疗中最常见的不良反应，常见红色丘疹或脓疱，伴瘙痒脱皮，甚至皲裂疼痛。肺合皮毛，多因药毒泛于肌肤而发。治以清热解毒、润燥止痒，可选加地肤子、白鲜皮、蝉蜕、金银花、连翘、赤芍、紫草、当归、防风等。

2. 口腔溃疡

不同于传统口疮，靶向药所致口疮具有其自身的特异性。素体正气亏虚，邪毒内蕴，药毒伤脾，致脾气亏虚，正虚邪实，阴阳失衡，口腔溃疡易发生且迁延难愈，严重影响患者生活质量，治疗当以扶正健脾、养阴护膜为主。可选加党参、茯苓、玉蝴蝶、凤凰衣、人中白、人中黄，心火炽盛者加黄连、栀子，阴虚火旺者加鳖甲、龟板、北沙参、黄柏等。

五、临证建议

服用中药期间，需定期检查血常规、肝肾功能。定期影像复查，以动态观察病情变化。在延长生存期的同时，重视药物治疗的安全性和患者生活质量。

服用中药，建议患者全周期坚持治疗，病情稳定者可逐步减量，服用汤药时间一般建议3年，后续中成药巩固治疗2年。

除药物治疗外，需重视饮食、生活、情绪调节。合理膳食，荤素搭配，不食羊肉、狗肉、鸡肉、辛辣刺激等发物，不食腌制、油炸食物。肿瘤患者易出现悲观、恐惧、焦虑、孤独、否认等心理，可采用中医学“七情养生”法进行情志疏导，包括以情胜情、语言感化、心理疏导、转移注意力等。

六、典型病例

李某，男，49岁，初诊日期：2008年12月13日。

现病史：患者因左侧胸痛至当地医院行CT检查示左上肺小细胞肺癌，纵隔淋巴结转移。行化疗9次，放疗30次，患者体质渐差，终止治疗。刻诊：神清，体瘦，精神萎靡，面色苍白无华，干咳，纳谷不馨，二便尚调，舌淡红，苔薄腻，脉弦。辅助检查：CT复查示左上肺肺癌治疗后改变，左肺下叶背段炎症，左侧胸腔积液。B超示左侧腹股沟区低回声结节，淋巴良性肿块可能性大。血常规：WBC 1.65×10^{9}/L，Hb 60g/L，RBC 2.04×10^{12}/L，PLT 26×10^{9}/L。

中医诊断：肺积。

中医辨证：化疗放疗后正气重挫，气血亏虚。

治则：扶正补虚，益气养血。

处方：仙鹤草80g，生黄芪50g，炒僵蚕15g，龙葵30g，潞党参30g，金荞麦30g，全当归10g，熟地黄20g，山萸肉30g，鸡血藤30g，油松节30g，牛角䚡30g，甘杞子15g，生甘草6g，20剂。

金龙胶囊，每次1g，每日3次。

复方扶芳藤合剂，每次15ml，每日2次。

二诊：2008年12月29日。服药后精神改善，复查血常规：WBC 5.1×10^{9}/L，Hb 108g/L，RBC 3.28×10^{12}/L，PLT 164×10^{9}/L。偶咳，纳可，大便1～2日一行。药既获效，续守原法。

三诊：2009年2月19日。精神显振，诸症好转，惟咳嗽时作，纳谷欠佳，口干口苦，舌偏红，苔薄黄腻，脉细。于北京某医院复查胸部CT：①左上肺小细胞肺癌治疗后改变，与前片相比无明显变化；②左肺下叶背段放射性炎症。B超：颈部、腹部淋巴结未见肿大。血常规正常。肝功能：AST 41.2U/L，ALT 62.6U/L，余项正常。肾功能正常。CEA、CA125、CA724、NSE、SCC均正常。续以原法出入，以补气血、益肝肾为主。处方：仙鹤草80g，生黄芪50g，炒僵蚕15g，龙葵30g，金荞麦40g，党参30g，全当归10g，熟地黄20g，山萸肉30g，鸡血藤30g，油松节30g，牛角䚡30g，甘杞子15g，鸡内金15g，川石斛15g，女贞子 20g，生甘草 6g。30 剂。金龙胶囊，每次 1g，每日 3 次。

四诊：2009 年 5 月 19 日。坚持服药治疗，症情平稳。复查肺部 CT 示左肺占位约 1cm，较前缩小。血常规、肝肾功能正常。精神佳，纳可，便调，眠安。续守原方。后患者坚持服用中药治疗，定期复查病情稳定，中药逐步减量，巩固治疗至 2018 年。随访至 2022 年，病情稳定未复发，工作生活如常。

按 患者经化疗、放疗，正气受挫，气血亏耗，以大剂量仙鹤草扶正补虚，潞党参、全当归、熟地黄、山萸肉、甘杞子补肝肾、益气血；鸡血藤、油松节、牛角鳃三者配伍活血通络，养血止血，朱老经验此配伍可促进造血功能，提高机体免疫力；金荞麦、炒僵蚕、龙葵清肺止咳。药后患者精神改善，除偶尔发作咳嗽，复查血常规示三系已近正常；此后多次检查血常规示三系在正常水平，定期复查肺部 CT 示肺部肿块逐渐缩小，未见肿大淋巴结、放射性肺炎；服药 5 个月后复查癌体缩小；服药 1 年，精神显见好转，复查 CT 病灶较前缩小。此后一直以扶正消癥、解毒散结为原则治疗，随访至今未出现复发、转移，患者工作、生活如常。此案患者通过中医治疗，改善了因化疗、放疗引起的不良反应，肿瘤发展得到控制、改善，疗效显著。

七、总结与展望

肺癌的发生发展始终处于恒动变化中，具有复杂多变的特性，伴随病程阶段和治疗阶段的不同，治疗应扶正解毒，化痰祛瘀，消癥散结。标本兼顾，精准辨证、随证治之，开阔思路，融会贯通，充分发挥中医药在肺癌诊疗中的作用。如何让更多肺癌患者得到治疗获益、减轻不良反应，是临证诊治需要一直探索的问题。

参 考 文 献

[1] 郑荣寿，孙可欣，张思维，等. 2015 年中国恶性肿瘤流行情况分析[J]. 中华肿瘤杂志，2019，41（1）：19-28.

[2] 邢丽菊. 癌性发热的中西医认识和治疗[J]. 中医杂志，2011，52（11）：924-926.

第三节 基于“虚瘀水”核心病机辨治高颈段脊髓血管母细胞瘤

广东省中医院 郭建文 吴晓淑

血管母细胞瘤（hemangioblastoma，HB），又称脑脊髓血管网状细胞瘤，是一种高度血管化的、组织学上良性的肿瘤，基本成分是含有脂质的基质细胞和丰富的毛细血管网[1]。脊髓血管母细胞瘤（spinal cord hemangioblastoma，SHB）占脊髓肿瘤的 3%～8%，发于中青年，多发于胸髓和脊髓，可自发形成，如同时伴发胰腺、肾、肺、附睾等多处肿瘤则称为 von Hippel-Lindau（VHL）综合征（VHL 综合征是一种抑癌基因突变引起的常染色体显性遗传病，伴有多器官系统受累），脊髓血管母细胞瘤易造成患者神经功能严重缺损，病残率高[2]，合并 VHL 综合征则预后较差。因肿瘤的直接压迫与肿瘤周围水肿，患者的首要症状为感觉运动障碍和疼痛，随着疾病的进展，后期可出现诸如肢体无力、脊柱侧弯、瘫痪等[3-4]，严重影响患者的生活质量和心理健康。MRI 是最重要的影像学诊断方法，因其具有多方位成像、组织分辨率高的特点，可清晰准确地显示脊髓血管母细胞瘤的形态、位置、瘤体特点及病灶与邻近脊髓的关系[5]。病灶成分决定 MR 信号，瘤体实性部分在 T1WI 上呈等或稍低信号表现，在 T2WI 上呈稍高信号，病灶内有无流空血管或合并出血则决定了信号是否均匀[6]。SHB 常伴有瘤周水肿和脊髓空洞症，T2WI 能更好地评价瘤周水肿和脊髓空洞症的影像特征[7]。瘤周水肿和脊髓空洞症主要由肿瘤血管渗出及肿瘤细胞分泌物所致[8]。目前现代医学尚无针对 SHB 的有效药物，外科手术治疗为首选方案，经占位切除术可治愈[9]，但脊髓的解剖结构特殊，血流供应丰富，导致手术风险巨大[10]，且费用高昂。

由于脊髓血管母细胞瘤发病率较低，相关文献报道较少，临床认识不足，对本病的诊断和治疗面临巨大的考验[11]，属于疑难杂症的范畴。传统中医在攻克疑难杂症方面有着独特的优势，以“整体观念、辨证论治”为主导，标本兼治，在改善患者症状和生活质量、稳定病情上发挥着重要作用。郭建文教授为首届国医大师朱良春学术继承人、青年岐黄学者，擅长运用传统中医配合现代医学，治疗脑血管病及其他神经系统疑难病，几十年来积累了丰富的临证经验。笔者有幸侍诊，现将其运用中医理法方药治疗一例 SHB 患者验案介绍如下，患者辗转广州、北京各大医院，均认为高颈段 SHB 术后高位截瘫风险巨大，拒绝手术，选择中药保守治疗，自 2017 年至今坚持服用中药，病情渐趋稳定，生活质量逐渐改善，从需要轮椅、拐杖辅助到如今可以自行走路、工作、旅行，堪称医学上的奇迹。

一、验案举要

梁某，女，42 岁，初诊日期：2017 年 9 月 19 日。

主诉：右上肢麻木酸痛、右下肢无力 1 月余。

现病史：1 个月来时常出现右上肢麻木、酸痛，因自我怀疑是以前长期打羽毛球运动过度造成，故未重视，伴随右脚抬起无力，走路易跌倒，影响日常生活及工作。某次走路时跌倒，于当地医院行 MRI 检查，发现高颈段脊髓血管母细胞瘤（C_2～C_6）。医生建议手术切除肿瘤，患者考虑手术风险较高，选择保守治疗，遂于广东省中医院二沙岛门诊部求诊于郭建文教授。刻诊：患者无法正常行走，由轮椅推入诊室，站立需拐杖辅助，诉右上肢常酸痛麻木，右脚抬起无力，已绝经。纳寐可，二便正常。专科查体：一般情况可，意识清楚，查体合作，言语清晰，颈软，活动可，四肢肌张力不高，右侧肢体肌力 3^{+}级，病理征未引出，右侧肢体感觉减退、麻木感，舌质淡，苔薄白，脉弦细。

西医诊断：脊髓肿瘤（C_2～C_6，因年份久远，影像及检查报告单未见）。

中医诊断：痿证。

中医辨证：肝肾亏虚、气滞血瘀水停。

治则：温阳、利水、化瘀，兼补肝肾。

处方：五苓散加减。

茯苓 30g，泽泻 30g，泽兰 30g，茺蔚子 15g，桂枝 15g，壁虎 15g，姜黄 30g。共 7 剂，水煎早晚分服。

嘱调整心态，坚持服药，定期复查，控制肿瘤生长，必要时手术治疗，患者再次拒绝手术方案。

二诊：2017 年 10 月 31 日。刻诊：病情稳定，右上肢仍时有酸痛麻木，行走不稳好转，纳眠二便正常，舌淡暗，苔薄白，脉沉细无力。考虑需加强活血化瘀和温通力度。中医诊断：痿证，属肝肾亏虚、髓枯筋痿证。治法：温肾阳，通督脉，化瘀血，利浊水。处方：桂枝茯苓丸合五苓散加减。壁虎 30g，姜黄 45g，茯苓 30g，泽泻 30g，泽兰 30g，茺蔚子 15g，桂枝 30g，桃仁 15g，鸡内金 30g，小茴香 10g，马钱子粉（冲服）0.4g。共 14 剂，水煎早晚分服。另增外洗方：生川乌 10g，生草乌 10g，皂角刺 30g，鸡血藤 30g，桂枝 15g，共 14 剂，水煎外洗（泡脚）。嘱患者若服药后感觉好转，可守方长期续服。

复诊：2018 年 1 月 23 日。刻诊：右上肢酸痛麻木减轻，右下肢抬脚较前有力，无须轮椅，可拄拐杖自行缓慢走路，纳寐可，二便调，舌淡暗，苔薄白，脉细数。效不更方，在前方基础上增加抗肿瘤中药，并加入鹿茸壮督脉之阳。具体方药：壁虎 40g，姜黄 50g，茯苓 30g，泽泻 30g，泽兰 30g，牡丹皮 15g，茺蔚子 15g，桂枝 30g，桃仁 10g，鸡内金 20g，小茴香 12g，七叶一枝花 15g，半枝莲 15g，鹿茸（冲服）3g，马钱子（冲服）0.5g。共 14 剂，水煎早晚分服。

复诊：2020 年 11 月 24 日。刻诊：病情稳定，右上肢酸痛好转，偶感麻木，右下肢逐渐有力，可自行缓慢走动，劳累则后背疼痛，休息可缓解，舌淡红，苔薄白，脉细数。前方稍作调整，具体如下：壁虎 40g，姜黄 50g，茯苓 30g，泽泻 30g，苦参 15 g，牡丹皮 15g，桂枝 30g，桃仁 15g，鸡内金 15g，小茴香 15g，七叶一枝花 15g，半枝莲 30g，龙葵 30g，马钱子（冲服）0.5g。共 14 剂，水煎早晚分服。嘱多走路锻炼，劳逸结合，本方可长期服用，定期复查颈椎 MRI，了解脊髓肿瘤生长情况。此后患者以此方加减，隔日一剂，坚持服用。

复诊：2024 年 3 月 20 日。刻诊：右上肢时有麻木，自觉抬脚无力但程度较前好转，走路较前平稳，长时间走路则感劳累，且易扭伤，饮食正常，睡眠可，大小便正常，舌质淡红，舌苔薄白，脉沉细。已能参加工作，日常生活能独立完成。处方：姜黄 30g，茯苓 30g，桂枝 30g，桃仁 15g，鸡内金 15g，小茴香 15g，七叶一枝花 15g，半枝莲 30g，龙葵 30g，牡丹皮 15g，僵蚕 15g。15 剂，水煎早晚分服。嘱守方续服，劳逸结合。患者近期与亲友环游大西北，还通过微信向郭教授分享旅行照片，照片中的梁女士站在西北的大草原上，大红披肩迎风飘扬，心情开朗，与 7 年前初来看诊时判若两人。

二、验案分析

该患者自 2017 年以来，坚持在郭教授门诊寻求中药保守调理，未服用西药及手术治疗，多次复查颈椎 MRI 均提示“肿瘤与前大致相仿”，体现了中医学“既病防变”的治疗原则。因肿瘤生长范围较广（C_2～C_6）且血运丰富，仅靠保守治疗欲消除肿瘤难度巨大，因此，治疗的目标是尽可能控制肿瘤的生长速度。7 年来的坚持，既抑制了肿瘤的生长，又很大程度上改善了患者的生存质量，于患者、于中医事业而言，都意义重大。因复诊次数较多，笔者仅挑选几次具有代表性的进行辨治探析。

（一）核心病机探讨

脊髓血管母细胞瘤虽是一种良性肿瘤，但因占位压迫，加之颈椎解剖结构复杂，患者首先出现感觉、运动功能障碍和疼痛，如肢体乏力、酸痛，无法行走，肩胛疼痛等，对生活、工作乃至心理都有一定程度的影响。郭教授诊治此病时，坚持辨症、辨证与辨病相结合。

从症状而言，此案中患者初诊即见肢体无力，隶属中医学“痿证”范畴。痿证是指肢体筋脉弛缓软弱无力，运动受限，或伴肌肉萎缩的一种病证，精血津液外不能濡养四肢，内不能涵养五脏，故而成痿[12]。中医古籍中，关于痿证的病因病机大致可分为以下几种：①精血虚耗致痿：《三因极一病证方论》指出“内脏精血虚耗，荣卫失度，发为寒热，使皮血、筋骨、肌肉痿弱，无力以运动，故致痿”。《素问・五脏生成》云：“足受血而能步，掌受血而能握，指受血而能摄。”说明五脏精血耗伤是痿证的重要病机。②湿热致痿：《素问・痿论》曰“有渐于湿，以水为事。若有所留，居处相湿，肌肉濡渍，痹而不仁，发为肉痿”。一方面湿热阻滞使水湿运化失常，升清降浊失司；另一方面，湿热之邪搏结，煎灼精血津液，久则致痿。③情志内伤：古人早已认识到，情志内伤，郁而化热，热灼津液，以致五脏六腑失养致痿，如《素问・痿论》记载：“有所失亡，所求不得，则发肺鸣，鸣则肺热叶焦；悲哀太甚则胞络绝，胞络绝则阳气内动，发则心下崩，数溲血也；思想无穷，所愿不得，意淫于外，入房太甚，宗筋弛纵，发为筋痿，及为白淫。”④肺气热致痿：《医林一致》云：“肺主气，火之象也，气者，万物之父，百骸资始者也，肺着于热则肺病而百骸无所资始矣，故令手足痿也。”肺为娇脏，肺热叶焦，则金燥水亏，津液不行，百脉失养乃成痿证。本例医案中，患者下肢痿弱，上肢麻木，时年 42 岁，尚未到“七七，任脉虚，太冲脉衰少，天癸竭，地道不通”的阶段，然月经已绝，结合初诊脉弦细，考虑为肝肾精血亏虚不能濡养四肢。故针对“痿证”，紧扣“虚”这一核心病机。

从辨病的角度而言，脊髓血管母细胞瘤在中医归属“癥积”的范畴，即肿瘤包块瘀滞体内，病灶部位各异，然则形成机制无外乎气滞、血瘀、痰湿蕴积，日久成结。《难经》言：“积者，阴气也，其始发有常处，其痛不离其部，上下有所终始，左右有所穷处。”《诸病源候论》阐述“块盘牢不移动者，是癥也”。本案患者肿瘤长于颈段，出现肢体麻木痿弱无力，乃瘤体压迫，阻滞气机和血运，致不通和不荣，结合症状及舌下络脉迂曲，考虑气滞血瘀。故诊治本病当抓住“瘀”这一核心病机。

从中医病位来讲，该患者病位在脊髓，位于督脉循行部位。督脉总督一身之阳气，阳气不足，则不能温煦膀胱，气化无权，则水停体内。清代医家黄元御在《伤寒悬解》中说：“督脉之阳衰，乃太阳寒水之旺。”因此，郭教授采古今医家所长，灵活变通，认为针对该本，亦不可忽略“水”这一病机。治疗应加入小茴香、鹿茸等入奇经八脉之品，方为对症。

当然，郭教授也主张中医要与现代医学手段结合，磁共振、CT、胃肠镜等作为望诊的延伸，合理参考有助于我们组方用药。从患者的磁共振结果来看，存在瘤周水肿。古今中医对此早有认识，如张仲景在《金匮要略》中有“血不利，则为水”的经典论述，唐容川著《血证论》云“瘀血流注，亦发肿胀者，乃血变为水”，均深刻认识到血瘀与水肿的密切关系。

（二）辨治与处方探讨

SHB 为慢性进展性疾病，暂无特效药，保守治疗以控制、密切观察肿瘤的生长速度，提高患者生存质量为原则。若迁延日久，任由肿瘤肆意生长，恐危及生命。本案患者病程长，拒绝手术治疗，坚持中医药保守治疗，郭教授面对患者这一棘手的疾病，立足于“从整体观念出发，把握病、症、证三者的关系”，辨证施治遣方，获得确切满意的疗效。纵观整个治疗过程，始终标本兼顾，标为气滞血瘀水停，本为肝肾精血督阳亏虚，体现了传统中医标本兼治、虚实同调、以平为期的大原则。

初诊（2017 年 9 月 19 日）时处方：壁虎 15g，姜黄 30g，茯苓 30g，泽泻 30g，泽兰 30g，茺蔚子 15g，桂枝 15g。此为五苓散化裁，佐以活血化瘀调经之壁虎、姜黄、茺蔚子。五苓散出自《伤寒论》，原方为“猪苓十八铢、泽泻一两六铢、白术十八铢、茯苓十八铢、桂枝半两”，是利水名方，原为治疗膀胱气化不利所致蓄水证，后世医家扩大其应用范围，现代临床及实验结果证明五苓散可减少体内液体蓄积，治疗各种水肿疗效显著[13]。瘤周水肿亦属“水肿”范畴，本案应用五苓散化裁，桂枝温阳化气，茯苓、泽泻、泽兰利水，可将瘤体周围的水肿以气化、走水道的方式排出，减轻患者不适。督脉隶属奇经八脉，为阳脉之海，统领一身阳气，灌脊而行，与足太阳膀胱经平行，从象上看，太阳寒水包裹着督脉一阳。太阳寒水，其在天为寒，在地为水，在人为膀胱，所以黄元御先生才有“督脉之阳衰，乃太阳寒水之旺”的论述。诸药合用，温督脉，开太阳，化寒水。茺蔚子可益精，兼活血调经；姜黄破血行气通经；壁虎，又名守宫、盐蛇、天龙等，有小毒，可宣通经络。二诊时患者表示有好转，表明方药已达病所，辨证准确。

二诊（2017 年 10 月 31 日）时处方：壁虎 30g，姜黄 45g，茯苓 30g，泽泻 30g，泽兰 30g，茺蔚子 15g，桂枝 30g，桃仁 15g，鸡内金 30g，小茴香 10g，马钱子粉（冲服）0.4g，并新增外洗方：生川乌 10g，生草乌 10g，皂角刺 30g，鸡血藤 30g，桂枝 15g。内服处方即在前方基础上，加大壁虎、姜黄的用量，化裁使用“桂枝茯苓丸”。桂枝茯苓丸出自《金匮要略・妇人妊娠病脉证并治第二十二》，其曰：“妇人宿有癥病，经断未及三月，而得漏下不止，胎动在脐上者，为癥痼害。妊娠六月动者，前三月经水利时，胎也。下血者，后断三月衃也。所以血不止者，其癥不去故也，当下其癥，桂枝茯苓丸主之。”原方为桂枝、茯苓、牡丹皮、桃仁、芍药各等分炼蜜为丸，主治妇人胞宫素有癥积，即现代所称“子宫肌瘤”“卵巢囊肿”等；后世用来活血化瘀，缓消癥块，效佳。本案参考“桂枝茯苓丸”治疗胞宫的思路，治疗同属于奇经八脉的脊髓肿瘤，联合其他活血化瘀药物，能够抑制脊髓肿瘤的生长。鸡内金为家鸡的干燥砂囊（脾）内膜，人皆用以消食，殊不知其消癥瘕亦甚有力，《医学衷中参西录》中记载该药“消化瘀积，治疗男子之癖、女子之痂”；小茴香可入奇经，温补肾阳；马钱子为剧毒药，服用或炮制不得法可引起呼吸麻痹而致死，然功效卓著，用之得当可起重病，疗沉疴[14]，本方小剂量使用马钱子振颓疗瘫、通经络止痛。外洗方主要作用为温经活络，生川乌、生草乌同为剧毒药物，外治给药既能避免内服易中毒之弊，也可增强疗效。

复诊（2018 年 1 月 23 日）处方：壁虎 40g，姜黄 50g，茯苓 30g，泽泻 30g，泽兰 30g，牡丹皮 15g，茺蔚子 15g，桂枝 30g，桃仁 10g，鸡内金 20g，小茴香 12g，七叶一枝花 15g，半枝莲 15g，鹿茸（冲服）3g，马钱子（冲服）0.5g。前方不变，因患者并未出现中毒反应，马钱子用量从 0.4g 增至 0.5g；增加抗肿瘤经验中药七叶一枝花（又名重楼）、半枝莲。另加入血肉有情之品鹿茸，清代医家叶天士说："夫精血皆有形，以草木无情之物为补益，声气必不相应……血肉有情，栽培身内之精血。"鹿茸为雄鹿头上未骨化密生茸毛的幼角，可强筋骨，益精血，壮肾阳，因督脉为肾之外垣，鹿茸是温通督脉的妙药。

复诊（2020 年 11 月 24 日）处方，前方不变，增加龙葵、苦参。龙葵本为苦寒的清热解毒药，与七叶一枝花、半枝莲配伍共奏消癌肿之功。苦参是清热燥湿药，性寒味苦，《神农本草经》记载其可治疗癥瘕积聚、除痈肿。处方于一派温补药中少佐寒凉，避免过于温燥。

按 自 2017 年以来，患者每一次复诊，基础方（五苓散+桂枝茯苓丸）不变，观其脉症，知犯何逆，随症灵活加减。郭教授认为，治疗慢性病应有方有守，一朝一夕难以速效，应紧扣核心病机，若方药起效，鼓励患者守方续服，久久为功。针对脊髓血管母细胞瘤这一罕见病，郭教授始终围绕"虚、瘀、水"三大核心病机，四诊合参辅以现代医学技术，"温肾阳，通督脉，化瘀血，利浊水"的治法一以贯之，使用经方联合经验药、对症药，寒热攻补兼施，标本兼治。7 年来患者肿瘤未见增大，不适症状逐渐好转，生活、工作渐入佳境，患者表示，是郭教授、是传统中医，给了她信心与希望！

三、总　　结

血管母细胞瘤是一种罕见的、高度血管化的良性肿瘤，主要位于小脑和脊髓中。脊髓血管母细胞瘤典型表现为运动和感觉障碍，其严重程度因肿瘤的大小和位置而异，切除术是避免神经系统恶化的最佳治疗选择[15]。磁共振是重要的诊断技术，其影像学有一定特征，对诊断和术前评估有着重要价值。然而，由于缺乏有效药物，且相关文献较少，对本病的诊断与治疗面临不小的考验。中医药历经几千年而不衰，在防治慢性病、疑难病方面具备独特优势和显著疗效，不拘泥于特定疾病，而是从整体出发，辨证论治，可弥补现代医学的不足。本案脊髓肿瘤病程长，生长范围广（C_2～C_6），无论中医、西医均有一定难度。西医主张早日切除占位性病变，以预防神经功能恶化甚至危及生命；中医则强调长期有效服药，标本兼顾，阴阳气血寒热同调，达到既病防变、控制病情进展、提高生活质量的目标。本文总结分享了郭建文教授治疗脊髓血管母细胞瘤的理法方药，以期对中医治疗本病提供理论与经验指导，后续还将继续跟进患者的疾病进展。

参 考 文 献

[1] 张平，丁晓云，石士奎. 中枢神经系统散发性血管母细胞瘤 MRI 征象与病理对照[J]. 中国 CT 和 MRI 杂志，2022，20（11）：14-16.

[2] Conway J E，Chou D，Clatterbuck R E，et al. Hemangioblastomas of the central nervous system in von Hippel-Lindau syndrome and sporadic disease[J]. Neurosurgery，2001，48（1）：55-62；discussion 62-63.

[3] Ammerman J M，Lonser R R，Dambrosia J，et al. Long-term natural history of hemangioblastomas in patients with von Hippel-Lindau disease：implications for treatment[J]. Journal of Neurosurgery，2006，105（2）：248-255.

[4] Imagama S，Ito Z，Wakao N，et al. Differentiation of localization of spinal hemangioblastomas based on imaging and pathological findings[J]. European Spine Journal，2011，20（8）：1377-1384.

[5] 陈苍松，黄婷，吴丹，等. 脊髓血管母细胞瘤的 MRI 表现[J]. 中国中西医结合影像学杂志，2022，20（4）：337-339.

[6] 段世军，朱小飞，冯秀龙，等. 脊髓血管母细胞瘤的 MRI 诊断[J]. 延安大学学报（医学科学版），2020，18（1）：71-75.

[7] Lonser R R. Surgical management of sporadic spinal cord hemangioblastomas[J]. World Neurosurgery，2014，82（5）：632-633.

[8] Wu T C，Guo W Y，Lirng J F，et al. Spinal cord hemangioblastoma with extensive syringomyelia[J]. Journal of the Chinese Medical Association，2005，68（1）：40-44.

[9] Mandigo C E，Ogden A T，Angevine P D，et al. Operative management of spinal hemangioblastoma[J]. Neurosurgery，2009，65（6）：1166-1177.

[10] 王焕宇，王宏，马全锋，等. 脊髓血管母细胞瘤七例临床分析[J]. 中国现代神经疾病杂志，2020，20（10）：908-913.

[11] Gläsker S，Berlis A，Pagenstecher A，et al. Characterization of hemangioblastomas of spinal nerves[J]. Neurosurgery，2005，56（3）：503-509；discussion 503-509.

[12] 李娟，谢胜. 古代中医关于痿证的病因病机及其治法探析[J]. 亚太传统医药，2019，15（7）：208-210.

[13] 马佳颖，袁慧，尚乘，等.五苓散治疗水肿的作用机制及研究进展[J].辽宁中医药大学学报，2024，9：1-10.

[14] 秦聪聪，杜沁圆，张义敏，等. 马钱子炮制历史沿革及现代研究进展[J]. 中华中医药杂志，2024，39（1）：319-325.

[15] Joaquim A F，Ghizoni E，dos Santos M J，et al. Intramedullary hemangioblastomas：surgical results in 16 patients[J]. Neurosurgical Focus，2015，39（2）：E18.

第四节　国医大师朱良春恶性肿瘤辨治思想及实践

江苏省南通市中医院　吴　坚

恶性肿瘤是严重威胁人类健康的重大慢性疾病，是 21 世纪中国乃至全球严重的公共卫生问题之一。据统计，我国恶性肿瘤的粗发病率可达 341.75/10 万，其中老年人恶性肿瘤发病率可达整体的 60%以上，对社会造成巨大负担[1]。国医大师朱良春教授行医数十载，在长期的临证实践中，对于恶性肿瘤的辨证论治，经验丰富、屡获奇效，并形成了一套安全有效的临床诊疗规律。现将朱老恶性肿瘤学术观点与辨治经验进行总结，以期更好地服务临床。

一、中西医相互启示合作

早在2006年，世界卫生组织已将恶性肿瘤定义为慢性疾病，维持治疗是其特定治疗阶段的重要施治策略。近年来，维持治疗已在多种实体瘤，如晚期非小细胞肺癌[2]、结直肠癌[3]、乳腺癌[4]等疾病中陆续得到临床应用。实际上，朱老早年间便已创造性地提出，在恶性肿瘤治疗中，中西医相互启示合作，充分发挥中医维持治疗的优势作用。众所周知，就杀灭癌细胞力量而言，西医的手术、放疗、化疗三大手段很有力度，这是中医药短时间内所无法比拟的。因此，我们应该时刻明确肿瘤的治疗目标，即阻止和减轻患者痛苦，提高生活质量，延长较高生存质量条件下的生存期。前述西医治疗手段，其毒副作用不同程度上给患者的生活和生存质量带来了不利。而这，正是中医维持治疗的先天优势所在。恶性肿瘤中医维持治疗，在“整体观念”“辨证施治”“平衡思维”等中医理论的支撑下，以辨证论治为治疗原则，扶正与祛邪并举，达到与瘤共存，减轻痛苦，提高生活质量，延长寿命的治疗目的。具体应用上，朱老指出，在术后及放、化疗中，中医药介入能够增效减毒，有效控制肿瘤复发、转移。我国大约超过80%的恶性肿瘤患者在诊疗过程中接受过中医药治疗。特别是在手术、放疗、化疗后维护患者体能、提高生活质量、防止肿瘤复发与转移等方面，中医药都发挥着重要作用[5]。尤其是，在中晚期肿瘤治疗中，中医药更是优势显著。因此在这一阶段，西医缺乏有效的治疗手段，消除肿瘤已不是治疗的主要目的。中医中药在稳定瘤体、最大限度地减少肿瘤复发转移、调节免疫功能、改善临床症状、减轻放化疗毒副反应、与瘤共存、延长生命等多个方面发挥了独特的优势，彰显了中医药在肿瘤治疗中的独特价值，在临床实践中让广大患者身心双受益。

二、辨证与辨病相结合

早在1962年，朱老就提出了辨证与辨病相结合的观点[6]，强调“辨证是根本，辨病是参考”，并将此原则贯穿恶性肿瘤治疗始终。

辨证论治是中医学的精华，也是治疗取效的关键因素，更是中医治疗肿瘤的优势所在。辨证论治，是从阴阳消长、五行生克制化的规律中，运用四诊八纲的方法，对人体整体和各系统的主要功能状态与病理活动进行归纳分析，从而提出综合治疗措施；西医则更加重视“辨病”，即通过现代医学手段寻找疾病的根源。二者各有所长，亦有所短，若单纯依靠中医辨证，难免发生误诊、漏诊等，贻误病情。西医辨病，缺少辨证思维，尤其是在人体未发生器质性病变阶段或无特异性指标时，难以进行有效防治。故而，朱老高屋建瓴地指出，辨证与辨病相结合，有所偏重、取长补短，以辨证为本，辨病为参。

中医的诊断实际上主要还是辨证诊断，即具体在肿瘤的中医治疗中，我们既要注重辨证，从整体上把握人体的阴阳失调、邪正斗争的状态，即“定病因、定病位、定病性、定病势”，为临床用药提供依据。同时，也要灵活借助于现代医学的诊病技术，如消化道肿瘤有鳞癌、腺癌、管状腺癌、髓样腺癌、弥散腺癌、黏液腺癌、高分化、低分化等之分，现代辨病诊断知识可知病情的演变、发展、转归。总体而言，将辨证与辨病相结合，有助于透过纷繁复杂的临床表现，审明主证，找到疾病的症结，用宏观辨证，微观辨病，使得立法方药，切中肯綮。

同时，朱老辨证与辨病相结合治疗肿瘤还体现在，强调辨证论治为主的诊治思路，并视不同肿瘤加入辨病治疗之品。如肺癌常用守宫、露蜂房、干蟾皮、金荞麦、冬凌草、鱼腥草、山海螺，有胸腔积液加葶苈子；食管癌常用露蜂房、僵蚕、蜈蚣、水蛭、炮山甲；鼻咽癌常用苍耳子、辛夷、蜈蚣、守宫；肝癌常用炮山甲、蜈蚣、白英、龙葵、守宫、石见穿，有腹水加菴闾子、楮实子、猪苓、泽泻；胃癌常用藤梨根、八月扎、蒲公英、珠儿参；肠癌常用炮山甲、蜈蚣、菴闾子、猫人参、肿节风、蛇六谷等；乳腺癌、甲状腺癌常用玄参、生牡蛎、夏枯草、紫背天葵、肿节风、猫爪草、僵蚕等；脑瘤用三棱、莪术。癌肿疼痛明显常用全蝎、金钱白花蛇、六轴子、蜈蚣、鼠妇、延胡索等；化疗后白细胞下降、贫血，加仙鹤草、牛角鰓、油松节、鸡血藤等。另外，治疗肿瘤在辨证论治使用草药为主的同时，朱老也使用一些中成药，大多是扶正之品，如金龙胶囊、虫草精口服液、灵芝孢子粉等。这些中成药能够扶助正气，提高机体免疫功能，增强抗癌能力，和中药煎剂同用可起到增效作用[7]。

三、肿瘤治疗中的整体观念

朱老指出，中医理论的核心是“天人合一的整体观”，其贯穿于阴阳五行学说、藏象学说、经络学说等之中。倘若，偏离了“整体观”这一核心，着眼于局部而忽视了整体，就与中医三因制宜（因人制宜、因时制宜、因地制宜）的基本原则相悖。整体观具有两重内涵：其一，人体本身的统一性、完整性；其二，人体与自然界的相互关系。中医认为人体是一个有机整体，构成人体的各个组成部分之间，在结构上不可分割，在功能上相互协调、互为补充，在病理上则相互影响。而且人体与自然界也是密不可分的，自然界的变化随时影响着人体。正是遵循这样的指导原则，朱老在中医对肿瘤患者的认识治疗上，也一直强调要从整体出发，而非仅仅局限在肿瘤病灶本身。

他指出，局部病灶与机体之间存在着对立统一的关系，肿瘤的发生、发展与机体的抗瘤能力相互制约，互为消长。局部的肿瘤灶可以对全身各系统产生广泛的影响。所以肿瘤治疗中不但要消除肿瘤灶，而且更要重视机体的抗瘤能力。肿瘤灶的消除或控制可以改善全身状况，而全身状况的好转及抗瘤能力的增强又可抑制肿瘤细胞的增殖、浸润与转移。因此恶性肿瘤的治疗，一是调一是治：调整体与局部的统一，调全身脏腑的功能，调气血阴阳的平和，调气机升降的平衡，使之有机统一，维持动态的平衡。正如《素问·至真要大论》所言“谨察阴阳所在而调之，以平为期”。平衡才是中医愈病的大道理，也是中医道法自然的重要精髓。

四、以扶正抗癌为法则，重视顾护脾胃

朱老特别重视扶正抗癌法则的应用。他认为正邪的消长决定了肿瘤发生和发展转归，正气虚弱是肿瘤产生的前提条件。正气虚贯穿肿瘤始终，正气不足，免疫功能失调，细胞增殖凋亡异常，才会导致肿瘤的发生[7]。正如《医宗必读·积聚》云："积之成也，正气不足，而后邪气踞之。"《景岳全书·积聚》亦说："凡脾肾不足及虚弱失调之人，多有积聚之病。"《诸病源候论·积聚病诸候》说："诸脏受邪，初未能成积聚，留滞不去，乃成积聚。"因此，在肿瘤治疗过程中，如何准确把握扶正与攻癌毒之间的辨证关系甚为重要。通过手术、放化疗等现代治疗手段，中医的清热解毒、化痰祛瘀、行气解郁、软坚散结等治法的具体应用，可达到祛除实邪、消除或控制肿瘤发展的目的。通过益气养血、补肾健脾等治法可以扶助人体正气，提高免疫功能，增强抗癌能力。在肿瘤早期，患者正盛邪实之际，应攻癌毒为先为主，扶正可在后为辅；在疾病中期，视正邪消长，或补略重于攻，或攻略重于补；当肿瘤进入晚期呈现邪盛正衰之势，应扶正为主，酌情攻邪。放化疗后一般扶正为主。在肿瘤的治疗过程中如何做到扶正以祛邪，是先攻后补、攻补兼施，还是以补为主，朱老认为在临证时要具体分析，既要看整体，又要注意局部，视病情权衡缓急，掌握演变情况，统筹兼顾。扶正与抗癌毒的法则是根据肿瘤的不同阶段、机体不同的状况制订的，目的是调整功能状态，纠正邪正盛衰、平衡阴阳失调，从而达到治疗目的。扶正可以增强机体抗病能力，为攻癌毒创造条件，攻癌毒既可攻夺邪实，又可进一步保护正气，两者相辅相成，辨证统一。有时，攻癌毒不必务强、务尽，带瘤生存，和平共处，病情相对稳定也是一种比较好的状态。扶正包含两层含义：一是补助正气，即补益脏腑气血。根据不同病情补益不同脏腑，如补肺、益肾、滋阴、养血等。二是调整脏腑功能，如健脾行气、宣肺化痰、疏肝解郁、化湿利水等。攻癌毒，即祛邪毒，包括清热解毒、化痰软坚、以毒攻毒、活血祛瘀等法。

中医学认为脾胃为后天之本、气血生化之源，脾旺则不受邪。其主要功能有消化吸收、运输敷布、摄纳水谷精微。人体正气的强弱，虽在一定程度上取决于先天，但后天水谷精微的滋养也是生命活动的重要保证，是人体正气之原动力。所以脾胃功能之强弱，决定着人体正气的盛衰和抵御疾病的能力。只有改善脾胃功能，才能使机体的营养状况从根本上改善，从而保证正常的免疫功能，发挥抗癌作用。故朱老指出，顾护脾胃正气必须贯穿恶性肿瘤治疗始末。

五、尤擅用虫类药，以虫消瘤

对于虫类药在肿瘤治疗中的应用，向来众说纷纭，有学者认为，凡肿瘤者，皆可大胆启用虫类药，此所谓"以毒攻毒"，甚至不乏以大队寒凉之品、大剂量虫类药加以投之。另有学者指出，虫类药素来有毒，而肿瘤患者素体正弱，恐难承受虫类药的攻伐之峻。对此，朱老另有所见，认为虫类药乃血肉有情之品，性喜攻逐走窜，通达经络搜剔疏利，无

处不至。另外虫类药又系高蛋白、高能量之品，可激活体内能量，扶助正气而调节免疫功能，故其效用佳良而可靠，能起到力挽狂澜之功。药如补益培本之冬虫夏草、紫河车、阿胶、鳖甲等；攻坚破积之守宫、蜈蚣、穿山甲、蜣螂虫等；活血化瘀之水蛭、鼠妇、地鳖虫等；行气和血之九香虫、刺猬皮等；搜风解毒之露蜂房、地龙等；收敛生肌之凤凰衣、鸡内金、五倍子等；利水通淋之蝼蛄、蟋蟀等都是朱老治疗上消化道肿瘤的常用药。只要辨证准确，临床配伍得当，即可取得良效，此非草木、矿石之类所能比拟。

朱老为用虫类药大家，擅长运用虫类药治疗风湿病、肿瘤、自身免疫性疾病等疑难重症，并提纲挈领地将虫类药的功效归纳为十四类：攻坚破积、活血祛瘀、息风定惊、宣风泄热、搜风解毒、行气和血、壮阳益肾、消痈散肿、收敛生肌、补益培本、化痰定喘、利水通淋、清热解毒、开窍慧脑[8]。创立扶正消癥法治疗肿瘤，以“培补正气固其本，消癥荡邪治其标”为法度，草木药和虫类药临床治疗各种肿瘤均可加减应用。

六、用药不拘一格，剂型和服法创新

国医大师朱良春早年先后师承孟河医派马惠卿先生、章次公先生，博采众家，深谙经典，中医理论扎实，擅长治疗各类疑难杂症，是一位真正从临床中成长起来的中医大家，其临床经验极其丰富，讲究中药内服与外治、虫类药与植物药的结合使用，用药灵活，可谓“不拘一格”。

譬如：守宫又名壁虎，临床显示对食管癌、胃癌等具有较好的疗效，若按常规用法，即煎汤内服，恐难奏效。具体而言：常规剂量则显病重药轻，超剂量又畏其毒性致害，故朱老另辟蹊径，考虑口腔靠近食管、贲门，故将守宫研极细末，用蜂蜜调成蜜丸，缓缓含化。“丸者，缓也”，调成蜜丸，其意有三：一者，使药力直达病所，就近祛邪，且不伤无过之地；二者，用蜜调之，可缓和守宫峻烈之性；三者，取其黏附之力，使药物牢牢附着于局部病灶，让药力发挥充分。

又如，晚期上消化道肿瘤患者，大多以进食困难为主症，朱老多用中药保留灌肠之法，每日两次，每次100～200ml，点滴半小时，一般患者都能保持1～2小时甚至半天。通过1～2周治疗后，大多都能缓解病情，特别是肠梗阻患者效果更是明显。再者，对于晚期消化道肿瘤患者，出现大量胸腹水时，则一般口服中药不太能显效，这时，朱老用其自创经验方“消胀逐水散”，装在药布袋中，用麝香少许放入神阙穴，药包覆盖其上，再以湿热毛巾加热，20分钟后麝香带着药力由肚脐传入，感到肠鸣辘辘10分钟后取下，排尿增多。坚持一日两次外敷，尿量渐增，腹水渐退。还有，肝转移疼痛剧烈者，服用吗啡类镇痛药，易见恶心、呕吐、便秘之弊，朱老自拟“消癥缓痛散”醋调外敷，盖保鲜膜后外加盖热毛巾使药力渗透于内，一日两次，镇痛效果明显。

七、结　语

值得注意的是，朱老指出：任何肿瘤，只要是早期，无手术禁忌证，均当以手术治疗为首选。其他情况，如选择放化疗等方法＋中医中药，还是单独选择中医中药，要视病情、医生与患者及家属交流沟通而定。但是，需要强调的是中医中药可以多阶段、多层次参与其中，为主或为次，都可起到不同程度的效果。

国医大师朱良春教授治疗恶性肿瘤数十载，在长期医疗实践中，对肿瘤治疗形成了独到的学术观点，倡导中西医相互启示合作，充分发挥中医维持治疗的优势作用；主张扶正与祛邪并举、辨证与辨病结合，认为“扶正消癥法”应贯穿肿瘤治疗始终；朱良春教授坚持用中医的理论指导临床实践而屡有创新，将中药内服与外治、虫类药与植物药结合使用，创新剂量和服法，形成了一套理-法-方-药系统且完善的临证模式，值得我辈学习和借鉴。

参考文献

[1] 王少明，郑荣寿，韩冰峰，等. 2022年中国人群恶性肿瘤发病与死亡年龄特征分析[J]. 中国肿瘤，2024，33（3）：165-174.
[2] 闫兰芳，武云. 不可切除局部晚期非小细胞肺癌同步放化疗后安罗替尼维持治疗的临床观察[J]. 临床肿瘤学杂志，2022，27（11）：1020-1024.
[3] 孔凡铭，王娜，谢红霞，等. 消岩汤联合卡培他滨和贝伐珠单抗在结直肠癌维持治疗中的临床研究[J]. 中国肿瘤临床，2023，50（10）：519-525.
[4] 陆向东，张汀荣，赵韬. 卡培他滨节拍化疗在晚期三阴性乳腺癌维持治疗中的疗效观察[J]. 现代肿瘤医学，2022，30（13）：2365-2368.
[5] 中华中医药学会血液病分会，中国民族医药学会血液病分会，中国中西医结合学会肿瘤专业委员会，等. 恶性肿瘤中医维持治疗专家共识[J].北京中医药大学学报，2024（001）：047.
[6] 朱良春. 辨证与辨病相结合的重要性及其关系的探讨[J]. 中医杂志，1962，3（4）：16，15.
[7] 吴坚，李靖，高想，等. 朱良春教授治疗肿瘤经验撷萃[J]. 四川中医，2012，30（7）：9-11.
[8] 潘峰，朱建华，郭建文，等. 朱良春膏方运用虫类药经验[J]. 中医杂志，2012，53（11）：912-913，919.

第五节　解析国医大师朱良春辨治骨转移癌痛的独特理论体系

中国中医科学院望京医院肿瘤科
毛　昀　陈　峥　褚雪镭　苏毅馨　薛　鹏　朱世杰

骨转移是临床上肿瘤患者最常见的临床表现[1]，由于肿瘤细胞种植于骨细胞，导致骨质破坏而形成顽固性疼痛、病理性骨折、高钙血症、神经根压迫、脊髓压迫和运动功能障碍等病症，从而严重影响患者的日常活动、睡眠质量和生活质量[2]。最常见的位置是脊椎，除此之外，盆骨、长骨等亦可受累[3]。乳腺癌、肺癌、前列腺癌是发生骨转移率最高的恶性肿瘤，而多数患者在发生骨转移时都伴随着癌性疼痛，即骨转移癌痛（bone metastatic cancer pain，BCP），又称癌性骨痛，具有顽固性、持续性、进行性加重等特点[4]。在当前医学实践中，针对BCP的西医治疗策略主要包含病因特异性治疗与症状缓解治疗。前者涵盖对原发病灶实施的全身性化学疗法、靶向疗法及免疫调节疗法；后者则涉及利用双膦酸盐、地舒单抗等药物来抑制破骨细胞的活性，以及采用姑息性放射治疗和依据疼痛管理三阶梯原则的药物镇痛方案。然而，这些治疗手段均可能伴随不同程度的副作用，包括骨髓功能的抑制、类似流感的不良反应、骨痛症状的加剧、药物依赖性的形成及耐药性的发展。与此同时，众多临床实践与实验室研究数据有力地证明了中医药在抗击骨转移进程、减轻骨痛症状、优化患者生活质量及延长生存期方面展现出的显著优势。中医药疗法以其独特的理论体系和治疗方法，为 BCP 的治疗开辟了新的途径，体现了中西医结合治疗的重要价值。

朱良春教授，首届国医大师，悬壶济世八十余春秋，治学严谨，医术高超，经验独到。本文辑录并分析了朱老针对BCP的诊疗案例与学术著述，精练其治疗精髓，以资同道研习。

一、根本病机：肾虚精亏

中医古籍中对于因骨新生物引发的病症早有精辟论述，诸如“骨瘤”“石瘤”“胫阴疽”“肉瘤”等，其描述的病症特征与当代医学所界定的骨转移现象高度契合。《外科正宗》所描绘的“骨瘤”形态——色泽紫黑、坚硬如石、位置固定且紧贴骨骼，正是中医对骨转移类疾病早期认知的鲜活例证。

国医大师朱良春，师承孟河医派马惠卿、章次公两位前辈，学贯中西，精通古籍，他深刻指出：肾虚精亏乃骨转移之根本病机[5]。朱老深谙肿瘤肇端于内外因交织，先天禀赋不足、肾精耗损为内因之要，兼或脾胃失健、气血亏虚，复受六淫邪侵、饮食偏颇、情志内伤、宿疾累积等外因长期激惹，终致肿瘤滋生。《石室秘录》有云：“命门乃先天之火源，脏腑功能皆赖其温煦。”命门火衰则阳虚诸症显，促肿瘤进展。晚期肿瘤常现命门火衰之候，如形体消瘦、腰膝酸软剧痛，更因肾精枯竭、骨髓不充，癌毒乘虚而入骨，气血痰毒湿邪壅结，阻遏气血津液，渐成骨瘤。朱老据此论定骨转移病机为“正气虚衰，邪毒侵骨，搏结成瘤”。

临证秉持“阴阳互根”理念，力倡强命门之火，施以培补肾阳之法，旨在调和阴阳，达水火既济之境。治疗时兼顾祛邪与扶正，常补肾阳、益肾阴、填精髓，肾阳不足者选淫羊藿、仙茅、露蜂房等温阳之品，肾阴不足者则用地黄、女贞子等滋阴之剂。临床验证，培补肾阳法在恶性肿瘤等慢性久病中疗效显著。尤其值得一提的是，淫羊藿-仙茅药对，对肾阳不足者疗效确切，且无燥热之弊，患者服用后精神振奋、食欲改善（常规剂量控制在 20g 以内），未见毒副反应，其中仙茅性温而和，长于固精而不易动火，安全有效。

二、基本治则：病证结合，扶正消癥

（一）辨证与辨病并举

朱老倡导“辨证与辨病结合”[6]理念，以“辨病为前提，辨证为手段”[7]。中医之“辨证论治”，根植于阴阳平衡、五行生克之理，运用四诊八纲，系统剖析人体功能与病理，制订综合施治策略；西医则侧重辨病，依托现代医学技术探寻病源。两者各有千秋，中医纯辨证或致误诊、漏诊，延误病情；西医则于病变未显时，防治乏力。因此，朱老强调辨证与辨病结合之重要性，且应辨证为主，辨病为辅，中医诊断核心在于辨证，即明确病因、病位、病性及病势，为治疗奠定基础[8]。

探讨骨转移治疗中此结合模式之价值，可从三维度阐述：①促进早期预防，践行“上工治未病”。于乳腺癌、肺癌等恶性肿瘤骨转移前驱期，因体质虚弱、癌毒侵损，致肾精虚耗、骨髓不荣、骨质脆弱，现腰背酸痛、乏力等症，此为骨转移先兆。早期辨证施治，如用补骨脂、骨碎补温补肾阳，可延缓转移进程。现代医学亦证实，此阶段原发灶与骨微环境间存在调控关系，骨钙素阳性成骨细胞促进肿瘤生长[9]，而此期辨病尚难实施。②减少误诊、漏诊。年轻肿瘤患者出现全身游走性疼痛，易与痹证混淆，单纯辨证易误诊，延误治疗，故需辨证与辨病并行。③指导精准用药。朱老依据辨病原则调整方剂，如肺癌骨转移重肺肾，常用金荞麦、鱼腥草等；乳腺癌骨转移兼肝郁，则选玄参、夏枯草等；剧痛者，增用制天南星、补骨脂等强效止痛药[10]，以达最佳疗效。

（二）扶正与祛邪并重

朱老深谙恶性肿瘤之机制，认为其发病后机体正邪交争，正邪消长直接影响病情演变与预后。在辨证施治中，强调扶正与祛邪并重，依据病程阶段灵活调整：早期侧重祛邪兼扶正，中期攻补兼施，晚期则扶正为主，辅以祛邪。恶性肿瘤作为“内有形之积”，常伴局部肿物、出血、发热等症，治疗当以清解热毒、涤痰散结、化瘀软坚为要，旨在消除有形之邪，遏制肿瘤进展。同时，依据患者阴阳气血偏颇，调和补益，以滋养阴血、温补阳气、健脾和中为法，改善整体状态。扶正与祛邪相辅相成，扶正以固本培元，为攻邪创造条件；祛邪则既制有形之邪，又护人体正气。长期使用攻邪药物易致脾胃、脾肾阳虚，故需顾护脾胃、补肾，确保攻邪不伤正，维持阴阳气血平衡，以达祛邪延寿之目的。基于此，朱老创“扶正消癥法”[11]，主张“扶正消癥法”应贯穿肿瘤患者治疗全流程。

针对骨转移，紧扣“正虚邪实”病机，认为久病伤肾致正虚，邪实则痰瘀交阻，癌毒侵骨。治疗需标本兼顾，化痰散结、温阳通络并用，制“仙龙定痛饮”[12]（制天南星、补骨脂、骨碎补、淫羊藿、全蝎、地龙），临床研究表明，不仅可减轻不同原发部位恶性肿瘤患者癌痛症状（包括肺癌、乳腺癌、鼻咽癌、肾癌、肝癌、前列腺癌），提升患者生活质量；还能减少吗啡类止痛药使用剂量，从而相对减少其毒副反应[13]。

三、治疗大法：分型论治

朱老指出疼痛作为痹证、恶性肿瘤骨转移等骨相关疾病的核心临床表现之一，具有高度复杂性。为此，将 BCP 细化为六种类型：风痛、寒痛、热痛、湿痛、瘀痛、虚痛[14]，并据此实施精准的分型辨证治疗策略。

1. 风痛

“风善行而数变”，常致疼痛呈现出游移不定、位置难测的特征。在人体躯干与四肢，这种游走性疼痛可能是恶性肿瘤并发骨转移患者的初期警示信号。针对此，采取祛风通络，以达止痛之目的，是正确的治疗策略。临床辨证施治时，对于症状较轻者，可选用独活或海风藤作为治疗药物；而病情较重者，则推荐使用蕲蛇以增强疗效。《本草正义》中高度评价了独活作为祛风通络的核心药物，强调其在治疗风痹、肢体痿软等重大病症中的不可或缺性。现代药理学研究亦证明独活具备镇痛、抗炎、镇静及促进睡眠等多重作用[15]，其适宜用量通常为 20～30g，但需要注意的是，对于存在阴虚血燥体质的患者应谨慎使用，或可配伍当归、生地黄等滋阴润燥药物以调和药性。海风藤则擅长缓解游走性疼痛不适，其临床常用量为 30～45g。至于蕲蛇，其药性峻猛，能深入骨髓搜风通络，被誉为“截风要药”，不仅在祛风镇痛方面表现卓越，还能有效缓解肢体拘挛、抽搐及麻木等症状。蕲蛇以散剂形式服用效果更佳，建议每日 2 次，每次 2g；若需入煎剂，则用量应调整至 10g 左右。

2. 寒痛

寒痛因肾虚感寒邪，内阻经脉而致，腰背部疼痛、畏寒，受寒加剧，得温稍舒。“寒主收引”，“寒性凝滞”，其类型疼痛较剧烈，治宜温经散寒以止痛。朱老指出川乌、草乌、附子、细辛四味乃辛温大热之品，善于温经散寒、宣通痹闭，而解寒凝。川乌、草乌、附子均含乌头碱，有大毒，一般宜制用，每日 15～30g；生者应减少剂量，须先煎 1 小时以减其毒。细辛可用至 8～15g，有医家曾用 60～120g，未见毒副作用，这可能与地域、气候、体质等因素相关，但仍需慎重使用[16]。

3. 湿痛

骨转移患者中，湿痛虽不常见，却以痛处沉重伴肌肤麻木为特征。治疗宜健脾化湿为主，酌加温阳药以助湿邪消散，络脉通畅则痛自止。生白术、苍术、炒薏苡仁、制附子等药均显良效；亦可选用钻地风、千年健各 30g，通过祛风胜湿、通经活络之法，有效缓解疼痛。

4. 热痛

热痛常见于素体强健的患者群体，由于癌毒长期内蕴而转化为热毒，症状表现为局部肿胀疼痛、皮肤温度升高，遇凉稍感缓解，并伴有体温升高、口舌干燥、舌苔黄腻、脉象数急等典型热性证候。治疗时，常依据具体病情调整白虎加桂枝汤配伍，对于热势炽盛者，增入寒水石、黄芩与龙胆草以加强清热之力；疼痛剧烈者，则辅以延胡索与六轴子，其中六轴子以其卓越的镇痛、祛风散瘀消肿特性著称，但毒性剧烈，临床应用时需格外谨慎，成人煎剂日剂量建议控制在 1.5～3g。

寒水石，其性归肾经，善走血分，不仅具备显著的清热泻火、消肿功效，还能加速疗效显现。当常规治疗方案效果不显时，可考虑加入羚羊角粉（一次 0.6g），或以水牛角（一次 30g）代之，以增强疗效。若治疗后局部红肿热痛持续不减，推荐内服犀黄丸，并外用芙黄散（由等比例生大黄与木芙蓉叶细粉混合）调和冷茶汁成糊状敷于患处，或选用透骨草进行外敷，两者均展现出显著的消肿止痛效果，有助于缓解患者症状。

5. 瘀痛

骨转移疼痛，痛位固定，伴肢体功能受限，缠绵难愈，多缘于癌邪瘀阻骨骼，气血痹阻不通，正如叶天士所论“络瘀则痛”。朱老强调，此痛由瘀所致，常规疗法难以奏效，须用透骨搜络、涤痰化瘀之剂，以剔除深伏经隧骨骱之痰瘀，从而蠲除肿痛。首选蜈蚣、全蝎、露蜂房、僵蚕配伍生天南星、白芥子，其中虫类药尤擅破血化瘀、解毒镇痛；生天南星辛温有毒，炮制后毒性减弱，能燥湿化痰、祛风定惊、消肿散结，专通经络，对骨痛有良效，古籍载其“疗筋痿拘挛”。剂量上，朱老指出制天南星增至 30g 始显骨痛治疗之功，加至 50g 左右[17]，对痰瘀交阻之骨关节疼痛疗效尤著。

6. 虚痛

骨转移疼痛主要呈现为虚性证候，常伴随痰浊凝聚与血液瘀滞等病理变化，具体表现为腰背部隐隐作痛、酸软无力、肢体痿弱等，这些症状多指向肾精亏虚或气血双亏的病理状态。此外，还可能伴有畏寒肢冷、体温不升，或是五心烦热、夜间盗汗等阴阳失衡的表现。朱老强调，在辨证施治时，需精细区分阴阳属性：对于阳虚患者，应侧重温补肾阳、强健筋骨，常选用补骨脂、骨碎补、淫羊藿、鹿角片、鹿角胶及龟甲胶等药物，以益肾壮骨；而对于阴虚患者，则以六味地黄丸为基本方剂，并酌加制天南星、地龙、全蝎等，旨在化痰祛瘀、通络止痛，从而调和阴阳，缓解病痛。

朱老言：“不同疾病存在特定的个性，也就是其自身的病理特点，即使辨证为同一证型，其临床特征也不尽相同，治疗用药应当有所差异。”朱老重视治疗中的“变通之法”[18]，辨病抓主要矛盾；在扶正消癥框架下，随证变通加减；分清六型，调整用药；还要兼顾个体差异，灵活施治，以求精准对应。

四、结　语

朱良春先生，被誉为“虫药泰斗”，其在虫类药应用领域的造诣深厚，广泛应用于疑难杂症治疗，成果显著[19-20]。朱老强调，虫类药作为“血肉有情”之精粹，不仅限于昆虫，更广泛涵盖动物性药材，于骨转移疼痛等顽疾治疗中展现出巨大潜力与价值。

朱老将虫类药细分为十四类，包括攻坚破积、活血祛瘀、行气活血、宣风泄热、搜风解毒、息风定惊、开窍慧脑、清热解毒、消痈散肿、收敛生肌、利水通淋、化痰定喘、补益培本、壮阳益肾，其中攻坚破积、活血祛瘀、壮阳益肾、补益培本对于恶性肿瘤骨转移的治疗尤为关键，构成治疗策略的核心。在药物选择上，朱老推崇全蝎、蜈蚣，认为其既能攻坚破结、解毒化瘀，又能增强机体免疫力，对骨转移顽痛有独到疗效，实现了多效合一的治疗目标。

在治疗策略上，朱老善用虫类药配伍补益剂，如与黄芪、党参同用以补气，与补骨脂、淫羊藿合用以固本，旨在平衡药性，提升疗效。同时，鉴于虫类药过敏风险，他提倡首次应用时药量宜小、药性宜缓，并佐徐长卿或白鲜皮以防过敏[21]。朱老更创制蛇蝎散，精选全蝎、金钱白花蛇等五味，专攻癌性疼痛，展现其镇痛解痉、化瘀消癥的卓越疗效。

综上所述，朱老对骨转移癌痛病机有独到见解，以肾虚为本，邪毒为标，倡导扶正消癥并行，病证结合。他开创性地将 BCP 疼痛细化为六型，分型论治，精准施药。尤其重视虫类药的独特疗效，系统总结其分类及应用之法，为临床提供了宝贵的治疗思路与经验，值得广大医者深入研习与借鉴。

参考文献

[1] Fornetti J，Welm A L，Stewart S A. Understanding the bone in cancer metastasis[J]. Journal of Bone and Mineral Research，2018，33（12）：2099-2113.

[2] da Silva G T，Bergmann A，Santos Thuler L C. Skeletal related events in patients with bone metastasis arising from non-small cell lung cancer[J]. Supportive Care in Cancer，2016，24（2）：731-736.

[3] Hiraga T. Bone metastasis：Interaction between cancer cells and bone microenvironment[J]. Journal of Oral Biosciences，2019，61（2）：95-98.

[4] 贾萍萍，曹亮，马力天，等. 中医药治疗骨转移癌痛的进展[J]. 现代肿瘤医学，2022，30（11）：2097-2102.

[5] 毛昀，陈峥，褚雪镭，等. 国医大师朱良春治疗骨转移临证经验[J]. 湖南中医药大学学报，2020，40（9）：1101-1105.

[6] 朱良春. 辨证与辨病相结合的重要性及其关系的探讨[J]. 中医杂志，1962，3（4）：16，15.

[7] 朱良春. 辨证与辨病相结合，提高临床疗效[J]. 中医药通报，2011，10（1）：1-3.

[8] 朱步先，朱建华，朱婉华. 国医大师朱良春教授学术思想与临床经验[J]. 中医药通报，2016，15（5）：1-4.

[9] Engblom C，Pfirschke C，Zilionis R，et al. Osteoblasts remotely supply lung tumors with cancer-promoting SiglecF^{high} neutrophils[J]. Science，2017，358（6367）：eaal5081.

[10] 吴坚，李靖，高想，等. 朱良春教授治疗肿瘤经验撷萃[J]. 四川中医，2012，30（7）：9-11.

[11] 王鹤潼，蒋恬，顾冬梅，等. 朱婉华“扶正消癥法”治疗肺癌临床经验分析[J]. 临床医药文献电子杂志，2019，6（95）：79-80，155.

[12] 罗海英，徐凯，陈达灿. 朱良春教授治疗骨转移癌痛 32 例分析[J]. 中医药学刊，2004，22（6）：975-989.

[13] 陈达灿，徐凯，刘译鸿. 仙龙定痛饮治疗骨转移癌痛的临床观察[C]//中国中西医结合学会.第三届世界中西医结合大会论文摘要集. 广州，2007：2.

[14] 朱良春. 朱良春医集[M]. 长沙：中南大学出版社，2010：188-189.

[15] 宋京都，王巍，姚世霞，等. 甘肃三种独活商品镇痛、抗炎作用研究[J]. 现代中药研究与实践，2006，20（1）：33-34.

[16] 张云，吴红彦. 浅议细辛古今用量[J]. 甘肃中医，2010，23（4）：65-66.

[17] 朱金凤. 朱良春治疗肺系难治病的理论与经验述要[J]. 中国中医基础医学杂志，2015，21（1）：59-60.

[18] 吴坚，高想，朱金凤，等. 国医大师朱良春教授痹证临诊三要诀[J]. 中华中医药杂志，2017，32（3）：1087-1089.

[19] 朱良春. 朱良春虫类药的应用[M]. 北京：人民卫生出版社，2011：86-87.

[20] 刘西强，何峰，孙飞虎，等. 国医大师朱良春安全应用虫类药之经验[J]. 广州中医药大学学报，2015，32（4）：759-761.

[21] 潘峰. 朱良春教授运用虫类药经验点滴[J]. 江苏中医药，2007，39（7）：16-17.

第十二章

消化呼吸系统疾病临证经验

第一节　国医大师朱良春治疗消化系统疾病的相关理论及用药特色

广东省中医院　陈党红

首届国医大师朱良春从事中医临床工作近 80 年，精耕经典著作、博采众家之长，善于从纷繁复杂的病象中抓住主证，立法处方，简约而效著，辨治内科疑难杂症经验尤为丰厚，形成了系统的学术思想体系。朱老善于从脏腑生理病理及相关性认识疾病发生发展，认为脏腑各有其独特的生理功能，并且通过络属关系互相联系、彼此影响，共同维持机体的生理功能；一旦某一脏或某一腑气不平，就会影响机体整体的气血阴阳稳态；治疗的过程即调整机体气血阴阳，促使其由不稳态向稳态转化。

朱老辨治消化系统疾病多有建树，常见如慢性肝炎、慢性胃炎、十二指肠球部溃疡、胆囊结石、乙肝等。本人有幸于 2011～2013 年脱产跟师学习，对朱老的学术思想体系进行了较为全面的学习与整理，收获多多。由于本人从事中医经典临床与应用研究工作，接触消化系统疾病颇多，今归纳朱老治疗消化系统疾病的相关理论及用药特色。

一、肝脾同调，乙癸同滋

肝为刚脏，体阴而用阳，其经脉络胆，喜条达而职司疏泄，与脾胃升降协调，共同维持气机的调畅、胆汁分泌。《素问·血气形志》曰："夫人之常数，太阳常多血少气，少阳常少血多气，阳明常多气多血，少阴常少血多气，厥阴常多血少气，太阴常多气少血，此天之常数。"肝血肝阴充沛、肝体不燥，始能疏泄有度，并助脾气升清；若肝血不足、肝气有余，则易于横逆致变。而脾之升清功能须赖脾气旺盛始能完成，太阴脾运正常，有助于阳明胃土降浊。因此，肝、脾两脏关系体现在气血同调、升降相因方面。肝、肾关系为"乙癸"同源，乙木之升，赖癸水之充盈；肝阴不足，肝阳过亢易致耗损癸水；癸水不足亦易致肝气过亢；乙癸同源，盛则同盛、虚则同虚。

朱老提出治疗肝病的几个原则：其一，以疏肝、养肝为基本大法，区分病在气在血而施治，肝阴肝血得滋，则肝疏泄有度，可助脾土运化而不耗损肾气；其二，肝之精血不足者，从“肝肾同源”考虑，取“疏肝益肾汤”化裁；其三，若出现“肝胃不和”象者，则疏肝为主，加用健脾和胃之品。

二、整体辨证，抓关键病机

朱老治疗消化系统疾病善于从临证实践出发，四诊合参抓关键病机而化裁处方，辨证注重整体观，用药注重针对性。

如治疗胆囊结石有肝气郁结的患者，朱老从肝脾两调着手，用柴胡取其疏泄“于顽土中疏理滞气”之意，配合郁金、金钱草、海金沙、鸡内金解胆肝之郁、消化结石，并利于胆汁排出。而治疗慢性泄泻时，朱老则认为“久患泄泻，胃土已虚，清气在下，厥阴肝风振动”，主张：清肠必兼苏胃，养阴当避滋腻，培土不用温燥，剔垢仅取轻疏。朱老在此理论指导下拟“仙桔汤”治疗慢性过敏性结肠炎及慢性痢疾经常发作，临床效果甚佳。对于伴发呕逆诸证，朱老认为脾胃为后天之本，机体脏腑赖中气的滋养、运化，脾胃中气升降失常，致胃气不降，或清气在下不得升振而濡养，则有腹泻等；浊气在上则腹胀、嗳气、泛酸作矣，故当在培固中元的基础上加减。至于慢性肝炎，多为虚实夹杂之证，邪实主要表现为肝气郁结和肝血瘀阻，正虚主要表现为脾胃气虚和肝阴血不足，治惟肝气得舒、脾胃健运，始能瘀去新生，“扶正”的思想贯穿治疗全过程。

再如，辨治消化系统肿瘤性疾病，朱老提出“扶正消癥”法，在辨其整体阴阳气血不足的基础上，辨证使用针对各类肿瘤的专药。如肠道肿瘤，朱老立“扶正消癥”法，在益气养血、护膜止疡基础上，加白术、藤梨根、八月扎、红藤、败酱草等消癥散积，并以黄芪配莪术，以益气化瘀、扶正消瘤。抓住“正气亏虚”的根本病机，着眼于“不通”的病理关键，从“扶正”和“消癥”两个方面着手，临证运用获得良好的治疗效果。

三、虚实兼顾，治疗前移

朱老治疗消化系统疾病时时顾护脾胃中气，强调脾胃为后天之本，宜补不宜破，临证须护膜止疡、防伤胃气。对于慢性病变者，禀“久病多虚”“久病多瘀”病机，治当虚实兼顾，力求补而不滞、滋而不腻，祛邪而不伤正，理气而不耗阴。朱老临证重视未病先防、既病防变的思想，尤其在辨治肿瘤方面，如胃癌案黄某，初诊见患者大虚，遂以扶正消癥汤加减，经治改善，考虑患者还要进行放化疗，故加大补益肝肾力度，原方加当归、山萸肉、淫羊藿等补气血、益肝肾。此后患者经过 10 次放化疗，精神却一直在好转，坚持服药 1 年，所有的肿瘤指标正常，已恢复正常生活。类似案例还有王某案。朱老的“未病先防”，实为治疗重心前移。

朱老在长期临证中还善于运用药对：如黄芪配莪术以益气化瘀、扶正消积，升麻配苍术升清运脾，徐长卿配乌梅和肠止泻，五灵脂配黑丑消积、化滞、除胀等，不一一枚举。朱老经过长期的临床观察总结，创制了多个经验方，如复肝丸（紫河车、红参须各 20g，地鳖虫、山甲珠、郁金各 24g，参三七 12g，姜黄、生鸡内金各 18g，共研极细末，另用虎杖、石见穿、蒲公英、糯稻根各 120g 煎取浓汁，与上药粉泛丸如绿豆大，每服 3g，每日 2 次，食前服，1 个月为 1 个疗程，2～3 个疗程可获稳定或治愈）以疏肝益脾、扶正消癥，治疗慢性肝炎早期肝硬化、肝功能异常者，尤适用于肾阴虚、肝肾阴虚、肝郁脾虚者。胃安散是朱老治疗萎缩性胃炎之经验方（生黄芪 90g，莪术 50g，潞党参、怀山药、蒲公英、枸杞子各 90g，鸡内金、刺猬皮、生蒲黄、五灵脂、徐长卿各 60g，炮山甲、玉蝴蝶、凤凰衣各 45g，甘草 30g）。临证取得较好效果，惟因有动物药之腥味有胃中不适者服之有恶心等反应。

朱老善于运用《黄帝内经》学术思想指导临床。如邵某“肝功能异常”，治疗过程中肝功能明显好转却出现目糊乏力、颈部作胀不适，考虑为肝肾阴精不足，目窍失养而有目糊，肝气上行无力郁而成滞，致颈部作胀。结合《素问・五脏生成》“目冥耳聋，下实上虚，过在足少阳厥阴，甚则入肝”“肝开窍于目”，肝肾阴血虚于下，经气不能上濡而目冥，正气虚于上，致动视而昏冒摇掉也，加枸杞子、菊花、决明子、夜交藤养肝肾精血不足、清利头目，全瓜蒌化痰利气，取得很好的治疗效果。

四、巧妙配伍虫类药，制其偏而增其效

朱老潜心研究虫类药数十年，素有“虫类药学家”的美称，上自《山海经》《神农本草经》，下逮诸家，凡有关虫类药史料靡不悉心搜罗，对各种虫类药的特点及使用方法，反复验证，形成了独特的学术特点。例如，对于癌症患者体质虚者，除重视补益气血，少用攻伐之品外，朱老对于有“破气”“伤正气”的虫类药施用甚为精细。在胃癌黄某案例，患者手术后体质虚，在最初的处方中并没有使用水蛭，直到患者正气恢复始加用水蛭以活血祛瘀、畅气血。原因何在？朱老指出：水蛭功虽擅活血止血而不留瘀、祛瘀而不加重出血，但对有瘀血癥积而机体正气偏虚者，如水蛭用量稍大，患者连服数剂即出现面色萎黄、神疲乏力，血检可见红细胞、血红蛋白、血小板均有下降，古人的“有毒”说，盖指此。因此，“凡证属体质亏虚，脉软弱无力者，虽有瘀滞癥癖，不宜使用大剂量，或伍补益气血之品始妥”。及至患者气血亏虚明显改善、血检各项指标正常后，始参用水蛭以荡余邪、化余积。

五、巧用药对，执简驭繁

青皮、陈皮：用于肝胃气滞之脘腹胀满，小儿饮食积滞，经前乳胀。

乌药、百合：依据《神农本草经》谓其治“心痛……补中益气”，参考《药性论》谓其“除心下急满痛”，究其机制，当为养胃止痛。朱老施用于日久不愈之胃脘痛，多有胃虚络滞之病机，认为：乌药顺气止痛、百合养胃止痛，用之乃“的对”之药，故效好。

人参、黄芪、三七：朱老认为三药合用补气化瘀止痛，用治消化性溃疡及慢性胃炎，症见胃脘胀痛，有出血征象，辨证属于脾虚气弱者，服之 3～5 日即可见效。黄芪配伍莪术：

朱老多以之相伍，认为，对于久病耗气损精，致气虚无力，推动血运无力者，可以黄芪补气益损，莪术行气、破瘀、消积，与黄芪相伍，则攻不伤正，共奏益气化瘀、扶正消积之效。跟师时，每见朱老用治慢性萎缩性胃炎、消化性溃疡、肝脾大或胰癌肿患者，取效颇好，甚至能使癌肿患者病情好转，延长存活期。朱老强调，须根据辨证论治原则，灵活掌握其用量和配伍，区别益气或化瘀之重点，益气为重点者，黄芪宜用大量，可至 30～60g，化瘀为主者，莪术可用至 15g，同时伍以当归、桃仁等。临床辨治消化道肿瘤等复杂疑难病者，多收效良好。

六、创制治消化道癌验方，多途径给药

朱老创制了许多经验方：如治疗食管癌的藻蛭散（海藻 30g，水蛭 8g，共研细末，每服 6g，每日 2 次），或单用一味壁虎治食管癌；治疗胃癌的胃癌散（蜣螂、硇砂、四月石、火硝、地鳖虫各 30g，蜈蚣、壁虎各 30 条，冰片，绿萼梅）。肝癌痛者，以鼠妇 20g 加入辨证方中有显著的止痛效果，一般服药后约 30 分钟见效；亦可以六轴子入煎剂止痛。

再如，治疗癌性腹水的消水膏（牵牛子、薏苡仁、黄芪、莪术、红花、桃仁）煎至稀糊状约 150ml，敷于腹部，并用胶布固定，外敷 5～7 次为 1 个疗程。朱老治疗肿瘤常参用僵蚕、天龙、全虫、蜈蚣、地龙、水蛭、炮山甲等，治晚期食管癌的“利膈散”、治肝癌的“蟾龙散”、治胃癌的“消癌丸”等均以虫类药为主。

第二节　章朱学派论治疗胃病新路

南通市良春国医堂　朱建华　朱剑萍　郁兆婧；广东省中医院　潘　峰

章朱学派是近现代重要学派，五代传承人，历经百余年。章次公、朱良春两位宗师以其高深的医术救危疾奋，其学术思想、临证经验丰富而尽显卓见。传世之作等身，其中由朱老主持编著的《章次公医案》尤为突出，正如中国中医科学院中国医史文献研究所余瀛鳌国医大师所说：“近代名医医案出了不少，我认为《章次公医案》是最好的一本，可与叶天士《临证指南医案》相媲美，按语精炼朴实，没有空洞的话语。”兹就其中“胃病门”医案认真学习、梳理，并结合多年随诊恩师朱老治胃病经验，与大家分享，不当之处，敬请斧正。

一、皇古融新，证病同辨

章老一贯主张“发皇古义，融会新知”，强调辨证要尽量结合辨病，临床上要尽可能做到“双重诊断，一重治疗”，所谓“双重诊断”，即中医的诊断和西医的诊断，也就是把中医的辨证与西医的辨病结合起来，在治疗上把“治证”与“治病”结合起来，坚持用中医中药一种方法治疗。章老的这种学术思想在“胃病门”医案中处处可见。《章次公医

案》“胃病门”共载胃病医案 83 例，患者多为劳苦大众，限于当时的医疗条件，仅有 X 线钡剂造影作为临床参考，但章老不囿于传统辨证方法，在病案中直截了当地引用西医的名词术语，并借鉴现代医学的知识加以分析，若没有大量的临床经验与独特见解，必不可能“开此风气之先”[1]。

章老从胃痛是否有规律、是否泛吐酸水、得食是否痛减等诸方面来判断是否为消化性溃疡，并归纳了胃、十二指肠溃疡的主要症状。章老能在 20 世纪 40 年代借鉴西医来研究中医，确属难能可贵，充分彰显章老的革新创造精神。这在当时必须有很大的勇气面对来自各方面的抨击。1962 年，“朱师倡导的‘辨证与辨病相结合’，则为‘发皇古义，融会新知’提供了可以力行的法则。它为传统中医诊疗模式注入了新的内容，临证力求确诊，避免误诊与漏诊；医者也能从‘证’与‘病’的不同角度来探求病理，不仅知其然，还知其所以然，并为疗效的判断提供了客观的指标，同时带来处方用药的革新，既针对证候，又能与针对‘病’的特效药融合起来灵活组方，使中医的治疗学呈现崭新的面貌。俟后，朱师的这一主张为学界普遍认同，蔚然成风”[2]，这是章朱学派与孟河医派的不同之处。

二、消瘀护膜，治疡大法

叶天士治疗胃病注重养阴，补东垣补气升阳之未备。章老治疗胃溃疡，创立了养胃消瘀、护膜医疡之大法。从立法到选药，清新灵活，较之叶氏又进一步。

（一）独创验方善治溃疡

章老认为一旦辨明为溃疡，则表示胃部有实质性变化。章老避开习俗常用的香燥理气药，独创治疗溃疡的经验方。用凤凰衣、玉蝴蝶各 30g，轻马勃、象贝母各 20g，血余炭、琥珀粉各 15g，共研细末，每服 2g，每日 3 次，餐前服。这是一张治疗溃疡很别致的经验方，效果好，价廉，值得进一步研究和推广。凤凰衣有养阴清肺之功，除善治久咳、咽痛失声外，还可用于颈淋巴结结核、溃疡不敛。它是先生治疗溃疡的常用之药。玉蝴蝶功擅润肺、疏肝、和胃、生肌，除治咳嗽、音哑外，又善治肝胃气痛，疮口不敛，还有补虚、宽中、促进食欲之功。其与凤凰衣同用，起协同作用。马勃长于清肺利咽、解毒止血，既能护膜，又可疗疮。象贝母具有清热泄降、医疮散结之功，对于溃疡之胃痛吞酸，尤为适宜。琥珀不仅为镇惊安神药，而且有化瘀止血、疗疮散痛作用。血余炭主要有消瘀止血作用，与马勃同用，治溃疡出血效果极佳。本方虽药仅六味，从辨证与辨病相结合的角度出发，用药丝丝入扣，颇能启发后人[3]。

（二）制酸止痛，护膜医疡

消化性溃疡属中医学“吞酸”“胃脘痛”范畴，故章氏治疗胃、十二指肠溃疡以制酸止痛为首务，以保护胃黏膜，促进溃疡面愈合，在用药上自具特色。除用上述经验方外，还喜用煅瓦楞子、煅鸡蛋壳、白螺蛳壳、赤石脂、滑石等含有钙质的药物以制酸；还常取当归、桃仁、杏仁并用，行滞化瘀止痛。其中赤石脂尤其值得一提，该药是一味收涩固脱药，善治久泄久痢，然此物又为治胃病之佳药，因其具有“收涩、止血、收口生肌、疗溃疡不敛，厚肠胃”之功，既可制酸，亦可保护消化道黏膜，止胃肠道出血。用当归、桃仁、杏仁等来止痛，取其既能行滞化瘀，达到止痛效果，又均含有油质，对溃疡面有保护作用。以上用药充分体现了章老治疗胃、十二指肠溃疡处方用药均以保护胃黏膜为先，以促进溃疡面愈合为目的的学术观点。

（三）止血化瘀，修复疡面

消化道溃疡常见的并发症是胃、十二指肠溃疡合并出血。对于病久入络而曾有出血史者，章老特别提出：“凡此等证过用香燥刺激之品，未有不偾事者。”故善用活络化瘀之品，如五灵脂、全当归等，意在化瘀而不伤新血。对于出血者常用生地榆、伏龙肝、血余炭、百草霜等，配以活络化瘀之品，意在止血而不致停瘀。柿饼霜治口腔黏膜溃疡有良效，章老移治于胃溃疡，其效极妙。象牙屑具有清热镇惊、解毒生肌之功，用琥珀粉、象牙屑、滑石研极细末，每餐后吞服，乃是取其消瘀生肌，祛除溃疡面的瘀滞，化瘀生新，有利于溃疡面愈合。这都是章老独到的经验。

章老在“胃病门”中详述了治疗溃疡的经验，却未述及慢性胃炎的治疗。笔者认为主要限于当时的条件，胃镜检查尚未开展，而慢性胃炎又不易为钡剂透视所发现。章老治疗的胃痛患者除溃疡外，实则包括了部分慢性胃炎患者，故上述方法对部分慢性胃炎患者亦适用[4]。

三、多因致病，以通立法

章老治疗胃病多采用通降之法，强调调整胃肠功能，这是章老治疗胃病的又一特点。胃为水谷之海，主受纳腐熟水谷，以通为用，以降为顺，传化物而不藏。一旦气机壅滞，形成气滞、血瘀、湿阻、食积、痰浊、火郁等，则相因为患，中焦实滞所阻可使胃失通降；若脾胃虚弱，中焦不运，胃失濡养，则滞自中生。故胃病不论寒热虚实，内有郁滞，不通则痛是其共同的发病机制。

（一）气滞胃脘，行气和胃

肝气犯胃，胃气阻滞，和降失常，则胃脘痛。所以胃脘痛的病因虽不同，但肝胃气机失调是胃痛的基本病机，一般均从肝论治。章老常用越鞠丸、金铃子散为主方，以泄肝和胃、理气宽中。对疼痛剧烈者常配罂粟壳、六轴子，取其明显的麻醉镇痛之效。此两药现已纳入麻醉药管理药品，临床治疗胃脘痛一般都不选用。

（二）瘀血阻胃，活血通络

胃为多气多血之腑，初痛在气，久痛入络。久痛入络，瘀血阻胃者，宜活血化瘀，通络止痛，章老常用当归、桃仁、琥珀、九香虫、五灵脂、炒蚕沙、刺猬皮等以化瘀镇痛、推陈致新。

（三）寒邪犯胃，温胃散寒

寒邪犯胃证或寒凝气滞证，宜用散寒温胃法治疗，章老喜用附块、肉桂、炮姜、荜茇、椒目等药，温胃散寒，理气止痛。

（四）肝胃郁热，泻热清胃

由于肝胃郁热，火邪犯胃，治宜泻热清胃。章老治疗胃火内盛所引起的胃脘痛，除用泻心汤加减外，喜用生石膏、知母、金银花（或蒲公英）、淡竹茹、天花粉、玉竹等清泄胃热。

（五）湿食痰阻，消浊导滞

对于胃气上逆，湿阻、食积、痰浊等浊气壅塞者，章老善用苦辛下泄、宽中降浊的汪氏五磨饮及辛苦芳化、理气燥湿的二陈汤，常配入椒目、黑丑、大黄之属或增谷麦芽、莱菔子及章老自创方：加平散（平胃散加鸡内金、砂仁）、丑灵散（五灵脂、黑丑）以消滞泄浊。对胃肠功能减弱者多用乌药、石菖蒲、肉桂等辛香之品，以疏通气机，泄化痰浊，增强胃肠功能，并选用皂角子、葶苈子、薤白头等超乎常规用药之惯例而为章老独特之经验。

（六）虚寒胃痛，振奋胃阳

对虚寒性胃痛，既取法仲景，用辛甘生阳、酸甘化阴法，选用建中汤，重在滋养强壮、缓急止痛，又取东垣甘温健补、恢复脾运、振奋胃阳之意，常以黄芪、人参、白术为君，配以佩兰、厚朴、荜茇、艾叶芳香辛散之品。

（七）胃阴亏虚，滋阴寓疏

对于胃脘痛而舌红苔光剥者，倡叶氏“忌刚用柔”之说。每予魏氏一贯煎法，养肝阴滋胃液，或用麦冬、山药、知母、白芍、黄精及桑麻丸养阴滋液；更用阿胶、龟甲、鳖甲等胶质之品，既滋阴养血，又养胃护膜，以促进溃疡面之修复。

笔者养胃阴常喜用石斛，用量 15～30g，《本草衍义》云石斛“治胃中虚热”。凡口干、舌红苔少均可使用。对于胃阴虚需用疏肝理气药时，宜选用一些药性平和而又不太辛燥的药，如香橼皮、佛手、玫瑰花、绿萼梅等，章老常用白残花（蔷薇花），使调气而不伤阴，补中寓疏。

（八）虚实互见，消补兼施

胃痛一证，当首先分清虚实，须依据虚实的孰多孰少、邪正的孰缓孰急，然后才能权衡治疗。枳术丸是消补兼施的代表方。脾健宜升，章老用人参、黄芪、白术、山药益气补脾，配用升麻升清治其本，用鸡内金、莪术消食化滞，青皮、枳实、厚朴、台乌等辛通理气，以治其标。

（九）寒热错杂，辛开苦降

对于寒热错杂之心下痞一症，章师常师仲景泻心汤、小陷胸汤之意，取大黄、黄芩、黄连、龙胆草、川楝子，苦寒泄热，又用姜半夏、川椒目、薤白头、杏仁、瓜蒌辛宣泄浊。寒温并用，辛开苦降，从而达到升清降浊、消除痞满之目的[3]。

四、熟谙药性，别出新意

章老对本草研究有素，熟谙药物性能，且常自出新意，引申扩展，另辟蹊径，不落俗套，启迪尤多。

（一）善用杏仁，消食止痛

在“胃病门”83 案中，用杏仁者达 40 次之多。《滇南本草》云杏仁能“润肠胃”。《主治秘诀》云杏仁能“消食、开滞气”。章老用杏仁治胃痛，取其疏利开通、破壅降逆，功效甚佳。他说：“杏仁中氢氰酸可镇痛，杏仁之油可以迟缓痉挛。”氢氰酸有剧毒，可由胃肠道吸收而引起吐泻、腹痛等中毒症状，章老用 15～24g 入煎剂未见有中毒者。章老认为“有头晕如酩酊状者”为药物所致，即古籍所谓“若药不瞑眩，厥疾弗瘳”，但用量以不超过 30g 为度。临床应用中常与当归、桃仁配合，其行滞化瘀止痛的效果极好，亦为章老所创见。

（二）善用化痰，消滞醒胃

治胃病选用皂荚子、葶苈子、薤白头等，超乎常规用药之惯例，而为章老又一独特经验。对胃功能衰减或消化障碍，表现为胃痛、胸闷、脘胀、心下痞硬、大便坚而不爽、舌苔白腻或垢浊者，每选用此类燥湿健脾、醒胃调中、行气消胀之品。皂荚子除和血润肠外，《本草图经》云：“治膈痰吞酸。”葶苈子不仅长于泻肺利水，且有消食散满、导滞宽中之功，《神农本草经》谓其“主癥瘕积聚结气，饮食寒热，攻坚逐邪，通利水道”。薤白头多用于胸阳不振之胸痹，《本经逢源》曰：“捣汁生饮，能吐胃中痰食虫积。”《岭南采药录》曰：“能发散解表，健胃开膈。”章老所选药物均有化痰消滞之功，故凡有胃作胀，胃肠功能不健而有食滞者，章老一般都用之，对脘胀便结有显效。此等皆章老引申扩展，老药新用。

（三）擅用虫药，泄浊导滞

在消食化滞药中，章老还常取蚕沙、两头尖、五灵脂、鸡屎醴等虫类药，其目的在于以浊导浊。蚕沙为蚕蛾科昆虫家蚕排的粪便，朱老认为其性平和，具有祛风渗湿、解毒化瘀之功效，清代王孟英盛赞本品为治“诸霍乱之主药”，乃取其渗湿解毒之功。两头尖，《名医别录》谓之牡鼠粪，为鼠科动物雄性褐家鼠等的干燥粪便，能导浊行滞，清热通瘀。五灵脂为鼯鼠科动物橙足鼯鼠和飞鼠等的干燥粪便。《本草经疏》谓五灵脂“其功擅于破血行血”。《本草纲目》云其“消积化痰”。鸡屎醴出自《黄帝内经》，用治臌胀有“一剂知，二剂已”的效果，能够逐水。以上几药均气味厚重，确非为常人所选用，章老选用治脘腹作胀，以浊导浊，往往取效甚捷，先生只求实效，而不为传统所禁锢，打破用药常规，其精神令人折服。此皆值得后学细细体味。

九香虫、刺猬皮亦系虫类药，在“胃病门”中章老用药心得颇多。九香虫味咸性温，当代虫类药学专家朱老继承发扬了恩师章老运用虫类药的经验，赋予了许多新的运用内涵。他认为此药具有补脾肾、壮元阳、疏肝郁、散滞气的功用，擅治因肝郁气滞引起的气痛，朱老近年对术后肠粘连而致腹部撑胀不适或胆结石、泌尿系结石疼痛者，于常规用药中增入本品，收效亦佳。这些都是朱老宝贵的经验，供后学者临床应用时参考。

五、继承发扬再创新方

朱老在继承汲取章老经验的基础上，在治疗胃病，尤其是慢性萎缩性胃炎方面积累了非常丰富的临床经验。随着胃镜检查的开展，治疗胃病已不是仅仅改善症状，而是要求在病理变化上的改善。这里首先介绍朱老 20 世纪 90 年代创制的“胃安散”治疗胃病之效，堪称一绝。处方：生黄芪 120g，莪术、党参、山药、刺猬皮、生蒲黄、五灵脂、徐长卿、三七各 60g，炮山甲、玉蝴蝶、凤凰衣各 45g，甘草 30g，研极细末，每服 6g，每日 2 次，餐前 30 分钟服用。此散配方极佳，方中生黄芪与莪术同用，乃取张锡纯“十全育真汤”攻补兼施治虚劳之意，朱老指出“黄芪配莪术能益气化瘀”，黄芪益气补虚，得莪术补不壅中；莪术行气、破瘀、消积，得黄芪攻不伤正。两药合用，益气化瘀，扶正消积。莪术在古今方书中，一直列为活血破瘀、消癥散结类药物，朱老用之认为有改善胃动力、增强胃肠功能之效。方中党参、山药助黄芪健脾，与鸡内金相伍能消积滞，健脾胃，化瘀积。蒲黄、五灵脂、三七均具有良好的止血与活血化瘀的双向调节功能，有止血不留瘀、化瘀不伤正之妙，共奏瘀去结散、祛腐生新之效。方中玉蝴蝶、凤凰衣乃章老治胃之常用药。朱老师古而不泥，认为此两药还有补虚、宽中、消除慢性炎症及促进食欲之功，对于保护胃黏膜力效颇佳。刺猬皮性味苦平，能凉血止血，降气止痛，固精解毒。炮山甲有消肿溃痈、搜风活络、通经下乳之功用。朱老对胃痛较甚，或镜检中有肠上皮增生或溃疡反复不愈者，常用此药，取此两药能软坚散结，祛瘀生新，直达病所。更有一味徐长卿，朱老为治腹胀甚者必不可少之药，性味辛温，能镇痛，止咳，利水消肿，活血解毒，尤善于行气消胀，缓急止痛。朱老的“胃安散”对溃疡及慢性萎缩性胃炎屡用屡效。

六、根植临床不断前行

从章老到朱老治胃病，运用辨证结合辨病的思路，采用扶正化瘀的治法。结合现代研究，通过扶正养胃，对机体的整体调节，可提高机体自身免疫力和胃黏膜局部的屏障功能。胃癌前病变中胃黏膜损伤和局部缺血密切相关，应用活血化瘀法，通过改善胃黏膜局部的血运情况，促进其恢复从而达到治疗目的。我们治疗了一些慢性萎缩性胃炎、肠上皮化生、异型增生患者，大多在胃黏膜病理改变上得到改善和恢复，起到了提前阻断的作用，可以说是起到了胃癌治未病的效果。

现代研究表明，幽门螺杆菌感染现已成为胃癌的Ⅰ类致癌原，根除幽门螺杆菌感染对阻断和延缓肠上皮化生及异型增生有积极意义。对于幽门螺杆菌感染患者，临床发现西药四联疗法运用后，存在一些弊端，结合中医药治疗对杀灭幽门螺杆菌，提高临床疗效，减轻抗生素长期应用的不良反应，降低疾病复发率等方面具有很大的优势。

中医认为幽门螺杆菌属“邪气”范畴，且多具“热”“毒”的性质。邪气侵袭，正邪相争，终致正虚邪实，由于各人的体质不同，临床可有不同的转化，或从阳化热、化燥；或从阴化寒、化湿，而出现脾胃虚寒证或寒湿证。其基本治则：扶正祛邪，但不能仅局限于幽门螺杆菌的根除，囿于“见菌治菌”的论治思路。实者以湿热为主，祛邪重在清热祛湿。虚者以脾虚为主，扶正重在健脾和胃，补中益气。

结合既往朱老的治疗经验，根据临床实际分为四型。①湿热中阻证，治宜清化湿热，常用药：黄连、黄芩、白花蛇舌草、蒲公英、苍术、白术、茯苓、藤梨根、仙鹤草等；②脾虚夹瘀证，治宜益气消瘀，常用药：黄芪、莪术、鸡内金、刺猬皮、三七、玉蝴蝶、凤凰衣、甘松、徐长卿、白术、白花蛇舌草等；③阴虚木横证，治宜养胃制肝，常用药：北沙参、麦冬、白芍、天花粉、乌梅、枸杞子、柿霜、绿萼梅、佛手、失笑散、蒲公英等；④阳虚夹湿证，治宜温脾化湿，常用药：黄芪、苍术、党参、制附片、高良姜、升麻、鸡内金、荜茇、徐长卿、熟薏苡仁、藤梨根等。四型之间不是孤立的，关键在于详察病情，具体辨证。

“胃以通为用”各型均可选加降逆和胃的旋覆花、代赭石，行气消胀的八月扎等。在汤药治疗症情基本稳定后，即改用“胃安散”散剂巩固治疗，对一些病情顽缠者常汤、散剂并用。

七、结　语

章朱学派治疗胃病经验丰富，开拓创新之处，使人广开思路，颇多启迪，值得我们进一步深入研究，推广应用。

目前我国胃癌发病率占全球的44%，长期以来，我国早期诊断率低于10%。在幽门螺杆菌感染→慢性胃炎→胃黏膜萎缩→肠化→异型增生→胃癌演变过程中，如何拦截、阻断、逆转，降低胃癌的患病率，是我们中医人义不容辞的责任。

任重而道远，让我们携手为这一目标的实现共同努力！

参考文献

[1] 朱步先，朱建华. 追忆往事 缅怀先师：纪念朱良春先生百年诞辰[J]. 中医杂志，2018，59(5)：444-446.
[2] 朱建华. 治胃新路 读《章次公医案·胃病门》札记[J]. 山东中医杂志，1985，4（5）：2-4.
[3] 朱建华，潘峰.《名家教你读医案》融会新知通为用—章次公诊胃病医案理法方药思路评述[M].北京：人民军医出版社，2012.
[4] 朱良春，朱建平. 慢性萎缩性胃炎治疗经验[J]. 新中医，1986，18（2）：4-6.

第三节 国医大师朱良春教授治疗肺系难治病理论与经验述要

江苏省南通市中医院国医大师朱良春学术经验传承研究室
朱金凤 吴 坚 高 想 钱小雷 田 华 李 靖 姜 丹

肺系难治病常见的有慢性阻塞性肺疾病、支气管哮喘、间质性肺炎、支气管肺癌等。因病因多样，发病机制复杂，而发病率、死亡率日益上升，临床缺乏有效治疗方法。几千年来中医药治疗肺系难治病有较独特的优势和疗效。多年来国内围绕中医药治疗肺系难治病开展了一系列基础及临床研究，取得一定成就，但仍有待取得突破性进展。近年来，随着应用中医络病学说治疗疑难病所取得的显著疗效，肺系难治病和络病理论的关系逐渐引起学术界的重视[1-5]，并成为研究的热点。肺络是络脉的一部分，肺络病主要因外感、内伤、久病等致肺络中气血不畅或津液痰瘀痹阻[6]。国医大师朱良春教授运用肺络亏虚、痰瘀毒阻络理论，扶正通络法治疗肺系难治病积累了较好的经验和临床心得，现整理总结如下，希冀为肺系难治病的治疗提供中医理论基础及用药经验。

一、朱良春教授对肺系难治病与络病理论关系的认识

（一）从中医角度认识肺系难治病与络病理论

朱师认为肺络病形成的病因广泛，是多种肺系难治病发展的结局，也是恶性循环的中间病理环节。病证涉及中医学“咳嗽”“喘证”“哮证”“肺胀”“肺岩”等范畴。络脉具有满溢灌注和双向流动的动力是络中之气，而宗气、肺气是肺中络气之源。宗气聚于胸中，一方面上出于肺，循喉咙而走息道，推动呼吸；另一方面贯注心脉，推动血行。血气在宗气、心肺等共同作用下循行于经脉之中，溢入络脉，而“肺朝百脉”，使百脉中的血气朝还于肺。而宗气充足又有赖于营、卫、肺脾肾之气的壮旺。肺脾肾亏虚，宗气生成不足，呼吸无力、气血运行缓慢；同时水津代谢失常，痰饮瘀血内生，且互为影响，积久蕴毒；或外感、毒邪侵袭肺络及肺络本身的病变，均可导致肺络结构、功能异常，致肺络痰瘀、气滞、毒凝，且相互影响，恶性循环，咳痰喘丛生，久治不愈。因此朱师认为肺络病的病理主要为络虚、痰、瘀、毒，痰瘀毒阻络是表象，正气不足，肺络亏虚是根本。

（二）从现代医学角度认识肺系难治病与络病理论

朱师认为从现代医学角度，肺系很多难治性病变如支气管哮喘、慢性阻塞性肺疾病、间质性肺病，甚至肺癌等是由细胞因子和炎症介质、多种免疫细胞、黏附分子等参与并介导的肺部病变，病情迁延反复，与“久病入络”“废弃沉疴”等临床表现缠绵难愈、常规治疗很难取效的络病表现非常相似。肺系难治病的多种炎症介质、免疫细胞和黏附分子等作用于呼吸道，导致炎症细胞浸润、气道炎症渗出和内膜损伤、微小血管病变及细胞异常

增生、增殖等，与现代研究络病的病理变化可看作现代医学中局部微循环障碍、血流动力学改变及细胞因子调控异常等亦有相通之处。朱师认为持续存在的气道炎症、炎症介质、异常增殖、损伤等，可能为中医学“痰”“瘀”“毒”病机的现代医学解释。另中医还有“有形之痰”和“无形之痰”。炎症细胞浸润引起的呼吸道分泌物增多为“有形之痰”；参与发病的细胞因子、炎症介质、免疫细胞和黏附分子等是否可理解为中医学“无形之痰”“毒邪”，朱师认为，痰、瘀、毒的产生责之于肺脾肾不足，气虚失于运化，积久蕴毒，与现代医学研究发现慢性阻塞性肺疾病、支气管哮喘、间质性肺病、肺癌患者免疫功能失调，对细胞因子、炎症介质、炎症细胞甚至肿瘤细胞抑制作用减弱，有相通之处。持续的气道炎症激活神经可塑性，引起成纤维细胞和胶原蛋白增生，导致气道重塑、解剖结构和功能改变，以及微循环障碍、小血管及淋巴管病变，可用中医学“久病入络、久病多瘀、气虚血瘀、痰瘀毒互结”观念阐述。而痰瘀毒阻滞日久，正气更虚，恶性循环，毒损络脉，或外感、毒邪侵袭肺络，败坏形体，瘀痰毒聚，阻滞肺络，日久可成肺积，发为肺炎。现代医学的抗气道炎症，抑制炎症细胞趋化及活化，干扰炎症介质、细胞因子等的合成、释放，防治气道重塑，改善微循环，抗肿瘤，免疫疗法等，与中医涤痰祛瘀，解毒通络抗肿瘤及补益肺脾肾等治法亦有相通之处。近年来，从现代医学角度对中医药治疗肺系难治病进行了大量的基础及临床研究，表明很多化痰活血、解毒通络、补益肺脾肾的中药可使患者咳痰喘症状减轻，化“有形之痰”；并使炎症细胞凋亡增加，炎症细胞因子如 IL-4、IL-5、TNF 等表达减少，从而抗气道炎症[7-8]，化“无形之痰”，并解毒通络；另有很多化痰定喘活血通络经方及中药如定喘汤、小青龙汤、桂枝加厚朴杏子汤、川芎等可抑制神经生长因子、转化生长因子等，防治气道重塑，保护肺功能[9]。很多涤痰活血、解毒通络虫类药，如僵蚕、蜈蚣、露蜂房、全蝎、地龙等临床用于哮喘、慢性阻塞性肺疾病、肺癌及间质性肺炎等，对缩短病程、提高疗效大有裨益[10]。很多化痰活血软坚、解毒通络药物有抗炎、抗肿瘤作用等[11]。这些研究成果都阐述了化痰活血、解毒通络中药的现代医学作用机制，提供了这些药物疗效的有力证据。

二、朱良春教授扶正通络法治疗肺系难治病经验与用药特色

基于肺系难治病与络病理论的关系，朱师认为肺络亏虚、痰瘀毒阻络可视为很多肺系难治病的共同病机，比一般意义上的“痰瘀阻络”更为深伏难解、沉痼，致病情反复、缠绵难愈。故治疗肺系难治病，需注意化痰活血，解毒通络，因肺络亏虚是根本，应分清气血阴阳亏虚的不同，辨证论治，时时注意扶正通络，并结合辨病，治疗肺络病变的其他致病因素，以及肺络病变引起的继发性病理变化，分清主次、轻重，才能有的放矢，取得良效。正如朱师所说“怪病多有痰作祟，顽疾必兼痰和瘀”“久病多瘀，久病入络，久病多虚，久必及肾”。因络病乃痼疾，寻常化痰祛瘀解毒药难以深达络脉，必须借助通络之药，在普通化痰活血、解毒散结药物基础上加用辛味通络、虫类通络及藤类通络药物，如桂枝、乳香、没药、细辛、薤白、僵蚕、地龙、蝉蜕、水蛭、露蜂房、炮山甲、全蝎、蜈蚣、鸡血藤、三七、丝瓜络、当归等。虫类药物在治疗这类疾病的处方中使用频率较高。朱师认

为[10]，从现代医学角度看，这些药物还具有一定增强体质作用。其祛风化痰、开瘀散结、通络剔邪的作用，不仅能松弛气道，解痉平喘，舒展肺络，改善微循环，促进炎症吸收，而且还含有蛋白质、微量元素等营养物质，起到了寓攻、寓补、攻补兼施的作用，非一般植物药所能及。但涤痰、化瘀、解毒、扶正通络时一定要在辨证论治原则下配合应用适宜虫类药方能显效。

临床上朱师扶正通络法的具体应用圆机活法，并多种治法有机结合，灵活应用，总结如下。

（一）益气健脾，化痰活血通络

对呼吸系统难治病常见证"痰"的论述，认为痰的产生主要责之于肺脾肾功能不足，气虚失运，有形之痰和无形之痰内生，肺失宣肃；并因体内宗气不足，呼吸无力、气血运行缓慢，加重瘀血内生，且痰瘀互为影响，积久酿毒；故朱师认为治疗"痰瘀毒"宜益气健脾，化痰解毒，活血通络，消除生痰之源。在益气健脾基础上，临证常用各种化痰通络药对，如痰湿蕴肺，肺失宣肃，以宣肺祛痰之炙麻黄、杏仁为对，以降气化痰，宣肺平喘；百部、橘红为对，化痰止咳，通络和络；对咳嗽、痰多，痰饮较盛者紫苏子、葶苈子为对，温肺下气，开痰逐饮；车前草、甘草为对，清肺利水，化痰止咳；痰黏难咯，肺失宣降、咳嗽气喘者，旋覆花、代赭石为对，以降逆平喘，祛痰通络；支气管痉挛、气喘明显者加木蝴蝶、地龙为对，以化痰通络，解痉平喘；痰涎壅盛，厥逆危象时，加鲜竹沥或猴枣散以涤痰平喘，开窍降逆；肺肾亏虚，虚气上逆，时时欲脱者加人参、蛤蚧益肺补肾，纳气平喘。

（二）养阴扶正，化痰解毒通络

慢性阻塞性肺疾病、支气管哮喘、间质性肺炎、肺癌等患者经常应用抗生素、糖皮质激素、肿瘤放化疗等，在原肺络亏虚，痰瘀毒阻络基础上，更致气阴亏虚，可见咳嗽日久，神疲乏力，口干，舌质光红少苔。每遇此种朱师即予养阴扶正，化痰解毒通络。朱氏之定喘散，是由李东垣《内外伤辨惑论》之生脉散（人参、麦冬、五味子）加味而成。生脉散功能益气养阴，止咳敛汗，朱师加入北沙参峻补肺肾之气阴，且用血肉有情之蛤蚧、紫河车，养肺滋肾，益气填精，纳气定喘，更增强了本方的补益纳气作用，故对常见肺系病变气阴亏虚的虚性咳喘收效甚佳。朱师更佐以价廉、功效平和的橘红，既可直接祛邪，又防蛮补壅中。因肺系难治病存在痰瘀毒阻滞肺络，朱师喜在定喘散基础上，加入紫菀、半夏、地龙、露蜂房、诃子化痰解毒、活血通络、敛肺定喘，变成加味定喘散，祛邪不伤正，补虚不滞邪，标本兼治，取得佳效。加味定喘散配伍严谨，药简廉验，用于各类肺系难治病久治不愈所导致的气阴亏虚、痰瘀毒阻络的难治性咳喘效果显著。临证中根据病情更可加用玄参、贝母、地黄、白芍、百合、当归、天冬、功劳叶等养阴清润。朱师亦教导，对肺肾之气阴过虚、咳喘较甚者，亦可加煅鹅管石 15g，疗效有时会更好些。《本草求原》曰鹅管石能暖肺纳气，治肺寒气逆，喘咳痰清。

（三）清热解毒，化痰散结通络

对于症见咳嗽痰黄，黏稠难咯，口渴饮冷，胸中烦热，尿少黄赤，大便秘结，舌红苔黄腻，脉滑数的痰热壅肺证，朱师常用清肺泄热，化痰定咳之法，常予以自拟清肺定咳汤治疗（药物组成：鱼腥草、金荞麦、苍耳子、白花蛇舌草、炙枇杷叶、天浆壳、化橘红、甘草），并加用解毒通络之品。喜用药对有金荞麦、鱼腥草，金荞麦清热解毒，活血散瘀；鱼腥草清热解毒，排痰消痈，两药皆入肺经，合用则可增强清热解毒、化痰止咳、活血宣散之功，用于治疗急慢性咳喘之痰热蕴肺证，具有清肺止咳的功效；黄芩、鱼腥草为对，以清热解毒，泄化痰热；痰热瘀血阻滞者桃仁、冬瓜为对，一以化痰活血、散结通络，一以清肺泄热化痰；一枝黄花、白花蛇舌草为对，疏风解毒、退热活血、消肿散结；并根据病机的虚实变化，痰热较盛者先投以清泄与扶正结合之法，或专事清泄化痰以平喘，待邪实清除后专以补益扶正而定喘。对于有痰瘀毒凝，脉络阻滞者，常用生半夏、白芥子、海藻、昆布、生牡蛎、夏枯草、紫背天葵、僵蚕、薏苡仁、葎草、当归、赤芍、炮山甲、露蜂房、地鳖虫、青陈皮、姜黄等化痰软坚，理气散结通络。

（四）温肾助阳，开瘀散结通络

朱师认为，中医所称的慢性难治病，包括很多正气亏虚、病程缠绵的疾病，这些疾病涉及的脏腑较多，但在久治不愈，反复发作的情况下，易出现肾阳亏虚的征象，每予“培补肾阳”法治疗后，往往疗效显著。朱师通过长期临床实践，证实了该法在慢性难治病中的重要治疗价值。因肾乃先天之本，受五脏六腑之精华，其肾中真阳，推动、温煦人体各脏腑组织，是调节各个脏器功能的中心，更是人体生命活动的原动力。肾中真阳的盛衰，对机体生长、发育、生殖、衰老都具有重要作用，与疾病发生、转归亦有密切关系。肾中阳气充足则精力充沛，身体健康；肾气亏虚、肾阳衰弱，定将百病丛生、缠绵难愈。由于后人片面理解朱丹溪“阳常有余，阴常不足”的观点，以致顾阴重于补阳。朱师认为在许多慢性难治病治疗中，“从肾论治”，特别对肾阳不振者，采用“培补肾阳法”，多可以取得意想不到的疗效。且有很多慢性难治性疾病，虽然从辨证上来说，有阴虚的方面，但如果单纯滋补肾阴，往往恢复较慢，如主以培补肾阳，辅以滋补肾阴，多起效较速。所以“培补肾阳”法对慢性难治病的治疗有重要意义，在肺系难治病的诊治中亦发挥了积极作用。且肺系难治病发展过程中的病理因素，如痰、瘀均为阴邪，易阻遏气机，亦易损伤阳气。此外，由于肾为水火之脏，内藏真阴、真阳，而阴阳互根，阴损及阳，阳损亦往往及阴，所以在治疗上朱师强调须水火共济，阴生阳长，方可收事半功倍之效。

对于肾阳亏虚，朱师喜用“培补肾阳汤”，方用仙茅、淫羊藿、枸杞子、怀山药、紫河车、甘草六味药为基本方。培补肾阳汤加用化痰活血、解毒通络药物治疗肺系难治病常获佳效。本方温阳而不刚燥伤阴，养阴而不滋腻碍胃。方名“培补肾阳汤”，实则是燮理阴阳汤。方中三对药合用，其中仙茅、淫羊藿为对，温肾壮阳强筋骨，补命门，实脾胃，燮理阴阳。《本草新编》谓“仙茅之性与附子迥异，仙茅虽温，而无发扬之气，长于闭精，而短于动火”。《本草正义》释“仙茅是补阳温肾之专药”。淫羊藿温能通气行血，甘能缓中，辛能散结，还具有祛风除湿之功效，现代药理学研究证明有促进肾上腺皮质激素分泌，改善肾功能，增加T细胞，提高免疫力，并有镇咳，祛痰，平喘，抗菌，排毒，降压等作用。朱师多年使用，证明凡属肾阳不振者，服后精神振奋，病情改善，食欲增加，且不同于桂附之类刚燥温热药，久用不易引起阳气躁亢。怀山药、枸杞子为对，有调和阴阳之妙。怀山药甘平，有补益脾肺，敛带止泻，固肾涩精之功；枸杞子润而滋补，润肺生津，兼有益气补肾等多种功能，两药均为气阴两补之品，且无滋腻碍胃之弊。紫河车大补气血，《本草经疏》称其"乃补阴阳两虚之药，有返本还元之功"，性温而不燥，有疗诸虚百损之功效。甘草配对有调味补益之功。综观全方，燮理阴阳，平和中正。临证时阳虚汗出发冷者加附子、干姜以回阳；肾阳虚明显者加鹿角、巴戟天、补骨脂、熟地黄。

朱良春教授"发皇古义，融会新知"，其基于肺络亏虚，痰瘀毒阻络理论，扶正通络法治疗肺系难治病的丰富经验及用药特色，在临床上有较好疗效，我们将进一步从临床症状评分、肺功能、细胞因子等多个层面开展临床研究，以从现代医学角度揭示朱良春教授治疗肺系难治病的经验及用药特色，以推广国医大师经验。

参考文献

[1] 朱慧志，韩明向. 慢性阻塞性肺疾病络病病机演变探讨[J]. 中国中医基础医学杂志，2005，11（6）：456-459.

[2] 白晓旭，王琦，张永生，等. 慢性阻塞性肺疾病的肺络癥、瘕、聚、散理论[J]. 中医杂志，2012，53（20）：1717-1719.

[3] 李海燕，顾超，张谊，等. 浅谈支气管哮喘与络病理论[J]. 临床肺科杂志，2013，18（3）：529-530.

[4] 熊露，郑红刚. 肺癌之络病观[J]. 中国中医基础医学杂志，2007，13（2）：86-90.

[5] 吴银根，张天嵩. 络病理论指导肺纤维化中医证治探析[J]. 中医药学刊，2005，23（1）：14-15，19-123.

[6] 杨佩兰. 浅谈慢性阻塞性肺疾病与络病[C]// 中华中医药学会.第九届国际络病学大会论文集. 上海，2013：69-70.

[7] 王文英，涂献玉，许甲凤，等. 五味地龙汤对实验性哮喘豚鼠平喘机理的探讨[J]. 中国医院药学杂志，2008，28（14）：1168-1170.

[8] 杨牧祥，于文涛，徐华洲. 咳喘宁对支气管哮喘大鼠气道炎症的影响[J]. 中医药通报，2008，7（4）：58-60.

[9] 段旭东，杨牧祥，于文涛，等. 中药抗支气管哮喘气道重塑实验研究进展[J]. 医学综述，2007，13（16）：1265-1267.

[10] 朱良春. 朱良春虫类药的应用[M]. 北京：人民卫生出版社，2011.

[11] 杨雨微，卞慧敏，蒋凤荣. 肺癌与中医药治疗研究进展[J]. 中华中医药学刊，2009，27（9）：1934-1936.

第四节　章朱学派治疗疑难肺病的用药特色

江西中医药大学附属医院　兰智慧

章朱学派是著名中医学家章次公、首届国医大师朱良春及其门人创建和传承的一个现代中医流派。这个学派具有以人为本、以仁为心的医学理念，渊源深长、特征鲜明的学术思想，包容大度、开放奋进的医风学风，同时反映了章次公、朱良春之间笃厚的师生情谊，为后世所敬仰。朱良春教授为首届国医大师，其临证70余年，对内科杂病的诊治具有丰富的经验，笔者在2008～2011年作为同济大学“中医大师传承人才培养项目”的学员，有幸在南通跟随朱老学习，收获良多，因一直从事肺病临床研究，故归纳其治疗疑难肺病的用药特色如下。

一、肺系病证的病机

肺系病证的发生皆与肺的生理特点密切相关，肺主气，司呼吸，故肺病多以气机升降失常为主，临床主要表现为咳、喘为主的临床症状。肺气失宣，迫气上逆而作咳。临床因阳气不足，阴精亏耗，而致肺肾出纳失常。病至后期常常咳、喘并见。

二、肺系病证药对

（一）治咳药对

肺主宣降，肺失宣降则咳，咳嗽是肺系病证中常见的临床症状之一。形寒饮冷皆伤肺，风寒之邪犯肺，肺气失宣而咳，常用麻黄合杏仁宣降肺气止咳；若见风热犯肺，或郁而化热，热盛而咳则用麻黄合石膏清宣肺热止咳；风为百病之长，常夹他邪来犯，肺布津失常，则聚津为痰，风痰犯肺，咽痒而咳常用蝉蜕、僵蚕祛风化痰止咳；郁而化热，痰热犯肺，咳黄浓痰常用金荞麦、鱼腥草清热化痰止咳；久病必虚，肺脾亏虚而咳，常用牛蒡子、山药补肺健脾，化痰止咳。临床常加减用于上呼吸道感染、慢性咽炎、急性支气管炎后期、咳嗽变异性哮喘等疾病。

（二）治喘药对

实喘在肺，邪气壅肺，肺气上逆则喘，虚喘在肾，肺肾不足，肾不纳气则喘，风主动，善行数变，临床见喘息而作，气道痉挛，阵发性发作，朱老常用地龙、蜈蚣、全蝎祛风止痉而平喘；喉中痰鸣有声，喘息不能平卧，此为痰饮内伏，临床朱老常用葶苈子、大枣化饮下气平喘；遇寒而发喘息痰鸣，此为寒饮伏肺，常用葶苈子、干姜、五味子温肺化饮平喘；寒盛伤阳，阳虚外感而喘，常用麻黄、附子温阳散寒平喘，临床上用于支气管哮喘、慢性喘息性支气管炎急性发作期，主要表现为喘息气促、呼吸困难者。

（三）慢性咳喘药对

病至后期，咳、喘常并见，慢性肺病，常反复发作，久病必虚，多为肺肾亏虚为主，宜服补益肺肾之品，肺肾亏虚，肾不纳气，常用蛤蚧、紫河车补肺纳肾。肺朝百脉，慢性肺病日久常致心气不足，鼓动血脉无力，瘀滞血脉，久病入络，常兼有瘀血滞络，临床上用水蛭、地鳖虫活血通络；久病伏风，气道痉挛，咳喘阵发，常用虫类药蜈蚣、全蝎息风止痉。临床上用于慢性支气管炎、肺气肿、慢性阻塞性肺疾病、肺源性心脏病等。

三、肺系各病的治疗

具体到咳喘的诊治，须先“辨病”，在辨病的基础上再辨证。辨病是前提，辨证是手段。辨病与辨证相结合，探索临床诊治的规律，方能相得益彰，取得更好的临床疗效。

（一）慢性支气管炎

慢性支气管炎属于中医学中“内伤咳嗽”“久咳”“喘证”等范畴，慢性支气管炎患者以咳嗽、咯痰为主要症状，伴有喘息气促，此病常反复发作，缠绵不愈，临床先辨虚实，实为邪气壅肺，朱老常采用露蜂房、鸡蛋止咳化痰、平喘降逆，将露蜂房研末，取1.5～3g，鸡蛋1枚（去壳），混合，饭后一次服，每日1～2次。久病致虚，肺肾亏虚，朱老常用蛤蚧、乌贼骨补肺润肾，止咳定喘，用蛤蚧1对，乌贼骨150g，共研极细末，加白糖500g，混匀，每服4g，每日2次，临床取得满意效果。

（二）哮喘

哮喘属中医学“哮证”范畴，哮喘发作时常喉中哮鸣有声，呼吸气促困难，甚至喘息不能平卧；发作间歇期可无症状，日久则动辄气短，不耐劳作，劳则易发。发作期的主要病机是痰瘀毒阻肺，朱老常用蜒蚰清热解毒，消肿平喘，采用蜒蚰100条，加象贝母粉，捻丸如绿豆大，每服1.5g，早晚各1次。病程日久，反复发作，久病致虚，朱老常用蛤蚧、紫河车补肺润肾，纳气平喘。或采用自拟方参蛤散，后称朱氏定喘散（红人参、北沙参各15g，蛤蚧1对，麦冬、化橘红、川贝母、五味子各10g，紫河车24g），共研极细末，每服4g，每日2次。若为儿童哮喘，常用地龙化痰平喘，临床验方采用地龙150g，海螵蛸、天竺黄、紫河车各100g，川贝母60g，共研极细末，装胶囊，每服3g，每日2次。

（三）肺气肿

肺气肿在中医属于“肺胀”范畴，是因为多种慢性肺系疾病反复发作，导致肺气胀满，不能收敛。临床症状是咳痰、喘憋、心烦气躁、脘腹胀满。症轻者朱老采用皱肺丸以和瘀、化痰、皱肺、纳肾。药用五灵脂二两，柏子仁半两，胡桃八枚共研成膏，如小豆大，甘草汤下，每服15粒，每日2次。症重者常用蛤蚧、紫河车补肺润肾，纳气平喘，予朱氏定喘散加减，共研极细末，每服4g，每日2次。

（四）慢性肺源性心脏病

中医学无肺源性心脏病病名，根据其临床表现多归于“咳嗽”“痰饮”“水肿”“肺胀”等范畴。肺源性心脏病是多种慢性肺系疾病反复发作，迁延不愈，而致肺脾肾三脏亏虚，进而导致肺气壅滞，气道不畅，胸膺胀满不能敛降，后期病延及心，导致心血瘀阻，症见唇甲紫绀、舌质紫暗、心悸心慌、脉结代等。症状轻者，朱老常采用地龙、蛤蚧清热化痰，纳气平喘。症状较重者采用全蝎、麝香息风止痉，活血通络。

（五）慢性阻塞性肺疾病

慢性阻塞性肺疾病亦属中医学“肺胀”范畴，多因久病肺虚，痰浊潴留，而致肺不敛降，气还肺间，肺气胀满，每因复感外邪诱使病情发作或加剧。咳喘日久，损伤肺气，反复发作。实证者常用紫菀、款冬花、苏子、杏仁、葶苈子、半夏、陈皮化痰平喘；丹参、桃仁、当归、红花活血散瘀；僵蚕、地龙、露蜂房、水蛭解毒通络；虚证者常用朱氏定喘散加减；肾阳不足者，用培补肾阳汤（淫羊藿 15g，仙茅 10g，山药 15g，枸杞子 10g，紫河车 6g，甘草 5g）。

（六）支气管扩张症

支气管扩张症隶属于中医学“咳嗽”“肺痈”“咯血”“肺痿”等范畴。临床以慢性咳嗽、咯大量脓痰和反复咯血为特点。朱老认为支气管扩张症的病机重点在于分清虚、实。标实为痰热蕴肺，肺失宣降，治疗先以急则治标为主，朱老常用鱼腥草、金荞麦清肺化痰止咳喘；素体不强，久咳迁延，脾虚失运，肺虚及肾，肺肾脾虚为主，且痰热伤阴，形成气阴两伤的情况，多用珠儿参、太子参、麦冬、生地黄补肺益气养阴。

（七）间质性肺炎

间质性肺炎属中医学“咳喘”“肺胀”等范畴，临床以咳嗽反复发作、痰黏难咯或活动气短等为特征。“咳嗽总有痰作祟”，“久病必瘀”，故朱老从痰瘀论治。治疗上以肃肺祛痰、活血通络为主。朱老常用穿山龙、鬼箭羽化痰活血通络。穿山龙既能化痰又能通络，有肾上腺皮质激素样作用，却无激素样的副反应，配合鬼箭羽的活血化瘀，患者咳痰、气短等症状能明显缓解。久病必瘀，常用虫类药，蝉蜕、僵蚕、水蛭、地龙化瘀钻透剔邪。久病必虚，喜用朱氏定喘散加减补肾纳气平喘。肾阳不足者，用培补肾阳汤温补肾阳平喘。

（八）肺结核

肺结核属中医学“痨瘵”范畴，临床表现以咳嗽咯血，低热盗汗为特征。实证者常为感染“瘵虫”，治以杀其虫以绝其根本，常用丹参、黄芩、百部活血清肺，抗痨杀虫；虚证者以元气亏虚为主，治以补其虚以复其真元，多用地鳖虫、紫河车滋养肺肾，活血散瘀；经验方常用保肺丸：地鳖虫 120g，制首乌、白及各 400g，蒸百部、紫河车各 150g，共研极细末，另用生地榆、葎草、黄精各 200g，煎取浓汁，泛丸，如绿豆大，每服 9g，每日 2 次。

（九）肺癌

肺癌根据其发展各阶段的症状，可归属于中医学“咳嗽”“息贲”“积聚”“肺积”等范畴。正虚为本，邪实为标。早期以祛邪为主，中期攻补兼施，晚期则以扶正为主，佐以祛邪为治疗原则。肺癌早期多因癥积阻塞气道，使肺气失宣，聚津成痰，郁久化热，又与癌毒胶结。常用丹参、桃仁、莪术、土鳖虫、炮穿山甲、水蛭、蜈蚣、全蝎清热解毒通络；金荞麦、鱼腥草、石菖蒲、贝母、牡蛎、半夏、薏苡仁、白芥子、紫背天葵、甜葶苈、白花蛇舌草、龙葵、藤梨根、半枝莲、山慈菇、山海螺、猫爪草、重楼等化痰软坚。肺癌中晚期，痰热毒煎熬津液，加之正气渐衰，患者多出现气阴亏损之证。朱老常用黄芪、沙参、百合、石斛、麦冬、当归、熟地黄、山茱萸、枸杞子、女贞子、鸡血藤益气养阴扶正。而此期患者多因长期服用清热解毒药物，或迭经放疗、化疗，常见消瘦、腹胀纳呆、恶心欲吐、口淡、便溏等脾虚胃滞症状，故朱老常用生白术、炒白术、党参、鸡内金、山药、薏苡仁、炒麦芽、山楂、神曲健脾养胃，顾护后天之本。肺癌伴骨转移者，朱老根据“肾主骨”“不通则痛，痛则不通”理论，治以益肾蠲痹，解毒活血通络，在化痰活血、解毒散结的基础上，予以补骨脂、骨碎补、杜仲、续断、熟地黄等补肾壮督；制南星涤痰化瘀、透骨走络，以治骨痛。

（十）百日咳

本病属于中医学“顿咳”范畴，为幼儿感受时行邪毒（百日咳杆菌）引起的时行肺系疾病，临床以阵发痉挛性咳嗽，咳后有特殊的鸡啼样吸气性吼声为特征。临床表现为阵发性咳嗽者，朱老常用蝉蜕、僵蚕以祛风化痰止咳；如见气道痉挛而咳喘者，朱老常用蜈蚣、甘草息风止痉平喘，药用蜈蚣、甘草各等份，研细末，1～2 岁用 1.5g，3～4 岁用 2g，每日 3 次，连服 5～7 日。

四、总　结

中医以辨证论治为核心，但并非不辨病。朱老常结合西医的病名辨病，创制了很多经验方，如朱氏定喘散、培补肾阳汤、保肺丸等治疗肺系病证的经验方。朱老认为痰瘀毒阻络、肺络亏虚是肺系病证的共同病机，治以化痰活血、解毒散结为基础，重视扶正、适当祛邪，久病入络，善用虫类药，搜邪通络。

第五节　国医大师朱良春教授治疗外感温热病经验和特色

上海中医药大学附属龙华医院　方邦江

几千年来，中医学形成了完整系统的理论体系，在没有现代医学介入的漫长年代中，一切急、慢性疾病皆诊治于中医药，中华民族经历 300 余次疫病等重大疾病的挑战，中医药发挥了极其重要的抗疫作用，形成了中医治疗急危重症、疫病的辨证论治体系，产生了《伤寒杂病论》《温疫论》等中医经典著作，历史上的著名医学家均为急诊大家。江南吴越大地是温病学派发源地，历来名医突起，孕育了叶天士、吴鞠通等医学巨匠。近代以来更是名医璀璨，国医大师朱良春教授便是其中最杰出的代表。朱老学验俱丰，在学术上建树颇多，临床上始终聚焦疑难危重急症，从医伊始即开始登革热等急性传染病救治，20 世纪 50 年代培养治疗蛇毒咬伤奇效的“土专家”季德胜，发明享誉海内外的“季德胜蛇药”急救药物，一生救治危急病患者无数，对急性发热、脑炎、哮喘发作、休克、心力衰竭、呼吸衰竭等脏器衰竭等危重证候，有独到之功，在急诊临床研究中取得了重大成就。

一、学术思想

“温热病是多种热性病的总称，许多急性传染病均概括在内，也包括了温病学的卫气营血证”，如乙脑（暑温），正副伤寒（湿温）。中医学认为高热是机体在内外因素作用下，脏腑气机功能紊乱，阳气亢盛引发的以体温升高为主症的一系列病症，分为外感高热和内伤高热两大类。高热是指体温在39℃以上，并持续数小时以上不退者，或体温下降后，又逐渐升高；伴有面赤，心烦口渴；或咽喉有腐烂白点，颈项肿胀；或咳喘胸痛，痰多黄稠；或小便黄赤、频急涩痛。或大便秘结或腹泻黄臭稀水，腹胀满，腹痛拒按，烦躁谵语；或斑疹隐隐。主要从辨外感内伤、察热型和审寒热真假三个方面来分析诊断。

《伤寒论》也可以说是有关中医急症的第一部专著，重点论述了外感风寒发热的诊治。经过历代医家（尤其是刘河间、吴又可）不断完善，至清代叶天士、吴鞠通创立的温病学说，则更详尽地论述了发热性疾病的病理机制、辨证治疗原则。外感发热多是六淫、疫疠之邪侵袭，人体不能战胜外邪而发病。正邪相争，风、暑、燥、火等阳邪易从火化，阳气亢奋，即“阳盛则热”；而寒、湿等阴邪易郁阻阳气运行，即“郁阳发热”。六淫风寒邪毒乘人体正气之虚，卫外之阳不固而侵袭机体。在外感高热证的各个阶段，“阳郁”的病机贯穿疾病始终，成为高热不可忽视的主要矛盾。

朱老非常推崇刘河间的理念对热病治疗进行创新，提出打破卫气营血的传变规律和“先发制病，发于机先”的病机理念，热病初起即采用表里两解法，不拘泥于先表后里、温病三禁的常规。治外感高热，要见微知著，防微杜渐，先发制病；攻病宜早，达邪为先，集中兵力，挫其锐势，阻断传变。朱老曾说“通下岂止夺实，更重在存阴保津，既能泄无形之邪热，又能除有形之秽滞，一举数得，诚治本之道也 ”“如纯属表证，恶寒较著，而邪热不甚或年老体弱孕妇或经期宜慎用”。

二、救治经验

（一）重症脑病

乙脑属于中医学“暑温”“暑痉”范畴，其为病来势凶险，传变迅速，若治不及时或治不如法，易昏痉致变。临床所见，乙脑极期，由于邪毒炽盛，痰浊阻滞，于是清窍被蒙，高热神昏，喉间痰如拽锯，惊厥频作，往往出现心力衰竭和呼吸道窒息，内闭外脱而突变。

脑炎极期，从“热、痰、风”的临床表现来看，以“痰”为矛盾的主要方面。盖热踞痰为凶险，痰热交蒸，则风动痰厥矣。是以“风”则多变，“痰”则最险，痰阻则窍闭，闭不开则脱变。

验方“夺痰定惊散”：炙全蝎 15 只，巴豆霜 0.25g，犀牛黄（用代替品）35g，硼砂 1g，飞朱砂 1.5g，飞雄黄 1.2g，陈胆星 3g，川贝母、天竺黄各 1.5g，麝香（后入）0.15g，共研极细末，密贮，每服 0.7g，幼儿 0.4g，每日 1～2 次，一般鼻饲，收效尚称满意。

推广应用：近年来借鉴朱老治疗该病学术思想，将验方“夺痰定惊散”用于心肺复苏中的脑复苏，呼吸衰竭所致“肺性脑病”，以及“中暑”“脑梗死”“脑出血”昏迷的危重症患者取得显著疗效。

（二）时感高热

流感、伤寒等时感高热恒多卫气同病之候，若能打破先表后里之成规，及时采用表里双解之剂，内外共调，通过迅速排泄邪热毒素，促使机体早日康复，可“缩短疗程，提高疗效”，多能收事半功倍之效。治疗多种热病初起而见有表里证者，或起病已三五日而尚有表证存在者，服后常一泄而脉静身凉，或显见顿挫，续服数次可解。无论邪在气或是在营，或表里之间，只要形体壮实，无脾虚溏泄之症，或有腑实之症，或热极动风，或热盛躁狂痉厥者，均可通下逐秽、泄热解毒，选用承气汤、升降散之类。吴又可所说的“大凡客邪贵乎早逐，乘人气血未乱，凡肉未消，津液未耗，病人不致危殆，投剂不致掣肘，愈后亦易平复。欲为万全之策者，不过知邪之所在，早拔病根为要。但要量人虚实，度邪轻重，察病情缓急，揣邪气多寡，然后药不空投，投药无太过不及之弊，勿拘于下不嫌迟之说”，充分说明温邪在气分不从外解，必致里结阳明，邪热蕴结，最易化燥伤阴，所以及早应用下法。

1. 表里和解丹

处方：僵蚕 45g，蝉衣、甘草各 30g，大黄 135g，皂角、广姜黄、乌梅炭各 15g，滑石 180g，研极细末，鲜藿香汁、鲜薄荷汁各 30g，鲜萝卜汁 240g，泛丸如绿豆大。成人每服 5～6g，妇女、体弱者酌减，小儿 10 岁左右服 2g，6～8 岁服 1～1.5g，2～5 岁服 0.5～1g。每日 1 次，连服 1～3 日，热退即勿再服。

此方具有疏表清热、清肠解毒之功，能促使邪毒从表里双解，通过汗、清、下之综合措施给邪以出路，从而达到缩短疗程，提高疗效之目的。不论成人、小儿，除正气亏虚成阳虚便溏，或发热极轻而恶寒较甚者外，均可服之。

2. 葛苦三黄丹

处方：飞滑石、生大黄、蝉衣、苦参、葛根、黄芩、天花粉、茵陈、青蒿、黄连、甘草、白蔻仁、蝉衣、姜黄、川郁金、苍术、鲜荷叶、鲜藿香、鲜苏叶、鲜茅根、生萝卜子等可为丸或煎取汁。适宜湿温等温热病，是通利泄邪与清热解毒、燥湿化浊并用之剂。

朱师采用杨栗山《寒温条辨》之“升降散”（生大黄、僵蚕、蝉衣、姜黄）为主而制订的“表里和解丹”和“葛苦三黄丹”治疗伤寒、流感等传染病等属中医温热病初起而见表里证者，或病起已三五日，尚有表证存在者，服后常一泄而脉静身凉，收效较显著，疗程多在 3～10 日，剂量小，服用方便，无任何副作用。本方不论成人、小儿，除正气亏虚或脾虚便溏，或发热极轻，恶寒较甚者外，均可服之。

3. 六神丸

六神丸由苏州雷允上诵芬堂炮制，是一种著名的解毒消炎成药。擅治咽肿、喉痛、白喉、痈疽、疔疮等症。组成：犀牛黄（用代替品）4.5g，麝香 3g，雄黄 3g，珍珠 5g，蟾酥 3g，冰片 3g。上药分别研成细末，以烧酒化蟾酥，和匀为丸，如芥子大，百草霜为薄衣（100 粒约重 0.3g）。

用量：成人每次 10～15 粒，不可超过 20 粒，每日 3～4 次。过量防中毒，有报道用此药治白血病，每日用量达 90～120 粒，分 4 次服。

牛黄为芳香开窍、清热解毒、利痰镇惊药，有镇静、抗惊和强心之功；蟾酥有很强的攻毒消肿、辟恶通窍、强心定痛之功能，强心升压及兴奋呼吸；麝香有香窜透络、开窍化瘀之功；麝香酮，是一种挥发油，能兴奋呼吸和心跳，少量可增进大脑功能，多量反而有麻痹作用；朱老认为世俗皆知麝香为散气通窍之药，而忽略其强心健脑作用，诚为憾事。

针对热病引起之休克及心力衰竭、早期呼吸衰竭等危重证候有独到之功。

4. 大黄的临床应用

大黄是重要的泻下药、清热药和止血药。它功效迅速，常用于危急重症。张仲景的《伤寒论》与《金匮要略》中有 32 首处方中使用了大黄，其中的大小承气汤、大柴胡汤、三黄泻心汤、桃核承气汤等，至今依然在临床上被广泛使用着。有趣的是，历史上一些名医，因为擅长应用大黄，其真实姓名倒被遗忘了，如金代的穆大黄。近人焦东海先生，专门从事大黄的临床研究，著《大黄研究》一书，被人们称呼为“焦大黄”。

肺炎之运用下法：主要是在辨证论治的方药中加用大黄，“肺与大肠相表里”，古人有“病在脏，治其腑”之说，肠腑疏通，使上焦壅遏之邪热、痰浊自有出路。临床上用于小儿、成人肺炎均可，小儿也可外用敷贴等方法。临床研究表明，大黄在缓解气促、促进肺部啰音吸收、改善缺氧及缩短病程等方面有显著疗效。

5. 大黄的现代抗菌药理研究

现代药理学实验研究证明，大黄不但可以用于缓下、健胃、利胆，而且具有较强的抗菌作用，如对甲乙型链球菌、肺炎球菌、金黄色葡萄球菌及伤寒、副伤寒、痢疾、白喉、炭疽杆菌等有较强的抑菌作用，对流感病毒亦有抑菌作用。大黄治疗麻疹肺炎、病毒性肺炎具有一定疗效。这充分证明了通利疗法的卓越效能。通过实践，个人有同样的体会：大黄的清热泻火、解毒抗菌作用，殊为显著，只要用之得当，疗效显著。临床以生大黄粉口服或鼻饲，一次可达 50g，但如此大剂量的使用，是朱老突破老框框的创新，值得学习借鉴。

6. 新冠感染与“截断逆转”创新理论

《温疫论》云“疫者，胃家事也，盖疫邪传胃十常八九，既传于胃，必从下解，疫不能自下，必借大肠传送之气而下，而疫方愈”“疫者逐邪为第一要义”“大凡客邪贵乎早治”“急症急攻”“瘟疫不拘下不厌迟”“设邪在膜原者，已有行动之机……得大黄促之而下，实为开门祛邪之法，即使未愈，邪亦不以久羁”。笔者在达原饮的基础上加用大黄和引阳明经、少阳经、太阳经的三味引经药的立方之法亦来源于此理论。

7. 确立创新特色新冠感染中医诊疗方案

利用以上理论，针对新冠感染中医临床证候特点，首次提出“表里双解”之截断扭转法治疗新冠感染的学术观念。新冠感染临床表现多为发热、乏力、胸闷、脘痞、便溏或腹泻、苔腻、脉滑等，现代研究表明，重型新冠感染病理机制包括病毒损伤、免疫炎症失调、内皮细胞损伤、血栓形成和肾素-血管紧张素-醛固酮系统失调等一系列病理生理变化，进而进展为急性呼吸窘迫综合征和感染性休克，最终死于多器官功能衰竭。方邦江教授依据《温疫论》“乘人气血未乱，肌肉未消，津液未耗，病患不至危殆，投剂不至掣肘，愈后亦易平复”的传统理论，在继承先师朱良春国医大师“先发制病，发于机先”的学术思想基础上，重视“下法”为开门驱贼之法，尤其是在轻症、普通型新冠感染治疗早中期应用“下法”以截断扭转，以化湿透表导下与辛凉宣泄导下之“表里双解”治疗轻症、普通型新冠感染，有效阻止了轻症、普通型新冠感染转为重症新冠感染。针对武汉新冠感染患者救治拟订以下几个治疗方案：轻症（无肺炎、无症状感染者）患者应培元扶正、化秽辟浊，用藿香正气散、三消饮等；普通型（有肺炎）患者应培元扶正、表里双解，用表里双解方（自拟）；危重症患者倡导使用“截断逆转”“扶元排毒”防治策略，处以截断逆转方（自拟）；恢复期（肺间质炎症等）患者应益气养阴、降气平喘、活血化瘀，用新冠康复方（自拟）。

在 2020 年湖北和 2022 年上海市疫情暴发期间，通过对华中科技大学同济医学院附属同济医院、武汉雷神山医院、湖北省黄石市传染病医院等新冠感染救治定点医院开展“表里双解”法治疗新冠感染轻型、普通型的多中心、随机、对照、前瞻性研究，共纳入患者 279 例，在上海新国际博览中心等部分方舱医院收治的 4264 例轻症新冠感染随机、对照、前瞻性研究表明，“表里双解”法能缩短新冠感染轻型、普通型患者核酸转阴时间，有效阻断新冠感染向重症、危重症转化，无患者转为重症、危重症。

8. 验案

黄某，女，44 岁，“咳嗽伴发热少痰 3 日”于 2019 年 4 月 30 日晚来龙华医院急诊。

患者来诊前 3 日受凉后出现咳嗽伴咯痰，痰色黄、质黏、量少、难排，伴有发热，自测体温达 38.7℃，遂在家中自服克感敏、头孢等药物，无明显好转。来诊当天，患者咳嗽加重，有胸闷，无气促，体温达 39℃，遂来龙华医院急诊。理化检查结果显示，血常规：WBC 6.55×10^9/L，N 82.50%，Hb 117g/L，血小板 188×10^9/L，CRP 71.28mg/L。肝肾功能、电解质大致正常。咽拭子检查：甲流阴性。胸部 CT：右肺下叶炎症并部分实变，内可见支气管影，纵隔内见小淋巴结，心影无增大。

给予处方：生石膏 45g，杏仁 12g，麻黄 9g，拳参 30g，射干 9g，牛蒡子 18g，紫苏子 18g，紫苏叶 18g，川贝母 6g，僵蚕 9g，蝉蜕 9g，大黄 9g，草果 12g，槟榔 9g，白芍 12g，知母 12g，枇杷叶 12g，远志 12g，大青叶 15g，白花蛇舌草 30g，鱼腥草 30g，芦根 30g，仙鹤草 30g。患者服用半个月后痊愈。

以上即为朱老治疗温热病、传染病、感染病的经验，不到之处请各位同仁指正。

第六节 国医大师朱良春咳喘诊治策略解析：以自拟“旋覆夏麻芍草汤”为例

上海中医药大学附属上海市中西医结合医院
霍莉莉 宣小平 沈朝斌

国医大师朱良春，医术精湛，于顽痹、肿瘤及咳喘诊治均有卓越贡献。本研究追溯大师足迹，精研其著作并广采文献，以解析其咳喘诊治的独特理念。朱老融“通治方”之便与个体化辨证施治，创“旋覆夏麻芍草汤”，专治风寒久咳，集病证结合、分期分治、肺胃同治、宣肃并举、三防并重、虫药善用、服法创新于一体，实为朱老咳喘诊治之典范。

一、朱良春咳喘诊治策略

（一）病证结合，药半功倍

1962 年，朱老前瞻性地提出了“将辨证与辨病相结合”[1]的理念，这一创举深刻影响了后续中医在咳喘治疗领域的实践与发展。他强调，“辨病为前提，辨证为手段”[2]，在诊疗过程中，辨病应作为治疗的基石，为治疗提供明确的方向；而辨证则是实现精准治疗的关键手段，两者相辅相成，缺一不可。这一原则在朱老的临床实践中得到了始终如一的贯彻，为咳喘的中医治疗开辟了新的路径。朱老进一步指出，“辨证”的灵活性与“辨病”的确定性之间存在着微妙的平衡。他认为，虽然“辨病”依赖于现代检测技术的精确性，具有一定的相对性，但“辨证”作为中医特有的诊断方法，其根据患者的具体症状、体征及体质差异进行个性化治疗的原则，是绝对且不可或缺的。此所谓，“辨证是绝对的，辨病是相对的”[3]。

在咳喘的诊治中，朱老倡导首先通过现代检测技术明确疾病类型（如肺炎、支气管炎、肺源性心脏病等）及病原体（如支原体、病毒、细菌等），以评估病情严重程度、预测并发症风险及预后，从而选择针对性的“特异性方药”。例如，针对呼吸道合胞病毒（respiratory syncytial virus，RSV）感染，他推荐采用具有抗 RSV 作用的中药如柴胡，以实现药到病除、事半功倍的治疗效果。与此同时，朱老也强调“辨证”的重要性。他提倡医生应详细询问患者病史，仔细观察咳嗽的特点、昼夜变化、发作频率、严重程度及伴随症状，以全面把握证候及病机。通过病证结合的方式，既保证了治疗的针对性，又兼顾了患者的个体差异，从而有效防止病情恶化，确保治疗效果的最大化。

以咳嗽变异性哮喘（cough variant asthma，CVA）为例，发病机制以持续性气道炎症与气道高反应为特点，属儿科较难治的顽固性慢性咳嗽。针对小儿 CVA 的治疗，朱老独创“旋覆夏麻芍草汤”[4]，展现出显著的有效性，并具备良好的疗效持久性。该治疗方案在缓解 CVA 患儿的多项症状上，如咳痰、咳嗽伴呕吐、过度出汗、舌苔剥落呈花斑状及下眼睑发青等，均取得了明显成效。此外，该疗法在应用过程中未观察到不良反应，确保了治疗的安全性。进一步分析其作用机制，发现其可能通过调节并降低CVA患儿体内异常的半胱氨酰白三烯E4（LTE4）和嗜酸性粒细胞阳离子蛋白（ECP）水平，从而实现治疗效果，这构成了其起效途径中的一个重要方面。

可见，将中医的辨证施治与西医的辨病诊断相结合，不仅丰富了中医咳喘的治疗理论，也为临床实践提供了有力的指导。这一原则不仅体现了中医的整体观念和个体化治疗的优势，也融入了现代医学的精准医疗理念，为中医现代化发展树立了典范。

（二）分期分证，有的放矢

在朱老的诊疗体系中，他尤为注重在整体视角的引领下，实施疾病的分期分证论治策略。此策略深刻揭示了疾病各阶段所呈现的主要矛盾焦点，通过对病情进展的细致追踪及各期特征的综合剖析，我们能够洞悉疾病病机的动态演变轨迹。

以虚寒型哮喘为例，其典型临床表现涵盖了咳喘气急、呼气长吸气短、稍动即喘甚、咳出清稀痰或泡沫状痰、口不渴、自汗乏力、腰膝酸软、大便溏软及舌苔薄白、脉象滑弱等，这一系列症状的根本病机可归结为肾气不纳。正如《类证治裁·喘症》[5]所阐述："肺司气之出，肾司气之入，二者相辅相成，维系呼吸之和谐，一旦出入升降失衡，则喘症生焉。"针对虚寒型哮喘患者，朱老秉持"温肾固本、纳气平喘"的治疗大法[6]。然而，当此类患者遭遇感染阶段时，他主张先行采用清肺降逆之法以治标；待感染得到有效控制后，再转而应用温肾培元的参蛤散（每日两服），以口服方式平喘固本；喘症平息后，为进一步巩固疗效，调整为每日或隔日一服，灵活调整治疗方案以适应病情的不断变化与阶段性特征，旨在追求最优化的临床治疗效果。

针对各类因呼吸道疾病久治不愈所导致的老年虚性咳喘，朱老宗李东垣《内外伤辨惑论》之生脉散（人参10～15g，麦冬15g，五味子6～10g）扩充而成"朱氏定喘散"[7]（红参、北沙参、五味子各15g，麦冬、橘红各9g，紫河车20g，蛤蚧1对，共研末，每服1.5g，每日3～4次），峻补肺脾肾，佐理气化痰，使补虚不滞邪，祛邪不伤正，经临床反复验证，疗效斐然[8]。

（三）宣肃并施，肺气调和

朱老精辟地指出，肺的各类生理功能均依赖于肺气的宣发与肃降功能的和谐共生来实现。在咳喘的治疗策略中，核心应聚焦于恢复肺之宣降平衡的病理机制之上。通过并行宣肃之法，旨在疏散肺表之邪，同时清降上逆之肺气，以达成肺气流畅、升降协调之态，从而平息咳喘。此理念与吴鞠通所言"升降相依，互为先导"不谋而合，强调了气机顺畅的关键。

为实现宣肃并施的治疗目标，朱老匠心独运，创制了"清肺定咳汤"[9]，药物组成：金荞麦20g，鱼腥草（后下）15g，白花蛇舌草20g，天浆壳12g，化橘红6g，苍耳子、枇杷叶（去毛包）各10g，生甘草5g。清肺定咳汤，为朱老专为风热久咳而设，经多年临床验证，对痰热阻肺之久咳、痰多黏滞、咳吐不畅者尤为适宜，屡获佳效。该方巧妙融合金荞麦、鱼腥草以化痰排浊，天浆壳、炙枇杷叶则担当止咳重任，此配伍深刻体现了章次公先贤“化痰即宣肺，止咳即肃肺”的学术精髓。湿热分化则痰无再生，痰消则久咳自止。值得注意的是，肺之宣肃失衡并非均等存在，临床实践中需明辨主次矛盾，精准选药，避免药力混杂，以期获得确切疗效。

鉴于肺脏之娇嫩特性，在运用宣降疗法时，务必恪守“宣肺需温清相宜，肃肺则通降适度”的治则，确保治疗过程既有效又安全，充分展现了对肺脏生理病理特性的深刻理解与尊重。

（四）肺胃同治，咳喘无忧

朱老深谙医理，强调肺气之肃降与胃气之通降相辅相成，前者制衡肝气过升以免侵扰胃土，后者则助力脾气上升，进而促进肺气宣发与肃降的和谐。鉴于当代生活模式的变迁，饮食无度成为常态，肺胃同病之况日益普遍，病症或偏重脾胃，或侧重肺系。面对以肺系咳喘为主导，兼见恶心呕吐之患者，朱老提倡在治疗肺部疾病的同时，亦需顾护胃气，甚至通过调理胃腑以间接治疗肺部疾病。通过降胃之法，间接实现肺气的下行，从而逆转病势，止咳止呕。在咳喘的治疗实践中，他常选用炙枇杷叶、旋覆花等具备降逆止呕双重功效的中药材，这一用药策略精妙地体现了朱老倡导的肺胃同治理念，展示了其独到的学术见解与临证智慧。

（五）咳喘调护，三防并重

朱老常言辨证论治之核心在于动态观，即蕴含了防微杜渐、见微知著的深远预防智慧。作为医者，他强调在处方用药时须具备前瞻性思维，旨在预防疾病恶化，避免病情在两极间摇摆不定。正如《灵枢·论疾诊尺》所阐述的阴阳变化规律，朱老在治疗咳喘时，尤为注重“三防”策略。

防疾病之变。面对咳喘的急性发作，朱老倡导“先发制病”，即在病情尚未全面暴发之前，便采取积极措施，如运用汗、下、清等法，旨在迅速控制病情，缩短病程，提升治疗效果。以痰热咳喘为例，他善用“清泄法”[10]，通过自拟的清肺定咳汤（含金荞麦、鱼腥草、白花蛇舌草等清热解毒、化痰止咳之药），既清泄热邪，又使邪有出路，避免了单纯使用清法可能导致的冰伏邪实，或单纯泄法可能带来的正气损伤[11]。

防药邪致变。朱老深知药物虽能治病，但用之不当亦能致病。在治疗咳喘时，他格外注意维护肺的平和之性，以及肺脏对寒热变化的敏感性。他遵循《黄帝内经》及《理虚元鉴》等经典，强调温肺不可过热以防耗伤肺阴，清肺不可过寒以免损伤肺气。同时，对于虚证与实证的治疗，他主张补泻有度，避免峻补壅滞或猛泻伤正，确保治疗过程中正气与邪气之间的微妙平衡。

防外因致变。朱老强调，咳喘的调护同样重要。他指导患者避免冷空气、剧烈运动、情绪激动等可能诱发咳喘的外部因素，并鼓励患者通过日常锻炼增强体质，提高免疫力。对于过敏因素引起的咳喘，他更是提醒患者要远离过敏原，以减少疾病复发的风险。

综上所述，朱老在治疗咳喘时所秉持的“三防”策略，不仅体现了中医辨证论治的精髓，也展现了他对疾病发展规律的深刻洞察和精准把握。这种以患者为中心、全面考虑的治疗理念，对于提高中医临床疗效、促进患者康复具有重要意义。

（六）咳喘良方，虫药显奇

朱老常言，虫类药为血肉之品、有情之物，又与人类体质比较接近，容易吸收和利用，其效用可靠，乃草木、矿石之类所不能比拟。另外，虫类药含有蛋白质、微量元素等丰富的营养物质，为高蛋白、高能量之品，是具有一定增强体质作用的补药。此外，部分虫类药作为祛邪药，其祛风化瘀、钻透剔邪、开瘀散结的作用能松弛气道，舒展肺络，改善循环，促进炎症吸收。虫类药寓攻、寓补、攻补兼施于一体，非一般植物药所能及。常用在咳喘中的虫类药主要有 13 种，其中以蝉蜕、僵蚕、地龙、蛤蚧、蜓蚰及蜈蚣、露蜂房等使用的频率较高[12]。

朱老认为，蝉蜕擅解外感风热，并有解痉作用，安全范围很大，但表虚多汗者忌用。僵蚕气味俱薄，体轻而浮升，可发散诸热，且有化顽痰之功，与蝉衣 2∶1 配比同研粉，可以治疗流感发热及风热型伤风感冒，尤对长年痼疾夹有痰瘀者甚效。单味僵蚕粉，每服 3～5g，每日 2 次，对哮喘之轻者有缓解作用，可解痉定喘、化痰止咳、散风泄热，但虚喘、寒喘勿用。地龙性寒而下行，能解诸热疾，平喘通络，凡脉虚弱而便溏者慎用；其毒性组分半衰期短，所以多次连续给药不易造成蓄积中毒，比较安全；生品入药腥味太重，一般需经炒制，宜炒至蓝色，并放出一种奇臭时离火。蛤蚧[13]禀属纯阳，其性主守，能温肾阳、补肺气、宁喘咳，临床常用于慢性支气管炎、哮喘等出现咳嗽喘促等属于虚寒证者。蜓蚰对各种发作性哮喘均有助益（除肾不纳气者外），多数病例服后喘促减缓，咳痰爽利，症状改善，连续服用，辅以培本之品，可以逐步治愈。朱老擅长用露蜂房内服治病，谓其合蝉衣能脱敏；与补益剂合用取效相得益彰；且小量常服，能强壮益肾，对于慢性支气管炎可以起到标本兼治的作用。

朱老精于虫类药之运用，不仅精准择药，且对用量、用法之掌控亦极为严谨。譬如，以露蜂房治疗顽固性咳嗽，取露蜂房 3～5g，混入鸡蛋 1 枚（去壳），打匀，放锅内小火翻炒，不用油盐，炒熟，于饭后一次服下，每日 1～2 次，连服 1 周可获满意疗效。蛤蚧有雌激素样作用，虽大补肾精，但久病多虚，当考虑到兼夹的痰瘀之邪；故朱老用蛤蚧治疗慢性阻塞性肺疾病、哮喘缓解期患者，一般用散剂或者丸剂，每每取得较好的疗效。蜈蚣有平喘解痉功效，作丸散内服，比汤剂的功效强，一日量散剂不超过 4g，孕妇慎用；且推荐蜈蚣和甘草同用，治疗阵发性、痉挛性咳嗽。唯有如此，方能制其偏，而强其效。

（七）鼻药奇效，咳喘新径

朱老临证施治，不拘一格，尤擅鼻药疗法[14-15]，针对外感时邪、哮喘等顽疾，拓宽了给药途径，彰显了中医治法之灵活多变。他援引《灵枢》经典，阐释鼻窍与经络气血之密切关系，强调鼻药疗法不仅能直接作用于鼻部疾病，如鼻渊、鼻息肉等，更能通过经络传导，治疗诸多全身性或远离鼻窍之病症，展现了中医整体观念与局部治疗的巧妙结合。

在临床实践中，朱老精研古法，创新制备巴豆霜，通过精细工艺祛其毒性，存其药性。他采用独特方法，将巴豆去壳捣烂后，利用螺杆压机或台虎钳等工具缓缓挤压成型，确保药质细腻，便于使用。对于寒痰哮喘之证，朱老巧妙地将巴豆霜与生姜汁调和为丸，借助药棉包裹，塞入后鼻，利用巴豆之辛热温通，生姜汁之温肺化痰，共奏散寒祛痰、平喘止咳之效。患者常感鼻内有热灼感，随即喘逆渐平，疗效显著[16]，体现了朱老深厚的中医理论功底与丰富的临床经验。

二、朱老咳喘诊治经验集大成者：自拟“旋覆夏麻芍草汤”为通治方

（一）“通治方”与个体化辨证施治策略

朱老高瞻远瞩，指出融合便捷高效之“通治方”与个体化辨证施治策略，是中医学科重焕生机、遵循内在发展轨迹，迈向现代化的必由之路。传统中医药学自古便蕴含“通治方”与辨证施治的双重精髓，这深刻契合了中医临床典籍所展现的核心理念。历代医家，在强调辨证施治精髓的同时，亦不懈探索易于掌握、普适性强的“通治方”，此类方剂的优势在于能够迅速响应患者需求，使医者能在紧急或复杂情境下，依病症迅速选定适用方剂。如《黄帝内经》所载之鸡矢醴，针对臌胀有显著疗效；生铁落饮则专治狂病；四乌贼骨一藘茹丸，针对血枯之症独具匠心。再观《伤寒杂病论》，其中乌头汤治历节风痛；黄芪桂枝五物汤，专为血痹设计；茵陈五苓散，黄疸患者的福音；桂枝茯苓丸，有效缓解妇人癥瘕之苦；甘麦大枣汤，则温柔抚平脏躁之症。这些均是中医辨病论治思想下“通治方”的光辉典范，体现了中医智慧的博大精深与临床实践的卓越成效。朱老秉持并弘扬这一悠久传统，行医数十载，创制了数种“通治方”，如治疗类风湿关节炎的益肾蠲痹丸，治疗慢性肝炎和早期肝硬化之复肝丸，治疗痛风之痛风冲剂，治疗高脂血症之通降散，治疗久泻和下痢之仙桔汤等。临床中以通治方和辨证论治相结合，既能提高疗效，又能执简驭繁。

（二）自拟旋覆夏麻芍草汤：风寒久咳通治方

朱老自拟“旋覆夏麻芍草汤”，结合辨证加减统治风寒久咳诸证，疗效卓著，经得起临床反复验证。朱老自拟旋覆夏麻芍草汤，乃融仲景旋覆代赭汤、小半夏加茯苓汤、芍药甘草汤、甘草麻黄汤于一炉，并以旋覆花合小半夏汤为组方主药，药用旋覆花 8g，生旱半夏 6～10g，生麻黄 1.5g，茯苓 6g，生姜 3 片，生白芍、甘草各 3g。咽痛喉痒者加桔梗、前胡各 5g，薄荷 2g；恶风，食少乏力，手足不温者加徐长卿 10g，荆芥 6g；久咳痰少黏稠者加浙贝母、桑叶各 6g。此方以其简朴轻灵而屡建奇功，通治风寒久咳，凡因中西医误治之外感风寒久咳不愈者，毋论新久虚实或寒热夹杂，甚至缠绵数月或半年未见化燥化火者，或遍用中西诸药未效者，投此方效验如神。

（三）旋覆夏麻芍草汤：朱老治咳喘经验集大成者

在旋覆夏麻芍草汤的灵活化裁中，针对痰阻与呕吐症状，采用旋覆花、生半夏协同茯苓以行水利湿、祛痰降逆，并有效止呕；针对流涕现象，生麻黄与生姜合力辛散通窍，促进鼻窍畅通；对于咳嗽难题，旋覆花与生麻黄展现升降相宜之妙，既宣发又肃降，协调肺部气机运行，辅以生白芍与五味子轻微收敛肺气，蝉蜕与露蜂房则共同作用于缓解支气管

平滑肌之紧张状态；五味子单用，以收敛止汗应对汗出过多；蝉蜕亦能疏散肺热，缓解咽红不适；针对呼吸音异常粗重，蝉蜕与露蜂房再度联手，发挥解痉平喘之效；针对舌红苔剥脱之阴虚征象，生白芍与甘草酸甘化阴，滋养阴液；至于下眼睑青紫，反映脾虚气弱，茯苓在此发挥其健脾益气、扶正固本的作用。此外，在探讨“旋覆夏麻芍草汤”的服用方式时，鉴于其方剂精简、药量轻缓的特性，朱老摒弃了传统的煎煮方法，转而采用更为精细的口杯加盖、隔水炖煮的方式。这一独特的服用方法，不仅保留了药材的精华，还确保了药效的最大化释放，成为确保疗效显著的关键环节。

全方构思严谨，升降相宜，散敛有度，调和肺胃，益气养阴；更创新引入虫类药，革新煎服之法，针对病机精准施治，用于缓解患儿咳喘症状，较西药疗效显著，彰显朱老治疗咳喘之临床精髓。

三、讨　论

在中医界享有盛誉的国医大师朱良春，其医疗造诣不仅体现在对顽痹与肿瘤治疗的独到见解上，更在咳喘领域积累了深厚的经验。本研究通过追随大师足迹，深入研读其著作及广泛查阅相关文献资料，旨在剖析朱老诊治咳喘的独特思路。他强调诊疗过程中需融合症状与证候的综合分析，实施分阶段治疗策略，同时兼顾宣发与肃降的双重调节，以及肺胃系统的协同平衡，并将预防理念贯穿始终。尤为突出的是，朱老擅长精妙运用虫类药，结合常用药对，形成了一套独特的治疗体系。

在朱良春先生的理念中，明确疾病诊断是治疗的先决条件，而辨证施治则是实现精准治疗的关键路径。鉴于咳喘病情常随病程进展而变化，他主张依据疾病的不同阶段，分别识别并处理各阶段的主要矛盾，实现整体观指导下的分期分证治疗。他深刻认识到，肺气的正常生理功能依赖于宣发与肃降的和谐统一，故治疗咳喘应聚焦于恢复这一核心生理功能的平衡。此外，朱良春先生还强调肺胃之间的相互依存关系，认为肺气肃降与胃气通降相辅相成，共同维护着人体的气机升降。通过肺胃同调，既能防止肝气过旺侵扰脾胃，又能促进脾胃升降有序，从而间接助力肺气的宣降顺畅。在治疗过程中，朱老始终警惕疾病本身的进展、药物可能带来的副作用及外部环境因素的诱发作用，力求防患于未然。他创造性地运用蝉蜕、僵蚕、地龙、蛤蚧等多种虫类药物，以及巧妙搭配植物药、动物药与矿物药，形成升降有度、散敛相济、动静结合的配伍模式，取得了显著疗效。尤为值得一提的是，朱良春先生还创新性地采用鼻药疗法，将巴豆霜与生姜汁调和后塞鼻，有效缓解了喘逆症状，为中医外治法增添了新的篇章。

综上所述，朱良春先生在治疗咳喘方面的实践，不仅为中医临床提供了宝贵的思路与用药参考，更彰显了中医智慧在复杂疾病治疗中的独特价值。

参考文献

[1] 朱良春. 辨证与辨病相结合的重要性及其关系的探讨[J]. 中医杂志，1962，3（4）：16，15.
[2] 朱良春. 辨证与辨病相结合，提高临床疗效[J]. 中医药通报，2011，10（1）：1-3.

[3] 霍莉莉. 国医大师朱良春辨治咳喘病思路[J]. 广州中医药大学学报，2016，33（6）：887-889.
[4] 霍莉莉，宣小平，沈朝斌. 国医大师朱良春“旋覆夏麻芍草汤” 加减治疗小儿咳嗽变异性哮喘的临床研究[J]. 广州中医药大学学报，2017，34（1）：21-27.
[5] 林珮琴. 类证治裁[M].太原：山西出版集团，2010.
[6] 朱良春. 朱良春用药经验集：增订本[M]. 长沙：湖南科学技术出版社，1998.
[7] 朱良春. 医学微言[M].南京：江苏科技出版社，1995.
[8] 陶庭宝. 朱氏定喘散治疗老年虚性咳喘验案 2 则[J]. 中医药临床杂志，2005，17（2）：131.
[9] 邱志济，朱建平，马璇卿. 朱良春治疗外感久咳的经验和特色选析：著名老中医学家朱良春临床经验（25）[J]. 辽宁中医杂志，2002，29（1）：8-9.
[10] 许正锦，陈进春，邱明山，等. 国医大师朱良春应用“清泄法” 的经验[J]. 中华中医药杂志，2011，26（7）：1526-1528.
[11] 朱建平，马旋卿，强刚，等. 朱良春精方治验实录[M]. 北京：人民军医出版社，2010.
[12] 朱剑萍. 虫类药在风湿病中的应用浅析：学习运用朱良春老师经验体会[J]. 上海中医药杂志，2008，42（10）：13-14.
[13] 苏蒙，何迎春. 运用朱良春虫类药治疗咳喘病经验的体会[J]. 浙江中医杂志，2020，55（10）：773.
[14] 张文康主编，朱良春编著. 中国百年百名中医临床家丛书-国医大师卷，朱良春[M]. 2 版. 北京：中国中医药出版社，2011.
[15] 邱志济，朱建平. 朱良春鼻药疗法临床经验和用药特色：著名老中医学家朱良春临床经验系列之十八[J]. 辽宁中医杂志，2001，28（6）：333-334.
[16] 邱志济，朱建平. 朱良春用控涎丹治疗杂病急症的经验：著名老中医学家朱良春教授临床经验系列十三[J]. 辽宁中医杂志，2001，28（1）：16-17.

第十三章

心脑血管病临证经验

第一节　基于泛血管病概念对虫类药应用的思考

南京中医药大学南通附属医院，国家中医药管理局国医大师朱良春
学术经验传承研究室　高　想　郑晓丹
南京中医药大学南通附属医院　於　悦　张锋莉　盛　炜

2002 年，Peter Lanzer 和 Eric J. Topol 基于对血管疾病是一类系统性疾病的认识，提出“泛血管疾病”（panvacular diseases）概念，奠定了泛血管医学的基础。葛均波院士十分重视泛血管疾病研究，从各个层面逐步推进、研究和探索泛血管疾病的有效防控策略[1]。

一、泛血管疾病的概念

泛血管指人体脉管系统，即由动脉、静脉、微血管和淋巴管等构成的一个复杂网络，在胚胎发生上都源于血岛上的原始血管。泛血管网络中的某一部分发生病变，可导致泛血管疾病发生。

泛血管疾病是以血管病变为共同病理特征，危害心、脑、肾、四肢及大动脉等重要器官的一组系统性血管疾病，如冠心病、脑卒中、周围血管病等；广义泛血管疾病还包括小微血管、肿瘤、糖尿病和免疫系统疾病等。危险因素有高血压、血糖异常、高脂血症、吸烟和肥胖等。动脉粥样硬化（atherosclerosis，AS）是泛血管疾病的共同病理基础，主要表现为血管内膜脂纹、纤维斑块或粥样斑块形成，继而继发斑块破裂出血、血栓形成、动脉瘤破裂和动脉粥样硬化性狭窄等病理改变。因此，从系统生物学角度，重新和统一认识血管性疾病的发生、发展规律及特征，对于泛血管疾病的防治具有十分重要的意义。

泛血管疾病的防控和治疗策略，包括生活方式的改变、危险因素的控制、抗 AS 和抗血栓药物的使用，以及血管腔内介入、外科血管旁路移植手术等。抗 AS 治疗是泛血管疾病治疗的共性和关键。

AS 的发病机制，目前公认的脂质代谢紊乱学说，治疗包括应用他汀类药物、胆酸螯合剂、胆固醇吸收抑制剂、前蛋白酶枯草溶菌素 9 型抑制剂及烟酸等，在一定程度上实现了稳定甚至逆转斑块的作用，但存在疗效个体差异大、疗程长、不良反应较多等问题。

二、中医对泛血管疾病 AS 的认识

中医对泛血管疾病 AS 的认识，散见于“胸痹”“中风”“眩晕”“头痛”“脉痹”等疾病中。病因病机包括营卫失调、肺失治节、脾虚湿盛、肝肾阴虚、虚瘀痰毒等。是脏腑功能失调、痰瘀毒风共同作用的结果，充分体现了中医的整体理念。

（一）痰瘀毒风是 AS 的共同致病因素

1. 痰

痰是水液停滞聚结形成的质地稠浊而黏的病理产物。广义的痰泛指水谷精微代谢障碍停聚在脏腑、组织、经络等处，无处不至，无形可见，却能引起某些特殊病证的致病因素。AS 病变的淡黄色脂质条纹，在显微镜下呈粥样突起于血管腔的表面，与痰的属性非常相似。前人早已认识到饮食失节，嗜食肥甘膏粱厚味，或素体脾气亏虚，水谷精微不归正化，清浊不分，气机阻滞，敷布失司，聚而成痰，这与现代对脂质代谢异常的认识不谋而合。痰是脂代谢紊乱的重要生化物质基础，因虚生痰，因痰致病，痰既是病理产物，又为致病因素。

2. 瘀

瘀者，积血也。AS 的发生以动脉壁内皮细胞（EC）损伤为始动因素，触发血小板黏附聚集，释放生物活性物质，平滑肌细胞增殖，继而脂质浸入、粥样斑块或纤维斑块形成、血管壁弹性纤维破坏、管腔狭窄，发生斑块出血破裂、血栓形成等严重病理改变。AS 造成全身或局部组织缺血、缺氧、循环障碍及血液流变学异常，导致组织器官水肿、炎症渗出、血栓形成、组织变性、结缔组织增生等一系列病理变化，都可以包含在血瘀证的病理实质中，朱丹溪对此概括为“痰挟瘀血，遂成窠囊”[2]。

3. 毒

脏腑功能失调，气血运行紊乱，机体生理代谢或病理产物不能及时排出，蕴积体内，以致邪气亢盛，败坏形体而化生毒邪。毒邪最易腐筋伤脉，脉络为毒邪所伤，与 AS 之斑块破裂、出血、炎症细胞浸润等一系列病理改变和临床事件的发生关联。浊毒致病弥漫、浸润、蔓延且缠绵难愈，因而 AS 可发生于全身泛血管，甚或引起整个循环系统功能紊乱，病程长，且单纯降脂稳斑的药物难以取得速效。

4. 风

风邪“善行数变”的致病特点，与斑块破裂及泛血管疾病临床事件发病急骤、病情变化多端颇为契合；风药可宣畅气机、辛温通阳、通络开窍，通过抗血小板聚集、抗脂质过氧化、清除氧自由基、抗炎、调节机体免疫等功能，干预 AS 进程，预防血栓形成，进一步证实了风邪与泛血管疾病 AS 的相关性[3]。

（二）痰瘀互结是泛血管疾病 AS 发生的核心病机

痰浊、瘀阻、毒邪、内风是泛血管疾病 AS 的共同致病因素，其中主要致病因素是痰和瘀。痰浊和瘀血是津血代谢失常的病理产物，又阻碍津液、膏脂的运化与输布；常相兼为病，痰阻脉道，瘀血内生，气血失畅，湿聚为痰，如是反复互衍，痰瘀互结。痰瘀交阻，凝涩不通，邪正混淆，胶着难解，是形成泛血管病变的核心病机，且贯穿整个疾病发展始终。

（三）浊毒化风是泛血管疾病 AS 演变的重要环节

痰瘀同治，化痰散瘀治疗可以取得一定疗效，但仍然不能阻止泛血管疾病急性事件的发生。痰瘀互结，浊毒内蕴，浸入血脉，郁久化热，引动内风，循脉道移行，促痰瘀溃散，导致 AS 斑块易损性增加，纤维帽破裂、斑块出血，则进展为心肌梗死、卒中、血管闭塞等急性事件，是浊毒化风的结果。如《中风斠诠》曰“酿痰蕴湿，积热生风，致为暴仆偏枯”[4]。因而浊毒化风是泛血管疾病演变为急性期的重要环节。

三、虫类药应用于泛血管疾病的理论基础

虫类药是动物药的别称。按照国医大师朱良春的分类法[5]，虫类药可分为攻坚破积、活血祛瘀、行气止痛、宣风泄热、搜风通络、息风定惊、开窍慧脑、清热解毒、消痈散肿、收敛生肌、利水通淋、化痰定喘、补益培本、壮阳益肾十四类。虫类药的应用始于《神农本草经》，清代医家唐容川《本草问答》描述为“动物之攻利，尤甚于植物，以其动之性本能行，而又具有攻性”[6]，明确指出虫类药的特性是行走攻窜，其通经达络、疏逐搜剔、破血行血、引药入经之功，有着独特的性能和特殊的功效，远非草本植物所能及。叶天士提出“久则邪正混处其间，草木不能见效，当以虫蚁疏逐”[7]，以“搜剔络中混处之邪”[8]。所以，虫类药以其蠕动之性，飞灵走窜，搜剔血脉络中痰瘀之邪，有推陈致新之功，为虫类药在泛血管疾病的应用提供了可能。

虫类药中，一些针对痰瘀毒风的药物，适用于泛血管疾病 AS 的治疗。如化痰消瘀之瓦楞子，《医林纂要探源》谓其“去一切痰积、血积、气块、破癥瘕、攻瘰疬”[9]；活血祛瘀之虻虫“破一切血积”[10]；张锡纯善用水蛭，指出“凡破血之药，多伤气分。惟水蛭味咸专入血分，于气分丝毫无损”[11]；五灵脂为血家要药，长于活血化瘀止痛，《明医指掌·药性歌》记载五灵脂“血瘀心疼，通经活血，用之极灵”[12]。宣风泄热之僵蚕，又能化痰散结，《本草求真》称其为“温行血脉之品”[13]。搜风通络之地龙，善走窜，通络痹，《得配本草》云其“能引诸药直达病所……破血结”[14]；全蝎是治疗中风半身不遂、口眼㖞斜、言语謇涩的常用药物。此外，补益虫类药阿胶、龟甲胶、鳖甲胶、冬虫夏草、紫河车、鹿角胶、鹿茸等，可按脏腑之虚相机参入。

张仲景善用虫类药，如土鳖虫、水蛭、虻虫、蜣螂、蛴螬、蜘蛛、蜂窠、鼠妇等，《金匮要略》创制的大黄䗪虫丸，是虫类药治疗瘀血证的典范。叶天士首倡“久病入络”

“久痛入络”之络病说，在《临证指南医案》中提出“痛为脉络中气血不和，医当分经别络”[8]，将通络法用于心痛、中风等病，叶氏深谙“凡虫蚁皆攻，无血者走气，有血走血者，飞者升，地行者降”[8]之理，关于治疗认为宜“血中搜逐，功通散结”[8]。王清任《医林改错》补阳还五汤用地龙，通窍活血汤用麝香，少腹逐瘀汤用五灵脂，通经逐瘀汤用山甲、地龙、麝香等，被后世广泛应用。

以章次公、朱良春为学术宗师的章朱学派，在虫类药研究的历史上留下了浓墨重彩的一笔，引领近代虫类药研究的发展进程，是近代虫类药研究集大成者[15]。朱师对 AS 的中医病机及治疗有其独特见解，认为本病形成之初，脾肾不足、痰瘀始生，主要表现为气机闭阻不通，使用草木类药即可取得较好的治疗效果；进一步发展，痰瘀互结、胶着入络时，草木类药已难挽狂澜，虫类药则以其蠕动之性，飞灵走窜，涤痰化瘀，搜剔通络，担当重任。朱师在辨治心系疾病时，常加鳖甲、牡蛎、夏枯草等抑制心肌重构及改善颈动脉粥样硬化斑块[16]；创制的双降汤（水蛭、广地龙、生黄芪、当归、丹参、赤芍、生山楂、泽泻、川芎、豨莶草、甘草）可有效缩小颈动脉斑块面积及明显改善颈动脉斑块患者中医证候。对于中风后遗症患者，常在补阳还五汤基础上，加服健复散（地龙、蜈蚣、水蛭、乌梢蛇、川芎）搜风通络、逐瘀祛痰，使顽痰死血尽除，症状明显改善。

近年来虫类药治疗泛血管疾病的临床和实验研究也屡有报道。如治疗心脉瘀阻型冠心病常配以土鳖虫（破而不峻、能和能行）、水蛭[17]；以虫类药（地龙、穿山甲、土鳖虫、蜈蚣、全蝎）联合贝前列素治疗下肢动脉粥样硬化闭塞症[18]。实验研究发现，葛根与地龙联合可预防大鼠脑缺血再灌注损伤[19]。药理研究亦证实，全蝎、水蛭、蜈蚣等有抑制炎症细胞聚集的作用[20]。

可见，虫类药应用于泛血管疾病的治疗，具有翔实的中医理论基础、真实世界的应用经验和实验研究及药理学依据。

四、思　考

综上所述，AS 是泛血管疾病的基础，与中医之痰瘀毒风关系密切。针对痰瘀互结，浊毒化风的病理机制，虫类药攻逐走窜，搜剔疏利，无处不至，而具有独特的祛痰化瘀，泄浊通络功效。中医对血脉的认识，多集中在将其视为气血运行的管道，而忽略了对脉管内运行气血的评估。在现代科技系统的支撑下，从痰瘀互结入手，针对泛血管疾病的整体病理特点、病理机制及干预对策等，拓展泛血管疾病的治疗思路与组方遣药的选择范围，将有可能进一步提高中医药干预 AS 的临床疗效。

前人对虫类药应用的经验和体会散见于本草方书、医案医话之中。应当系统挖掘、整理历代医家和医学古籍中虫类药对泛血管疾病作用的丰富经验，收集民间单方、验方等，探寻虫类药在泛血管疾病应用的线索和研究方向，重点在于具有祛痰、化瘀、泄浊、祛风等作用的药物，如瓦楞子、蛤壳、土鳖虫、水蛭、五灵脂、蛴螬、鼠妇、虻虫、僵蚕、蝉衣、全蝎、地龙、蜈蚣、守宫、牡蛎、鳖甲等，具有扶正补虚功效的阿胶、龟甲（胶）、鳖甲（胶）、紫河车、鹿角（胶）等；研究含虫类药的经方或后世方，如大黄䗪虫丸、下瘀血汤、补阳还五汤、通窍活血汤、少腹逐瘀汤、通经逐瘀汤、搜风汤、逐风汤、理冲丸等。

对临床疗效确切的虫类药，开展规范的、多中心临床随机对照试验，明确疗效，为虫类药的进一步开发利用提供了实证。同时，明确药物有效组分和作用机制，优化和筛选疗效更高的虫类药，指导临证治疗。重视药物的炮制、用量、用法、剂型、配伍、过敏和毒性反应，减少药物的不良反应，提高虫类药应用的安全性。

总之，基于泛血管疾病的概念，从更广阔的视角、更深入的层面，系统研究虫类药的抗AS作用，相信能够拓展泛血管疾病的治疗思路，为泛血管医学的发展作出中医原创的贡献。

（原文：高想，於悦，郑晓丹等. 基于泛血管病概念对虫类药应用的思考[J]. 南京中医药大学学报，2022，38（10）：898-903. 本文有删减）

参考文献

[1] 杨靖，王克强，霍勇，等. 泛血管疾病综合防治科学声明[J]. 中国循环杂志，2019，34（11）：1041-1046.

[2] 朱震亨. 丹溪心法[M]. 新1版. 上海：上海科学技术出版社，1959：77.

[3] 付焕杰，刘志超，王铭扬，等. 浅议风药在冠脉血运重建术后胸痛论治中的应用[J]. 中国中医急症，2022，31（4）：641-644.

[4] 张山雷. 中风斠诠[M].福州：福建科学技术出版社，2007：22.

[5] 高想，朱良春. 虫类药的应用历史与展望[J]. 中华中医药杂志，2010，25（6）：807-809.

[6] 张伯龙问，唐容川答，黄杰熙评注. 本草问答评注[M]. 太原：山西科学教育出版社，1991：83.

[7] 谢诵穆校订. 三家医案合刻[M]. 上海：上海科学技术出版社，2010：37.

[8] 叶天士. 临证指南医案[M]. 上海：第二军医大学出版社，2006.

[9] 汪绂. 医林纂要探源[M]. 北京：中国中医药出版社，2015.

[10] 李中梓. 本草通玄[M]. 北京：中国中医药出版社，2015.

[11] 张锡纯. 医学衷中参西录[M]. 保定：河北人民出版社，1957：383-384.

[12] 皇甫中. 明医指掌[M]. 北京：中国中医药出版社，1997.

[13] 黄宫绣. 本草求真[M]. 北京：人民卫生出版社，1987.

[14] 严西亭. 得配本草[M]. 新1版. 上海：上海科学技术出版社，1958.

[15] 高想，於悦，郑晓丹，等. 章朱学派虫类药研究的贡献[J]. 南京中医药大学学报（社会科学版），2019，20（4）：226-230，287.

[16] 郑晓丹，高想，朱建华. 朱良春教授“虫蚁搜剔通络法在心系病中的应用”学术经验浅析[J]. 中西医结合心脑血管病杂志，2019，17（15）：2390-2394.

[17] 王金贺，王托资，姜德友. 姜德友运用虫类药治疗心脑血管疾病经验[J]. 中华中医药杂志，2020，35（8）：3962-3965.

[18] 张鹤，张花平，张楠，等. 虫类药联合贝前列素治疗下肢动脉硬化闭塞症效果及安全性观察[J]. 解放军医药杂志，2021，33（7）：105-109.

[19] 徐文强，杨莹，彭井华，等. 葛根与地龙联合应用对大鼠脑缺血再灌注损伤的预防作用及其机制探讨[J]. 山东医药，2016，56（15）：41-43.

[20] 李瑶，王达洋，王显. 从“络风内动”病机学说探讨支架内再狭窄和支架内血栓形成的防治[J]. 中西医结合心脑血管病杂志，2022，20（2）：361-364.

第二节 章朱学派治疗中风病的学术思想

广东省中医院 郭建文 龚宝莹 郭绮华

中医学派是由于学说不同形成的群体和派别，是中医学发展过程中极为突出的医学现象。根据孟庆云的观点，可被称为学派者都应具备：①有威望的学术领头人或宗师；②有反映其学术观点的专著；③有一定学术水平的传承队伍[1]。章朱学派始于 20 世纪初期，以章次公、朱良春为代表，在推动中医学术发展中具有不可取代的作用[2]。代表著作《章次公医术经验集》和《朱良春医学全集》，可充分反映学派的学术思想和道德风范，影响深远。

章次公原名章成之，因仰慕其师章太炎而取名“次公”，自幼跟从名师学医，博览群书，学贯中西，曾立“发皇古义，融会新知”为办学宗旨。章次公指出，辨证为临床实践之关键，提出“双重诊断，一重治疗”的临证思想，遣方用药无伤寒、温病、时方、经方之界，有实效于病情者即可用之，其对药物研究深入，对介石类及虫类药的使用有独到的见解。朱良春秉承其师章次公之学术思想，广泛阅读中外各家著作，择其善者而从之，并较早地提出了中医辨病与辨证相结合的思想[3]。朱良春亦在其师的经验基础上结合临床实践大胆创新，总结出虫类药的使用经验及许多疑难疾病的诊治经验。两位老师对中风病的治疗也有其独特的经验。

一、章朱学派对中风病因病机的认识

章老师认为，中风多由肝肾亏于下，气血并走于上，肝阳偏亢，内风时起所致，或风阳之动兼夹痰火，窜阻经络为病[4]。中风有真中风与类中风之分，又有内风、外风之别。根据病位浅深、病情轻重的不同，中风可分为中脏腑与中经络。章老师认为，一厥不复者为真中风，遗留偏枯不遂或麻木不仁者为类中风。同时将中脏腑细分，中脏表现为脑出血弥漫不易吸收，中腑表现为脑部小血管破裂，或血栓形成，中腑者虽始神昏但过后神志可逐渐清晰。中经络则为神经末梢疾病，局部功能失其作用。章老推崇“双重诊断，一重治疗”，即现代医学之辨病与中医之辨证双重诊断，采用中医药一重治疗，故在疾病的认识上也多结合现代医学的观点，特别指出内风即为现代医学中的脑出血[2]。朱老认为，中风的发生与精神因素、过度疲劳、暴饮暴食、起居失常相关，提出阴不敛阳，肝风内动为主要病机[5]。中风成因复杂但总体可分为虚实两端。朱老提出中风病之“虚”，应当以“肾虚”为主。这一学术思想，主要来源于《黄帝内经》。《素问·脉解》说：“内夺而厥则为瘖痱，此肾虚也。”《黄帝素问宣明论方·诸证门》曰：“内夺而厥，舌喑不能言，二足废而不为用，肾脉虚弱，地黄饮子主之。”《灵枢·刺节真邪》曰：“虚邪偏客于身半，其入深，内居营卫，营卫稍衰，则真气去邪气独留，发为偏枯。”而中风遗留偏废，多由肝肾阴血不足，不荣筋骨，内风袭络所致[6-7]。

二、章朱学派对中风的分期辨证论治

（一）急性期的辨证施治

章老临床往往辨病与辨证相结合，其辨证精确，用药灵活。在治疗中风急性期时，章老首先根据临床症状判断病情之急缓、病位之深浅，若病情紧急、病位较深，应先采用扶阳救逆、扶正固脱之法，若病情较轻者则可辨证论治，以补虚泻实为治则，遣方用药。

朱老在强调辨证与辨病相结合重要性的同时，特别说明辨证为中医诊治之根本。他认为，本病急性期施治前宜首辨阴阳之盛衰、寒热之偏颇。若出现猝然昏仆的情况，需要辨别其为闭证、脱证或内闭外脱证而采取紧急综合措施，不可延误最佳治疗时间。脱证应回阳固脱，急用参附汤。若为闭证则需辨明为阳闭或阴闭，阳闭者应辛凉开窍、清肝息风，需急用至宝丹；阴闭者应辛温开窍、除痰息风，需急用苏合香丸。而临床以内闭外脱者多见，应开闭固脱二者兼顾[8]。

朱老将中风急性期分为两大证型：一为肝阳上亢，内风肆扰；二为痰热壅盛，蒙窍阻络[5]。治疗上以开窍固脱、豁痰通络、化瘀和络为法；若为肝阳上亢者，予以镇肝熄风汤加减，该方旨在镇、降、肃、敛，以镇、降、肃折其病势，以酸敛真阴防其虚脱，益阴潜阳，敛正祛邪。考虑乌梅敛肝之力远胜白芍，且涩精功效同山茱萸，故常将白芍改为乌梅[9]。若内有痰热壅盛者，应急予通腑泄热、化痰通络，常予自拟中风经验方，方用生大黄 10～20g，芒硝（分冲）6g，陈胆星 10g，全瓜蒌 30g，石菖蒲 20g，竹沥（分冲）30ml，黛蛤散 15g。

（二）后遗症期（恢复期）的辨证施治

章老对中风后遗症期半身不遂提出的治疗方法主要有两种：一为注重补益气血，认同“治风先治血，血行风自灭”的观点；二为恢复神经麻痹，以祛风治疗为主[4]，并特别说明两法奏效皆缓，需坚持长期治疗。在平肝息风、化痰通络的基本治法之上，结合张伯龙提出的介类潜阳、导血下行之法，自拟治疗后遗症期之经验方：熟地黄、牛膝各 120g，炒僵蚕、桑枝、豨莶草、制何首乌、女贞子各 90g，白芍、全当归、天麻、牡丹皮、木瓜各 60g，川贝母、潼蒺藜、白蒺藜、墨旱莲、赤芍、石决明、络石藤各 45g，昆布 30g，藏红花 24g，蝎尾 15g。上药共研细末，用 120g 阿胶烊化，和蜜为丸如绿豆大，每服 9g，早晚各 1 次[8]。方中石决明潜阳下行，全当归、熟地黄等补血活血，体现治血以治风；炒僵蚕、天麻、豨莶草等祛风以恢复神经麻痹。

朱老认为，中风恢复期以滋养肝肾、调和阴阳为治则，无论脑出血或脑梗死，均可选用章次公先生治疗中风后遗症的经验方，朱老临床应用时常加地龙 90g，以增强搜风通络之功；恐阿胶过于滋腻而去之，改用豨莶草 300g，浓煎取汁，酌加蜂蜜制丸[8]。特别提到脑出血恢复期偏瘫患者，在活血化瘀、疏通经脉的同时应参用益气之品，以达活血行气、通畅经脉、燮理阴阳之功效。中风后遗症以气虚为主，病久则致阳虚，朱老结合“久病及肾”的观点，考虑到中风以年龄较大者易发，指出此阳虚为肾阳不足，故治疗上补气的同时酌加培补肾阳之品，常用紫河车、仙茅、淫羊藿等，或直接另服益肾蠲痹丸 8g，每日两次。朱老特别提醒助阳宜缓忌峻，以免动火之弊[7]。

三、章朱学派治疗中风的用药经验

章老著有《药物学》四册，于虫类药的运用尤有心得。在中风的辨证治疗中，常使用炙僵蚕、蝎尾、地龙治疗中风后遗症，以搜风通络、逐瘀祛痰，改善患者偏枯症状[4]。朱老认为，虫类药对中风后偏瘫的治疗有重要作用，提出偏瘫的基本病机为瘀血顽痰闭阻经脉、胶固不解，而虫类药可达经隧搜风剔邪、通络祛痰。朱老早年临证治疗时多选用地龙、炮山甲、炙乌梢蛇各等份，研成细末，装入胶囊，以供患者每日服用，后经过临床实践自创健复散，由地龙、蜈蚣、水蛭、乌梢蛇、川芎组成，5味药仍研末装入胶囊以便长期服用[10]。

除虫类药外，章老与朱老对于治疗中风的草木药物使用亦有丰富的经验。章老治疗中风后遗症之偏瘫时，选用何首乌、枸杞子、全当归、白芍、牛膝等以补肝肾、强筋骨[4]；认为石菖蒲不可用于中风跌仆属现代医学脑出血的患者，虑其为辛香走窜之品，或使血液充溢而加重病情[11]。朱老发现，豨莶草除对心烦、失眠、健忘有镇静安神、清热平肝之功外，用治偏瘫尤具卓效。他认为，豨莶草可活血养血，强壮腰膝，祛风通络，逐湿利痹，为治疗中风之要药，且使用时剂量需大，每日用量为45～60g。在《朱良春用药经验集》中还记录了与中风相关的用药经验，如马钱子配合化瘀通络药用于中风后偏瘫治疗。

马钱子因为含有士的宁而属剧毒药，如用之过量或炮制不得法，可致呼吸麻痹、循环衰竭而死亡。因此大多医家畏用，敬而远之。朱老认为，马钱子其性至寒，却能宣通经脉，振颓起废，宣痹疗瘫，因此认为马钱子是中药里的“异数”，其药效卓著，用之得当，可起重病，疗沉疴。研制龙马起废丹治疗中风偏瘫患者。组方：制马钱子0.15g，鹿角片0.4g，地龙、露蜂房各1.5g，乌梢蛇、炙地鳖虫各1g。每日一剂，研末制片，分三次吞服。

病例分享——脑动静脉畸形栓塞、开颅切除术后痴呆、感觉性失语案

麦某，女，57岁，大学退休教授。2008年7月，因突发头痛、意识丧失、二便失禁入院。头颅CT提示顶枕叶脑出血。无高血压病史。予甘露醇脱水等治疗，意识逐渐恢复。

2009年3月复查增强头颅CT提示脑动静脉畸形，因畸形团体积太大，手术风险太大而转入我院。我院进行介入栓塞治疗，治疗后当晚意识加重，复查头颅CT，提示栓塞部位出血（图13-1）。

行开颅手术切除脑动静脉畸形。术后情况：不能理解他人指令，但自己可流利表达自己的观点。定向力尚可，计算力差，不能画钟及临摹双交叉五边形。形体消瘦，面色萎黄，少气懒言，不思饮食，间断呕吐，大便稍溏，口渴不欲饮。舌质淡胖，脉虚细，沉取无力。属于术后气随血脱的表现。辨证：肾虚血瘀，脾肾两伤。处方：先以六君子汤安中，继以健脑散原方、原剂量服用8个月。

2009年3月20日复诊，脑血管畸形未见复发。可理解他人指令，画钟试验满分，临摹双五边形满分，但反应稍迟钝。继续服用该散剂，随访。

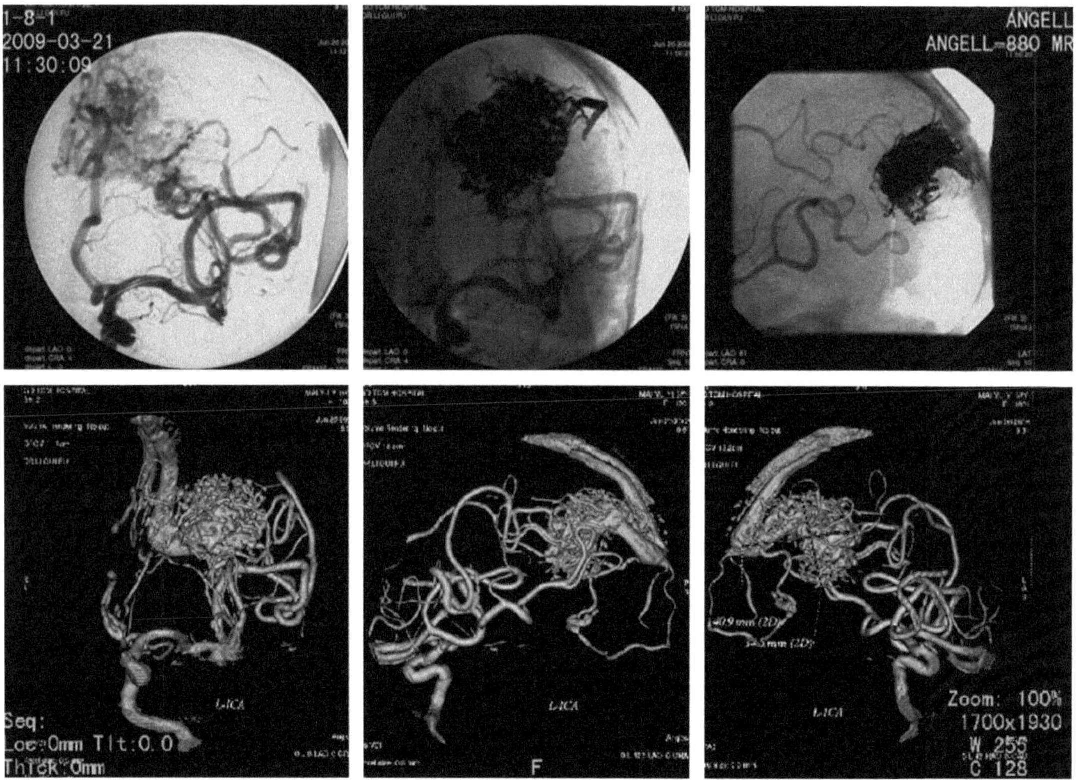

图 13-1　手术前影像结果

左侧顶枕叶巨大畸形团 40.9mm×34.5mm，左侧大脑中、大脑后多支血管供血，向上矢状窦引流

四、章朱学派注重中风预防

章老、朱老都十分重视中风的预防，提出积极治疗基础疾病的观点，与现代医学不谋而合。章老认为，血压较高且平素多郁怒者，中风发生概率较高，不可因年老而盲目使用腻补之剂。若更年期女性血压偏高，多为肝肾不足所致，可以用山茱萸、沙苑子等补肾阴，当归、白芍等养肝血、调冲任[5]。章老嘱中风后遗症者宜常服海带汤、生西瓜子或菊花煎汤代茶，取其降血压、软化血管之预防作用。朱老不仅强调控制血压，也指出应积极防治肥胖、高脂血症等基础疾病，同时应保持健康的生活方式、戒除烟酒、节制肥腻饮食、制怒怡情、劳逸结合、适量运动等。

结合现代医学中卒中的二级预防概念，颈动脉不稳定斑块为卒中的关键干预靶点，朱老亦有其独到的防治经验。朱老认为颈动脉斑块的基本病机为人体素有虚，加之外邪入侵，袭踞经隧，气血为邪所阻，痰瘀胶着，壅滞经脉，留滞于内。朱老认为初期气血虽顺未畅，滞而不达，上下气化，神机不能流贯，久病则五脏气血衰少，气血周流不畅，湿停为痰，血凝为瘀，痰瘀交阻，凝涩不通，邪正混淆，如油入面，胶着难解，呈现虚中夹实，着于颈部血脉，日久胶结成块，最终可发为中风。与动脉粥样硬化病理过程结合理解，则有脾、肾不足，无力运化、输布水液，水湿停聚生内湿、聚湿成痰浊，痰湿互结，阻滞脉道，通而不畅，此过程所形成的“无形之邪”，与现代医学中的动脉粥样硬化脂质条纹性质相似；本病病程较长，且患者多为年老者，多见精气亏虚，气虚血行受阻，渐见血脉功能失调，血停而生瘀，病久则易痰瘀互结，壅塞脉道，此时则形成“有形实邪”，与动脉粥样硬化不稳定斑块性质相似。由上可知颈动脉不稳定斑块的病性属本虚标实，核心病机为痰瘀互结致病。

针对动脉粥样硬化痰瘀互结的病机，朱老认为当以痰瘀同治为原则，以化瘀通络、祛痰稳斑为主要治法。朱老指出本病形成之初，脾肾不足、痰瘀始生，主要表现为气机闭阻不通，使用草木类药物即可取得较好的治疗效果，但当动脉粥样硬化进一步发展，痰瘀胶着互结入络时，草木类药物恐再难有显著疗效。此时，应借助具有强大搜风通络解痉功效的虫类药，如水蛭、蜈蚣、地鳖虫等。正如清代叶天士所言“考仲景于劳伤血痹诸法，其通络方法，每取虫蚁迅速飞走诸灵，律飞者升，走者降，血无凝着，气可宣通，与攻积除坚，徒入脏腑者有间”。

针对本病的关键病邪及疾病特点，朱良春先生自拟朱氏稳斑方，方中有苍术、莪术、鸡内金和水蛭四味中药。苍术为君，兼具调理脾胃气机及祛湿化痰的功效；莪术为臣药，行气破血消瘀；《萃金裘本草述录》言其“破气中之血，血涩于气中则气不通，此味能疏阳气以达于阴血，血达而气乃畅”。鸡内金为佐药，健脾消食，与君药相配加强健脾化痰之功；水蛭为使，破血逐瘀，稳斑通络。《神农本草经》谓其“水蛭味咸平，主逐恶血，瘀血，月闭，破血瘕积聚。五子，利水道”。经过临床实践及临床试验的探索，发现朱氏稳斑方可通过减少颈动脉斑块积分达到抗动脉粥样硬化的作用，并能降低总胆固醇、低密度脂蛋白水平，但需要扩大样本量进一步研究证实。

五、结　语

综上，章朱学派认为，中风的病因繁多，病机总不离肝肾阴虚、肝阳偏亢、肝风内动。在急性期治疗时需先辨病情的缓急以决定是否需要扶正固脱，后再根据病因病机遣方用药以折其病势；后遗症期的治疗注重恢复肢体的功能，多使用祛风通络、活血养血之品，再加搜风剔邪力强的虫类药以改善偏瘫症状，日久可加用培补肾阳之品。中风重在预防，应积极控制基础疾病，保持良好的生活习惯。

参考文献

[1] 孟庆云. 论中医学派[J]. 医学与哲学，1998，19（8）：432-433.
[2] 孟庆云. 皇古融新 卓然自立：从《章次公医术经验集增补本》看章朱学派的特点与贡献[J]. 中医杂志，2014，55（20）：1791-1794.
[3] 朱良春. 辨证与辨病相结合的重要性及其关系的探讨[J]. 中医杂志，1962，3（4）：16，15.
[4] 朱良春. 章次公医术经验集[M]. 增补本. 北京：科学出版社，2013：155.
[5] 邓铁涛，杨甲三，朱良春，等. 中风证治[J]. 中医杂志，1986，27（4）：7-12.

[6] 朱良春，陈淑媛. 类中风验案[J]. 江苏中医杂志，1980，12（1）：44，46.
[7] 田华. 国医大师朱良春教授培补肾阳法治疗中风后遗症之理论探析[J]. 新中医，2015，47（12）：3-4.
[8] 朱良春. 中风论治[J]. 中医药研究，1989（4）：22.
[9] 朱建平，王惟恒，马旋卿，等. 朱良春精方治验实录[M]. 3 版. 北京：中国科学技术出版社，2017.
[10] 朱步先，何绍奇. 朱良春用药经验集[M]. 长沙：湖南科学技术出版社，2017.
[11] 朱良春. 朱良春医集[M]. 长沙：中南大学出版社，2006.

（原载于《中医杂志》2020 年第 3 期）

第三节 朱良春国医大师治疗老年病临证案例举隅

中国中医科学院西苑医院 徐凤芹

朱良春（1917～2015 年），江苏丹徒人，农工民主党中央委员，首届国医大师。时任江苏省南通市中医院首席技术顾问，全国老中医药专家学术经验继承工作指导老师，中华中医药学会终身理事。朱良春教授为孟河医派传人，大医仁心，传道授业，笔者有幸能够跟随朱良春教授侍诊，潜心钻研老年病临证诊疗，受益匪浅，现将朱老治疗老年病的临证经验进行分享。

一、老年人的生理病理特点

老年人具有五脏虚损的生理特点。基本发病病机为机体阴阳、气血津液、脏腑亏虚，形体衰弱，功能失用，以致“易虚易实、易寒易热、虚实夹杂”等诸种表现。正如《灵枢·天年》中说：“五十岁，肝气始衰，肝叶始薄，胆汁始减，目始不明。六十岁，心气始衰，善忧悲，血气懈惰，故好卧。七十岁，脾气虚，皮肤枯。八十岁，肺气衰，魄离，故言善误。九十岁，肾气焦，四脏经脉空虚。百岁，五脏皆虚，神气皆去，形骸独居而终矣。”由此可见，人过半百，脏器虚衰，正气不足，各个脏腑阴阳气血皆出现不同程度的虚损，病程缠绵反复。清代沈金鳌《杂病源流犀烛》曰：“虚者，气血之虚。损者，脏腑之损。虚久致损，五脏皆有。”

二、老年医学的特点

老年医学的特点，是起病隐匿，临床表现不典型，多病共存，并发症多，用药复杂，需要多学科干预。中医尊崇辨证施治、整体观念，因时、因地、因人制宜，可标本兼治、首保脾胃、缓缓图功、调和气血、平衡阴阳。此外，中医饮食疗法、按摩推拿、外治药浴、丸散膏丹等对老年病的防治及病后调养均有独特的疗效，且有简便廉验的特色，通过综合辨证论治起到综合调理作用。

三、常见老年病诊疗经验

（一）呆证

朱老认为，老年人认知功能障碍主要原因是肾气亏虚、髓海不足，脏腑功能失调，痰瘀互阻于脑。脑失所养，导致智能活动障碍，脑力心思为之扰乱，而成呆证。故治疗大法为益肾慧脑、涤痰化瘀。常用益肾慧脑中药有枸杞子、地黄、白芍、桑寄生、淫羊藿、益智仁、人参、山萸肉、何首乌、山药、菟丝子等；涤痰化瘀中药多用地龙、丹参、赤芍、桃仁、红花、胆南星、远志等。治疗呆证常用经验方为健脑开智汤，该方主要由生熟地黄、枸杞子、何首乌、益智仁、天麻、淫羊藿、僵蚕、水蛭、地龙、红花、桃仁、胆南星、远志、石菖蒲、酸枣仁、甘草等17味药物组成。方中地黄、枸杞子、何首乌、益智仁、淫羊藿具有补肾益智作用。实验研究发现：补肾药物可以通过调节“垂体轴”而发挥作用，使脑功能得到改善和恢复。僵蚕、水蛭、地龙、红花、桃仁均为活血通络药物。有研究发现[1]，水蛭中含有水蛭素，具有抗凝作用。胆南星、石菖蒲、僵蚕，具有息风化痰开窍作用。酸枣仁、远志可以补心神、宁神志。另外，方中天麻，味甘，性平，独入肝经。《神农本草经》记载“天麻入厥阴之经而治诸病，乃定风草，故为治风之神药”。《本草汇言》中载其“主头风，头痛，头晕虚旋，癫痫强痉，四肢挛急，语言不顺，一切中风，风痰”。目前多认为其可息风，定惊，是该方群药之灵魂。主治眩晕眼黑，头风头痛，肢体麻木，半身不遂，语言謇涩，小儿惊痫动风。天麻善息风镇静，对呆证既治标又治本。

朱老在临床用药时，根据患者不同证候而加减变化。如患者表情呆板，伴见胸闷、纳呆，一派痰湿之象，则去熟地黄、枸杞子，加苍术、茯苓健脾渗湿，杜绝生痰之源。如果伴有烦躁失眠，舌苔黄腻，可加川黄连、天竺黄，泻热化痰。如患者伴神疲乏力，健忘，加用人参、黄芪，补气升清而助气血运行。偏肾阳虚者，加鹿茸、紫河车；肾阴虚者可加女贞子、知母。

案例：健脑开智汤证

患者，男，66岁，初诊日期：1993年5月。

主诉：头晕伴肢体麻木10年余。

刻下：头晕目眩，肢体麻木，四肢困乏，腰酸，行走不利。记忆力显著减退，情绪不稳，容易急躁、冲动，疑虑、消沉。言语欠利，失眠。舌质淡紫、尖红，舌苔薄腻，脉细。

既往史：既往有高血压、脑梗死、糖尿病病史。

辅助检查：头颅CT示脑萎缩及腔隙性脑梗死。

西医诊断：血管性痴呆。

中医诊断：呆证。

中医辨证：肾虚肝旺，痰瘀阻窍证。

治则：益肝肾，化痰瘀，慧脑窍。

处方：健脑开智汤加减。

生熟地黄 15g，枸杞子 10g，何首乌 15g，益智仁 15g，天麻 15g，淫羊藿 15g，僵蚕 10g，水蛭 10g，地龙 10g，红花 10g，桃仁 10g，胆南星 10g，远志 10g，石菖蒲 15g，酸枣仁 15g，甘草 10g。水煎服 200ml，早晚 100ml，7 剂。

二诊：患者头晕、肢体麻木、失眠减轻，语言和行走也较前爽利，情绪稳定，记忆力改善。加用菊花 15g、柏子仁 10g、生牡蛎 15g。

三诊：1993 年 5 月 24 日。患者症状好转，继续服用上方，改为丸剂，予上方 10 倍量制作丸剂，每服 6g，每日 3 次。取丸者缓也，便于老年人服用，减轻胃肠负担。

按 方中加用菊花，清肝明目，止头痛、眩晕。地龙、桃仁、红花均具有较好的活血化瘀作用，胆南星息风化痰，酸枣仁、柏子仁宁心安神，天麻长于息风镇痉，善治头痛、眩晕，生牡蛎镇摄肝阳，宁心安神，远志具有补心肾、宁神志、化痰滞的作用。

（二）中风

中风病因复杂，但总体可分为虚实两端。虚证多为精血衰耗，肝肾阴虚；实证则为肝阳偏亢，化火动风，夹有痰瘀。朱老强调中风后遗症逾 6 个月以上可归类为慢性久病，需结合“久病及肾”的观点。

朱老提出阴不敛阳，肝风内动是中风的主要病机，治疗上，镇、潜、摄、纳是四大主要法则。朱老在治疗急性发作期患者时，认为大多数以肝阳上亢，内风为主，可以加减运用镇肝熄风汤。朱老指出：“镇肝熄风汤旨在镇、降、肃、敛，以镇、降、肃折其病势，以酸敛真阴防其虚脱，益阴潜阳，敛正祛邪，用之对证，屡见效验。”方中乌梅、白芍取其酸敛作用，是朱老善用酸敛的特色，有画龙点睛之妙。张锡纯指出“凡人元气之脱，皆脱在肝”。脱证皆因肝失疏泄，肾之闭藏开阖失调，元气虚而欲上脱者，因肝疏泄太过。因此，朱老治疗中风脱症和后遗症都会重用敛肝药物，如乌梅、龙骨、牡蛎，使肝不疏泄过甚，力挽元气将脱之危。

中风，痰热壅盛、蒙蔽清窍证型，多采用星蒌承气汤。症见痰热壅盛、蒙蔽清窍，突然不省人事，肢体瘫痪，面红目赤，大便秘结，舌红苔黄腻，脉弦滑。朱老多采用星蒌承气汤，方中生大黄、芒硝通泄腑气，胆南星、全瓜蒌、竹沥、石菖蒲、黛蛤散涤痰清热。如患者伴有言语謇涩，肢体偏瘫不遂，可重用黄芪益气通血脉，配合地龙、赤芍以活血化瘀。同时本药可变换剂型为散剂，如全蝎、地龙、红花、炮穿山甲，可研细末装胶囊。

中风后遗症期，以肾虚血瘀为主，可采用加减振颓丸。组成：红参、炒白术、当归、杜仲、淫羊藿、巴戟肉、淡苁蓉、制乳香各 100g，制马钱子、制附子、炮穿山甲各 50g，上等鹿茸、蜈蚣、乌梅肉各 25g，共粉碎蜜丸 10g 重，日服 3 丸，一味黄芪煎汤或黄酒送服。淫羊藿具有益火生土，燮理阴阳，补肾壮阳的作用，以红参、黄芪、炒白术补脾胃，有治痿独取阳明之意。当归、制乳香等流通气血，可改善中风导致的腰腿肢体疼痛，筋脉闭阻。红参、鹿茸大补元神、峻补元阳，盖红参生用气凉，熟用气温，味甘补阳，微苦补阴，鹿茸温煦鼓荡，阴阳交融，气血俱充，大填髓汁更补髓气，健脑益肾，当有佳效。制附子、杜仲、巴戟肉、淡苁蓉具有温肾回阳、补肾填精之功效。

（三）胸痹心悸

胸痹、心悸是老年人常见病。朱老常用太子参、合欢皮为药对，治疗胸痹、心悸。合欢皮可安五脏、和心志，令人欢乐无忧。“心为君主之官”，心安则五脏安。太子参补心气，介于党参之补与沙参之润之间，不温不凉，不壅不滑，是补气生津的妙品。故两药合用，多用于治疗心气不足、肝郁不达的情志病，能调肝解郁、两合气阴。

案例：加减双参合欢汤证

范某，女，68岁。

主诉：胸痹、心痛1月余。

症见：胸膺作痛，板滞不舒，气短如窒，夜寐欠安，苔薄腻，脉弦代。

辅助检查：心电图示房性期前收缩，部分未下传，左心室肥厚，心肌损害。

中医诊断：胸痹。

中医辨证：心脉闭阻证。

治则：益心气通心脉，宣痹散结，调气宽胸。

处方：加减双参合欢汤。

太子参30g，合欢皮15g，全瓜蒌15g，丹参30g，薤白10g，郁金10g，降香10g，苏子10g，火麻仁20g，炙甘草10g。水煎服200ml，早晚100ml，5剂。

复诊：患者胸闷、心悸好转，心气复展，胸痹渐开。

按 朱老认为，情志、血脉同受心、肝两脏所主宰调节，而心病之心悸心痛、胸闷乏力等症，除本脏致病外，亦与木失疏泄有关。盖气滞则血瘀，心脉失畅，怔忡、惊悸作矣。因此，在治疗心脏疾病时，朱老指出须注重心肝同治，特别是冠心病、心肌炎、心律失常，每每应手取效。用此二味，意在益气和阴、舒畅心脉，令心气旷达，木气疏和，则胸痹心痛即可蠲除。对于治疗心气不足、肝郁不达之心悸怔忡有调肝解郁、两和气阴之效。方中苏子理气宽中，治疗胃痛心痛，研究发现[2-4]其具有抗炎、降胆固醇、抑制胃液分泌等作用。

此外，朱老治疗老年心悸、胸痹，常用《伤寒论》桂枝甘草汤。《伤寒论》记载：“发汗过多，其人叉手自冒心，心下悸欲得按者，桂枝甘草汤主之。”中医治疗心悸，多遵从“脉结代，心动悸，炙甘草汤主之”的理论应用炙甘草汤，有有效者，亦有无效者。朱老在长期临证中认识到，治疗心悸首先必须辨识其属于阳虚、阴虚，抑或阴阳两虚，辨证论治方可中的；而辨证的关键，又在于识脉。一般而论，凡阳虚者，脉多见濡细、迟缓或结代；阴虚者，脉多见细数或促；阴阳两虚者，脉多呈微细或结代。

桂枝甘草汤治疗心悸，关键在于桂枝用量，若拘泥于常规，药力不及，则难取显效，或致无效，大剂量使用方可收理想之疗效。一般桂枝从10g开始，逐步递增，常用至24g，最多用30g，服至心率接近正常。若患者症见口干舌燥时，则将已用剂量略减2～3g，续服以资巩固。在实际临床运用中，如遇心阳不振患者，可肉桂、桂枝合用，剂量可酌情减半。

（四）脉浊

老年人高脂血症证属本虚标实。徐凤芹教授认为其与《黄帝内经》中“如此，则肠胃恶，恶则邪气留止，积聚乃伤脾胃之间，寒温不次，邪气稍至。蓄积留止，大聚乃起”描述相似，可视为浊邪沉积于脉道，其病当归因于“虚、痰、浊、瘀、毒”。据此，徐凤芹团队提出“脉浊”理论，并据此立法以“化浊通脉”。无论气滞或痰阻，均可使血行失畅，脉络不利，而致气血瘀滞，或痰瘀交阻，发为浊邪，阻滞脉道。

朱老治疗老年人高脂血症常用双降散，具有益气活血，通络化痰的作用。方中重用黄芪补气，水蛭、地龙活血祛瘀，丹参、赤芍、川芎活血通脉。此外，选用生山楂和豨莶草，可降脂泻浊。

案例：双降散证

陈某，女，54岁。

主诉：头晕3月余。

现病史：形体肥胖两年，近3个月来头昏逐渐加重，在某医院查血黏度：高黏（++++），总胆固醇8.7mmol/L，微循环重度障碍。

刻下症见：头昏而重，四肢乏力，口干。舌红苔薄，根微腻，脉细涩。

西医诊断：高脂血症。

中医诊断：脉浊。

中医辨证：痰瘀互结证。

治则：活血化瘀，降浊通脉。

处方：双降散加减。

水蛭10g，地龙10g，黄芪15g，石斛15g，丹参15g，当归10g，赤芍10g，川芎10g，泽泻10g，生山楂10g，豨莶草10g，甘草10g，全瓜蒌15g。水煎服200ml，早晚各服100ml，7剂。

按　本方双降汤，善能化瘀血、补气血、通经络，可用于高黏、高脂血症痰瘀互结型，方中用水蛭、地龙破血逐瘀为主药，两药同为破血逐瘀之灵药，可直击瘀血共清邪气，畅通经络。以丹参活血化瘀、当归补血活血，与赤芍、川芎同用，四药共成活血通脉之能。辅以泽泻如清流归海，洗净脏腑之浊气，豨莶草助行气调和，清热解毒，生山楂稍具酸味，助降脂泄浊、兼以降压之功。黄芪为补气之长，善能升提中气，方中用黄芪以激发脾气，因气为血之帅，使气行则血行方令血液畅达，免除破瘀伤正之弊。朱老不仅强调控制血脂，同时叮嘱患者保持健康的生活方式、戒除烟酒、节制肥腻饮食、制怒怡情、劳逸结合、适量运动等。

（五）小结

朱老治疗老年病的临床经验，一是提出了老年病具有五脏虚损、虚实夹杂、气血瘀滞及多病多证、缠绵反复的特点。二是治疗老年认知功能障碍，主要以益肾慧脑涤痰治法为主，总结形成特色方剂——健脑开智汤。三是治疗胸痹、心悸，主要以养心阴、复心阳为法。四是治疗中风病，不拘泥于活血化瘀，总结中风分为急性期和后遗症期，急性期又分为肝阳上亢、肝风内扰及痰热壅盛、蒙蔽清窍两证，后遗症期以肾虚血瘀为主，加减运用振颓丸。

四、总　结

当前，中国已进入深度老龄化社会，老年慢性病、多病共存是当前医药卫生急需解决的医疗问题，老年常见病，如阿尔茨海默病、尿失禁、老年衰弱综合征及慢性病等发生率逐年攀升。中医药具有整体调节、辨证论治、调养五脏、攻补兼施的特色优势，对此更应积极发挥中医辨治优势，探索形成中西医结合的老年病中医诊治体系，维持老年人功能状态，提高生活质量。中医是中华民族的瑰宝，名老中医经验是千百年来传承的巨大宝库，守正创新，深入开展中医防治老年病循证研究继承名老中医经验的基础上不断传承发展，是当代中医乃至中西医结合医者义不容辞的责任。

参考文献

[1] 丁钊，陈科力，佘瑶瑶，等. 药用水蛭种类及水蛭多肽研究现状[J]. 中国现代中药，2022，24（8）：1588-1594.

[2] 高冰冰，苏洁，王楠楠，等. 复方紫苏子提取物对高脂血症模型大鼠血脂、肝脂及肝脏病变的影响[J]. 浙江中医杂志，2016，51（5）：332-334.

[3] Aslam A, Nokhala A, Peerzada S, et al. Evaluation and comparison of *Trachyspermum ammi* seed extract for its anti-inflammatory effect[J]. Journal of Pharmacy & Bioallied Sciences, 2020, 12(Suppl 2): S777-S780.

[4] Kimura Y，Taniguchi M. Effects of *Perilla frutescens* var. crispa herb extract，the essential oil perillaldehyde，and the caffeetannin rosmarinic acid on gastric emptying and gastrointestinal motility in mice[J]. Traditional & Kampo Medicine，2021，8（3）：194-203.

第四节　章朱学派治疗高血压经验赏析

广东省中医院　胡世云

近年孟庆云教授首次提出以章次公、朱良春先生为宗师的“章朱学派”的概念。认为“章朱学派”来源于地域性流派的孟河医派，两位大师双星同璧、灿然卓如、学路相同、品德昭昭。

2007年有幸成为朱良春先生的入室弟子，跟师数载，宗师真传窥知一二。现把章朱学派治疗高血压的经验赏析如下。

一、病因病机治则

“发皇古义，融会新知”是章次公先生同陆渊雷、徐衡之先生创办上海国医学院时所制订的校训。宗旨是要摒弃门户之见，不断吸收其他学科之长而兼容并蓄，为中医所用。

因此先生主张对中医病名展开研究，以与现代病名会通，“双重诊断，一重治疗”。在诊断方面既明确现代诊断又明确中医诊断，治疗原则完全按照中医辨证论治进行立法处方。

早在1962年，朱良春先生就率先明确提出辨证与辨病相结合的主张。认为宏观辨证用药与微观辨病用药不应该机械地相加，而是有机地结合，认为“辨证是绝对的，辨病是相对的”，二者完全可以结合。

祖国医学无高血压病名，应属中医学“眩晕”“心悸”“头痛”“肝风”“水肿”“中风”等病证范畴。

章次公先生认为中年以后之人，脉忌大、忌弦，弦大则火浮于上，现代所谓血管硬化、血压亢进，用药纯温纯凉，皆有流弊。肾脏病患者，血压必高，高则两脉弦硬如石，高之日久，当然引起心脏病。脉弦硬者，当滋肾。滋肾药利小溲一也，降低血压二也，增加营养三也。血压高者，平素多郁怒，脉弦滑数，此有中风之可能，腻补无益。

朱良春先生则认为高血压总以肝肾阴阳平衡失调，阴虚阳亢为主要关键，临床证实气虚夹痰瘀亦是高血压之主要病机之一。盖气虚则血运无力，血流不畅久而成瘀；气虚则运化无能，膏粱厚味变生痰浊，乃致气虚痰瘀互为因果。如脂浊黏附脉络血管，络道狭窄，遂成高血压；脂浊溶于营血遂成高血黏，故变生诸症。

二、辨证论证

章次公先生以“医生小道，乃仁术也”为行医之旨，赠朱良春先生一枚“儿女性情，英雄肝胆，神仙手眼，菩萨心肠”的印章，以激励警示弟子。章朱学派一脉相承，用药博采众方，组方丝丝入扣，多有创新精神。

（一）气虚夹痰瘀证

章次公先生治疗吴某，女，舌中抽剥，无胃病便是营养不良，头之眩，经之停，倦怠无力，良有以也。认为头眩则因于中气虚，清阳不升者半，肝血虚不涵者亦半也。故用黄芪五钱，党参五钱，当归三钱，熟地黄四钱，天麻二钱，沙苑子四钱，菟丝子四钱，穞豆衣五钱治疗。

朱良春先生自拟“双降汤”，药由水蛭（粉碎装胶囊吞）0.5～5g，生黄芪、丹参、生山楂、豨莶草各30g，广地龙、当归、赤芍、川芎各10g，泽泻18g，甘草6g组成，治疗气虚、血瘀、痰浊兼夹之证。方中君药生黄芪补气降压，水蛭、广地龙破血逐瘀，臣药丹参、当归、赤芍、川芎活血通脉，佐药生山楂、泽泻、豨莶草降脂泄浊之外还有祛瘀降压之效，使药甘草调和诸药。

章次公先生擅长应用虫类药治疗各种顽疾，常取蜈蚣、全蝎、地鳖虫、蕲蛇等治疗痹证，以蜈蚣、全蝎之用于头风痛，用僵蚕、蝎尾息风通络；用蜘蛛、地鳖虫、地龙活血祛瘀止痛；治肿胀，用蟋蟀、蝼蛄通便利水。先生处方中所用虫类药，多数配成散剂，或是组成丸剂，这样既可方便患者能较长时间服药，亦是取法“新邪宜急散，宿邪宜缓攻”之意。对个别患者服后胃部略有刺激，或有胃纳不佳者，都可加入山药、陈皮、鸡内金等健胃理气之品，以消除这些不良反应。

朱良春先生也继承其衣钵，以善用虫类药著称。陆广莘先生在2000年写的《章次公先生小传》中说，次公先生“善用虫类药以治久病入络，奏通络追拔之功，其传人姜春华、朱良春师兄更有发挥”。朱良春先生认为虫类药乃血肉有情之品，作用峻猛，能搜剔深入精髓骨骱之病邪。因此在“双降汤”中有破血逐瘀的水蛭和广地龙。

（二）肝阳上扰证

1. 肝阳上扰，有虚有实。实则肝郁日久而化火，火动风生

章次公先生治疗蓝某，女，收缩压高至240mmHg，平素多郁怒，脉弦滑数。此血压升高亦风火升腾，故主以清泄。桑叶三钱、赤芍三钱、菊花三钱、川连五分、茺蔚子四钱、草决明四钱、知母四钱、昆布三钱、牡丹皮三钱、海藻五钱。另当归龙荟丸二两（分10天吞服）。

治疗唐某，男，外观是中风质，面色潮红而偏头痛，此番外感侵袭，其痛益甚，大便难，涕有腥味，表示风热上冲。多为肝气痰火，外风引动风火故痛益甚。用桑叶三钱、天麻三钱、草决明四钱、白芷二钱、连翘三钱、菊花三钱、蒺藜三钱、茺蔚子四钱、秦艽三钱、紫背浮萍二钱、木贼草三钱。另清肝保脑丸三两，每服三钱，一日二次。

2. 肝阳上扰，虚则肾水素亏，肝阴不足，肝阳偏旺

朱良春先生认为可以用镇肝熄风汤治疗，但并非对所有高血压均有效，其适应证为肝肾阴虚，肝阳上亢，或肝风内动，气血逆乱并走于上之上实下虚证。

曹某，女，46岁，初诊日期：2010年1月11日。

主诉：眼胀头昏1月余。

现病史：近1个多月来经常头昏、眼胀、腰痛、口干、失眠，舌红，苔薄，脉细。有多囊肾病史。血压130/90mmHg。

处方：杞菊各10g，谷精珠12g，密蒙花12g，川石斛15g，炒酸枣仁30g，夜交藤30g，生牡蛎（先煎）30g，桑寄生30g，怀牛膝15g，炙甘草6g。14剂，水煎服，1日1剂。

二诊：仍感眼胀、头昏，有时头部胀痛，失眠，口干，舌红，苔薄，脉细。血压120/86mmHg。上方川石斛改为20g，加钩藤（后下）20g、女贞子20g、石决明（先煎）30g、泽兰泻各30g。14剂。

三诊：眼胀、头昏胀痛明显减轻，失眠亦好转，口微干，舌质偏红，苔薄，脉细弦。处方：杞菊各10g，女贞子10g，旱莲草10g，生白芍10g，石决明（先煎）30g，生牡蛎（先煎）30g，川石斛15g，炒酸枣仁30g，夜交藤30g，桑寄生30g，怀牛膝15g，炙甘草6g。14剂，1日1剂。

三、兼 夹 症

（一）头痛

朱良春先生从久病精血必亏与久痛入络着眼，拟定“蝎麻散”一方：全蝎20g，天麻、紫河车各 15g，共研细末，分成 20 包，每服一包，一日 2～3 次。痛定后每日或间日服一包，有显著疗效，有的甚至可以获得根治。

（二）心悸

朱良春先生喜欢用合欢皮、太子参药对，认为二味相伍，治疗心气不足、肝郁不达的情志病，确有调肝解郁、两和气阴之功。

治疗陈某，男，23 岁，工人。心悸怔忡，不能自持，伴有头晕胸闷，舌红苔少。心率 106 次/分，期前收缩 4 次/分。此症肝失调畅、气阴两亏，法当调畅肝脉、益气养阴：生地黄、生白芍、合欢皮、太子参、麦冬、玉竹各 15g，牡蛎（先煎）20g，功劳叶 12g，炙甘草 10g。服药 5 剂，心悸、头晕、胸闷悉减，心率降至 92 次/分，期前收缩偶见。原方去功劳叶，加珍珠母（先煎）20g 继续服用。

四、辨病治疗

朱良春先生以桑寄生 30g 为主药，配合黄芩 15g、钩藤 20g、怀牛膝 15g 为基础方治疗高血压。

若以收缩压高为主，脉压大，耳鸣如雷，脉弦达鱼际，偏肝火上炎头痛目胀者加菊花 15g、夏枯草 15g；如失眠再加首乌藤 30g、茯苓 30g。

若以舒张压高为主，脉压小，耳痒耳鸣如蝉，脉细弱无力之肝肾阴虚者，配合杞菊地黄汤；如腰疼加杜仲 15g，如潮热盗汗明显再加女贞子 15g、旱莲草 15g。

若收缩压、舒张压均高，多为阴虚阳亢者，加龟板 25g、牡蛎 25g、石决明 30g、天麻 15g、地龙 15g、生地黄 15g、白芍 15g。

对高血压难降者加代赭石 30g、寒水石 30g、磁石 30g，目涩者加白蒺藜 30g，头痛者加羚羊角 1～3g，屡获良效。

（一）高血压脑病

朱良春先生认为要息风平肝，降逆通络，自拟杞菊、石斛、天麻、僵蚕、地龙各 15g，钩藤、怀牛膝各 20g，当归、白芍各 10g，全蝎、蜈蚣各 3g，生牡蛎、代赭石、生石膏各 30g，甘草 5g，水煎服。

（二）心动过缓

朱良春先生一般用桂枝、黄芪、丹参、炙甘草为基本方，随症佐药。先生认为盖心阳虚者心气必虚，故用黄芪以补气；心阳虚则营运不畅，故用丹参以养血活血；阳以阴为基，心阳虚者必兼见心血虚，故用甘草以柔养。此四味共奏益心气、复心阳、通心脉之功。

用桂枝，先生一般从 10g 开始，逐步递增，最多加至 30g，服至口干舌燥时，则将已用剂量略减 2～3g，续服以资巩固。

李某，女，49 岁，初诊日期：1980 年 7 月 10 日。

现病史：自 1971 年起患心动过缓，心率一般在 60 次/分左右，多方求治，收效不著。今年 6 月间，突然头晕目眩，心悸心慌，昏仆于地。往某医院就诊，经心电图检查：心室率 41～43 次/分，阿托品试验，即刻心率 56 次/分，8 分钟后心率递降至 43 次/分。诊为病态窦房结综合征，使用复方丹参片及益气活血、温阳通脉中药无效。顷诊面浮肢肿，胸闷心悸，神疲乏力，心率 43 次/分，血压 148/90mmHg，苔白腻、质衬紫，脉细缓无力。

中医辨证：心阳失展，瘀阻水停证。

治则：温阳通脉。

处方：太子参、炙黄芪各 20g，降香 8g，川桂枝（后下）、川芎、当归各 10g，炒白术 15g，炙甘草 5g，8 剂。

二诊：药后症情如故，此非矢不中的，乃力不及彀也，重其制进治之。上方川桂枝改为 12g，加丹参 15g、苏罗子 12g，续服 8 剂。

三诊：进温阳通脉之品，心阳略振，心动过缓之象稍有改善，心率上升至 45～47 次/分，苔薄质淡，脉细缓，前法既合，当进治之。上方川桂枝改为 15g，续服 8 剂。

服此方后，心率上升至 50～54 次/分，面浮肢肿消退，又将川桂枝加至 18g，以上方再服 8 剂，活动后心率 64 次/分，静息仍在 50～54 次/分。续予温阳通脉，佐以养阴和络，毋使过之。处方：太子参 30g，川桂枝 20g，丹参、炙黄芪各 15g，川芎、降香、玉竹各 10g，麦冬 8g，炙甘草 5g。连进 20 余剂后，心率维持在 61 次/分左右，精神振作，更以上方 20 剂量，配合蜂蜜 1000g，熬制成膏，以巩固之。

（三）产后高血压

朱良春先生认为益母草有显著的清肝降逆作用，但用量必须增至 60g，药效始宏。

自拟益母降压汤：益母草 60g，杜仲 12g，桑寄生 20g，甘草 5g。若头痛甚者加夏枯草、生白芍各 12g，钩藤 20g，生牡蛎 30g；阴伤较著者加女贞子 12g，川石斛、大生地各 15g。

章次公先生也认为利小便是降低血压之一法。

（四）高脂血症

朱良春先生认为可用活血化瘀，健脾涤痰之品，或用黄芪 200g，水蛭 40g，研细末，装 0 号胶囊，每服 5 粒，一日 3 次，降低胆固醇、甘油三酯、LDL-C，有佳效。

五、生活方式干预

1. 降压洗脚汤

朱良春先生用桑叶、桑枝、茺蔚子各 30g，明矾 60g，米泔水 1000～1500ml，煎汤泡脚，5 剂（1 剂用 2 天，每日 1 次），以辅助降压，并可以改善头晕、心悸、失眠等症状。

2. 泄浊轻身茶方

朱良春先生用女贞子、荷叶、紫丹参、普洱茶、枸杞子、生黄芪各 5g，泡饮代茶，以健脾祛湿化浊。

六、结　　语

章朱学派认为高血压乃本虚标实之证，以阴虚阳亢、痰瘀互结为主要关键病机。治疗上辨病和辨证相结合，在平肝潜阳，滋水涵木的基础上常常加用一些虫类药祛瘀生新，化痰通络，息风止痛。给后人高血压的治疗提供了很宝贵的经验和思路。

第五节　国医大师朱良春通络法治疗冠心病经验

广州中医药大学第二临床医学院　何淑佩　尹克春

朱良春教授践行“发皇古义，融会新知”的主张，善用虫类药，在多年临床医疗实践中对疑难杂症如冠心病的治疗进行深入的研究。笔者导师早年师从朱老，加之对其临床医著反复拜读，颇受启发，现将朱老治疗冠心病的经验介绍如下。

一、理论基础

心与络的关系。《灵枢・本脏》曰：“经脉者，所以行血气而营阴阳，濡筋骨，利关节者也。”这里指出了经脉具有行气血、调节阴阳、濡养全身、络属脏腑肢节等功能。络作为经脉的分支，同样具有渗濡灌注、沟通表里经脉、贯通营卫、津血互渗的作用。早在汉代，张仲景就在《伤寒杂病论》中对脉络的病变和病机进行论述，如“营卫不通，血凝不流”“血脉相传，壅塞不通”。络病的病机与张仲景对胸痹病机的描述即“阳微阴弦”不谋而合，络气虚为“阳微”，痰瘀热毒等病理产物为“阴弦”，本虚标实，发为胸痹。《诸病源候论》有云：“心有支别之络脉，其为风冷所乘，不伤于正经者，亦令心痛，则乍间乍甚。”清代叶天士提出的“久病入络”思想至今深远影响后世医家；近代名医家章次公先生善用虫类药，进一步发展通络理论[1]。朱老继承先辈的理论经验，在临床实践中使用虫类药治疗胸痹心痛，有显著疗效，并从中得到启示，强调通络法在治疗胸痹心痛中占有重要地位。在冠心病的治疗原则方面，朱老主张疏养结合，标本兼治，遵循“有是证用是药”的用药方向。

二、通　络　法

（一）益气化瘀通络法

早在《灵枢・经脉》中就有记载“手少阴气绝则脉不通，脉不通则血不流”，手少阴为心经，心气不足，则心脉不畅，会导致心血瘀阻，从而引起胸痹。张仲景在《金匮要略・胸痹心痛短气病脉证治》中记载：“夫脉当取太过不及，阳微阴弦，即胸痹而痛。”阐述了本虚标实为胸痹的病机。王清任在《医林改错》中曰："元气既虚，必不能达于血管，血管无气，必停留而瘀。"并创立了益气活血代表方补阳还五汤。朱老认为活血化瘀药物对缓解心绞痛、降低血脂等均有良好的作用，为治疗冠心病的重要途径，但是冠心病病机有虚有实，即使是实证，也属于本虚标实，实证需要活血化瘀，虚证需要扶正养营，若虚实不辨，滥用活血化瘀法，一味化瘀，只会伤正气[2]。气虚血瘀证之冠心病常症见心胸阵阵隐痛，胸闷气短，动则加重，心中动悸殊甚，倦怠乏力，面色㿠白，易汗出，口干少津，舌质淡红苔薄白，或舌体胖且边有齿痕，脉细涩或结代。朱老自拟川芎芪蛭汤（组方：川芎、黄芪、水蛭、太子参、麦冬、五味子、桂枝、黄精、檀香、丹参、蝉蜕、郁金、炙甘草）治疗上证[3]。

（二）祛风止痛通络法

《黄帝内经》记载："风者，百病之长也，至其变化，乃为他病也，无常方。"说明风邪为六淫之首。《诸病源候论》云："中风者，风气中于人也……其入经脉，行于五脏者，各随脏腑而生病焉。"叶天士指出"内风，乃阳气之变动"，对后世医家论治内风影响深远。朱老指出：一方面，冠心病病程较长，久病动风，风为阳邪易袭阳位，而心为阳脏，风邪侵袭心脉，导致脉络不通，发为胸痹；另一方面，冠心病病情变化多端，发病急，与"风善行数变"的特点相对应。对于冠心病久痛不愈，经常发作者，朱老常在辨证施方的基础上，加全蝎、地鳖虫、水蛭、地龙、蜈蚣等虫类药通络止痛。因虫类药属于异体蛋白，为避免发生瘙痒、皮疹等反应，可加用地肤子、白鲜皮、徐长卿等药物起到抗过敏作用[4]。朱老指出蜈蚣为走窜之力最速之品；全蝎为治风要药；地龙能平肝息风、通经活络；水蛭"破瘀血而不伤新血，专入血分而不损气分"；地鳖虫破而不峻，能和能行[5]。以上虫类药皆为走窜之品，多运用于病程迁延之疑难杂症，由此引申出用于治疗冠心病久痛不愈者。

（三）益气化痰通络法

《灵枢·百病始生》中记载"凝血蕴里而不散，津液涩渗，着而不去，而积皆成矣"，说明津液凝滞则形成痰浊，与现代冠心病发病机制不谋而合。《千金方》中的定志小丸及开心散皆为心气不足兼夹痰浊者而设。朱老根据 60 多年的临床经验，提出"怪病多由痰作祟，顽疾必兼痰和瘀"的观点。冠心病病程较长，常为虚实夹杂，结合其动脉粥样硬化发病机制，易发展为心气虚而夹痰者，常症见胸闷重，形体肥胖，痰多气短，精神抑郁，多寐健忘，舌淡，苔白腻，脉弦滑。结合先贤经验，朱老常用甘麦大枣汤合人参、酸枣仁益心气，加上温胆汤合远志、石菖蒲化痰开窍，在上方基础上加地龙、地鳖虫通络止痛。心为火脏，火曰炎上，炎上作苦，唯甘味可以调之，甘麦大枣汤可益气润燥、调心宁神，在此基础上加上人参和酸枣仁更添补气安神之功。石菖蒲"祛痰秽之浊而卫宫城，宣心思之结而通神明"，远志能安神益智、祛痰解郁，二者与祛痰代表方温胆汤相合，共奏补益心气、调畅情志、理气化痰之功。全方符合朱老虚实并治、疏养兼济的用药特点。

（四）补肾温阳通络法

《灵枢·终始》曰：“病在上者，下取之；病在下者，高取之。”朱老从中得到启发，认为人体是一个整体，阴阳互相制约、互相平衡，治疗上应取“阴中求阳”“阳中求阴”之意[6]。同时朱老也提出“久病必虚，久病必瘀，久病及肾，久病入络”，心病常病及肾，治疗肾阳不振之冠心病需取“水火相济”之意。肾阳不振之冠心病患者多见胸痛较著，神倦气短，形寒肢冷，心悸怔忡，自汗乏力，小便清长，四肢欠温或肿胀，舌质淡胖，苔薄白，脉沉细或微。朱老自拟“培补肾阳汤”加水蛭、地龙、三七，治疗属“心肾阳虚”的胸痹取得良效。此方含有三个药对：仙茅、淫羊藿为对，山药、枸杞子为对，紫河车、甘草为对，以温补心肾、通络止痛为治[7]。仙茅与附子、肉桂迥异，长于闭精，而短于动火。淫羊藿能辛散、缓中、通气行血。经过朱老多年的实践证明，此药对能燮理阴阳，久用无弊，不易引起温燥现象，常用于肾阳不振者。山药、枸杞子合用平补阴阳，缓和二仙温阳之峻烈。紫河车“有返本还元之功”，甘草能解毒，调和诸药，纵观全方有中庸平和、阴阳相济之妙。

（五）补气养阴通络法

《黄帝内经》早有“胃心痛”“肝心痛”“肾心痛”之说。张仲景在《金匮要略》中云“胸中气塞、短气，茯苓杏仁甘草汤主之，橘枳姜汤亦主之”，开创了行气法治疗胸痹的先河。汪机在《医学原理》中云：“心痛未有不由气滞而致者，古方皆用行气散气之剂。”到现代，朱老认为冠心病病位虽在心，但其与诸脏关系密切，在治疗心脏疾病时，应心肝同治，特别是证型为气机郁结、气阴两耗的冠心病、心律失常等，常首选药对太子参加合欢皮，随症施方，往往取得良好的药效。朱老观察此类患者常见情志不畅、合并肝病，症见心胸疼痛时作，板滞不舒，气短如窒，心悸怔忡，神疲乏力，纳差，情绪不良时加重，舌红少苔或薄腻，脉弦或细。太子参不温不凉，不壅不滑，为补气养阴之妙品。合欢皮有“安五脏，和心志，令人欢乐无忧”的作用。二者合伍，中庸平和，能疏能补，无四逆散之辛散耗气阴，可治疗肝郁不达，心气不足的胸痹。

（六）芳香走窜通络法

《素问·厥病》曰：“真心痛，手足清至节，心痛甚，旦发夕死，夕发旦死。”描述了真心痛之病情进展快、胸痛程度甚。汉代张仲景在《金匮要略》中指出“阳微阴弦”为胸痹病机，虽然未创立芳香温通之法，但用川椒、茱萸、干姜等温药治疗胸痹。宋代《太平惠民和剂局方》使用苏合香丸治疗卒心痛，里面含有苏合香、龙脑、麝香等芳香走窜通络之品[8]。朱老认为冠心病病机往往是虚实互见，治疗应该以疏养结合为主，然“急则治其标”，朱老在临床实践中发现六神丸[主要成分：麝香、牛黄、蟾酥、熊胆、犀角（现以水牛角代替）、珍珠、人参、龙脑]在治疗较严重的冠心病心绞痛方面效果独到。此证常见有心痛如绞或心痛彻背，休息后不易缓解，劳累、拂逆、天气阴沉时易诱发，面色苍白，四肢厥冷，舌紫暗苔白，脉微欲绝。六神丸中的牛黄清心开窍，相关现代药理学研究表明其有强心、抗心律失常等作用[9]。蟾酥强心定痛，有类似洋地黄类药物的作用[10]。麝香开窍活血通经，其中的有效成分麝香酮能抗心肌缺血[11]。朱老认为六神丸是经得起古代经验和现代药理学验证的妙方，其中的药物之间相辅相成，配伍精当，小剂量就能达到高疗效。

三、经典医案

范某，女，68岁，城镇居民。前胸作痛，疼痛固定，板滞不舒，气短伴窒息感，夜寐差，苔薄腻，脉弦代。心电图显示房性期前收缩，部分未下传，左心室肥厚，心肌损害。以上为气机失畅，心脉痹阻之候，治宜益心气、通心脉，以宣痹散结、调气宽胸为治法。予汤剂：太子参20g，合欢皮、全瓜蒌、紫丹参各15g，炙甘草12g，薤白、郁金、降香、苏罗子、火麻仁各10g。服药5剂，心气复展，胸痹渐开，胸痛气窒减轻。患者再服5剂，诉胸痛停止。

按　上述病例，前胸作痛、板滞不舒为心气虚衰，胸阳不舒，络脉不畅所致；疼痛固定为肝气不舒，气不行血，血停于脉络所致；气短伴窒息感为心气虚衰，加上气机不畅所致；夜寐差为情志不畅，心神内扰所致；苔薄腻、脉弦代为气机不畅，心脉瘀阻之象。综上所述，均为心气虚衰、胸阳不舒，肝气郁结、血瘀脉络之证候，患者热象不明显，故用太子参以平补心气；加合欢皮畅心脉；薤白、全瓜蒌通阳散结，行气导滞；紫丹参、火麻仁活血化瘀；炙甘草调和诸药。本案例患者见气机不畅，故选用苏罗子、降香、郁金理气通络。全方以益心气为本，以疏肝解郁、行气活血为标，配合通络药的使用，患者心气复展，胸痛停止。

四、结　　语

在多年临床工作中，朱老总结出冠心病属本虚标实之证，治疗上需辨明虚实，疏补兼施。朱良春教授提出痹证病机之特点为“久痛多瘀、久痛入络、久病多虚、久必及肾”，冠心病病程长，涉及“痰、瘀、风、虚”四个病理阶段，与痹证病机特点相类似。在精准辨证用药的基础上，善用虫类药通络，立益气化瘀通络法、祛风止痛通络法、益气化痰通络法、补肾温阳通络法、补气养阴通络法、芳香走窜通络法治疗冠心病，取得良好疗效，为后世从络病角度论治冠心病提供了广阔的思路。

（原文：何淑佩，尹克春．国医大师朱良春通络法治疗冠心病经验[J]．四川中医，2021，39（10）：8-10．本文有删减）

参考文献

[1] 郑晓丹，高想，朱建华．朱良春教授“虫蚁搜剔通络法在心系病中的应用”学术经验浅析[J]．中西医结合心脑血管病杂志，2019，17（15）：2390-2394.

[2] 朱良春．朱良春医集[M]．长沙：中南大学出版社，2006.

[3] 朱大会. 川芎芪蛭汤治疗胸痹析义[J]. 辽宁中医杂志，2006，33（12）：1620.
[4] 潘峰. 朱良春教授运用虫类药经验点滴[J]. 江苏中医药，2007，39（7）：16-17.
[5] 朱良春著，朱步先等整理. 朱良春用药经验[M]. 上海：上海中医学院出版社，1989.
[6] 邱志济，朱建平，马璇卿. 朱良春燮理阴阳治杂病用“对药”临床经验[J]. 实用中医药杂志，2000，16（7）：36-37.
[7] 吕泽康，李翊森. “培补肾阳汤”方义与应用体会[J]. 环球中医药，2015，8（12）：1509-1510.
[8] 鲁明源. 冠心病芳香温通治法溯源与述评[J]. 中医药学刊，2005，23（9）：1633-1634.
[9] 黄漠然，赵文靖，李晋生，等. 牛黄及其代用品化学成分、分析方法和药理作用研究进展[J]. 药物分析杂志，2018，38（7）：1116-1123.
[10] 陈瀛澜，郝艳艳，郭夫江，等. 蟾酥化学成分及药理活性研究进展[J]. 中草药，2017，48（12）：2579-2588.
[11] 齐娜，段文娟，李雅婧，等. 麝香酮药理作用的研究进展[J]. 世界科学技术-中医药现代化，2020，22（8）：3042-3047.